KB184941

"트라우마의 도道에 대한 찬사"

"알레인 던컨과 캐시 케인은 현대 신경과학을 활용하여 전통적인 침술 및 동양의학의 오행 이론을 소매틱 익스피어리언싱Somatic Experiencing (SE)과 연결합니다. 이를 통해 트라우마 경험의 새로운 이해가 나타나며 더 효과적인 치료로 이어집니다."

— 스티븐 포지스, PhD

노스캐롤라이나대학교 정신과 교수
인디애나대학교 블루밍턴 킨제이연구소의 저명한 대학 과학자
다미주 이론Polyvagal Theory 개발자

"우리는 자연의 일부이며, 이 몸을 치유하고 마음을 열며 영혼을 깨우는 것은 바로 자연입니다. 이 선구적인 책에서 알레인 던컨과 캐시 케인은 자연의 지혜를 바탕으로 트라우마를 다루는 풍부하고 신뢰할 수 있는 길을 제시합니다."

— 타라 브랙, PhD

심리학자, 『받아들임Radical Acceptance』 및 『True Refuge』 저자

"복잡하고 어려운 증상과 상태에 있는 사람들을 도울 때, 이러한 문제를 기존의 생물의학生物醫學적 모델과는 전혀 다른 관점이나 체계로 바라보면 가장 큰 통찰과 치유를 발견하게 됩니다. 『트라우마의 도The Tao of Trauma』는 우리 모두에게 그러한 접근을 가르쳐 줍니다. 이 중요한 작업은 외상성 스트레스를 겪는 사람들과 함께 일하는 모든 임상가와 그들이 돕는 내담자들에게 직접적인 영향을 미칠 것입니다."

— 트레이시 W. 고젯, MD

미국 재향군인 건강관리국 내담자 중심 케어 및 문화 변혁 사무소 전무 이사

"동서양의 만남! 『트라우마의 도*The Tao of Trauma*』는 독특한 책이며, 알레인 던컨의 연민, 감수성, 그리고 실무자로서의 뛰어난 능력이 책의 모든 페이지에서 빛을 발합니다."

— **안젤라 힉스, LAc**

영국 레딩에 위치한 통합중의학대학의 공동 설립자

"동양과 서양의 사고방식을 결합한 이 선구적인 방법은 트라우마 치유의 새로운 모델을 만듭니다. 이 책은 명확하고 매우 읽기 쉬우며, 트라우마에 영향을 받은 사람들뿐만 아니라 이를 해결하기 위해 노력하는 전문가들에게도 교육적 가치가 있습니다."

— **스티븐 J 테렐, PsyD, SEP**

『*Nurturing Resilience*』 공동 저자(캐시 케인과 함께)

"던컨과 케인은 우리 몸의 자연스러운 건강 기능을 회복하는 과정을 예술적으로 설명하며, 이는 음과 양의 균형을 맞추고 자율신경계의 규칙적인 기능을 회복하는 것을 통해 이루어집니다. 트라우마에 대한 우리의 경험은 복잡할 수 있지만, 우리의 생명력/기Qi가 항상 치유를 돕기 위해 존재한다는 이해는 트라우마 치유를 위한 통합적 접근에 관심 있는 실무자들에게 간단하면서도 필수적인 지침입니다."

— **번스 갤러웨이**

소매틱 심리치료사, Somatic Experiencing® 트라우마 연구소 선임 교수

"『트라우마의 도*The Tao of Trauma*』는 치료자들에게 트라우마가 미치는 영향과 통합적 접근이 왜 중요한지에 대한 새로운 관점을 제공합니다. 모든 실무자에게 이 책을 강력히 추천합니다."

— **로빈 카네스, MBA**

"알레인 던컨은 임상가들에게 새로운 논의의 장을 열어 주었고, 트라우마로 고통받는 사람들에게 새로운 희망을 제시했습니다. 『트라우마의 도*The Tao of Trauma*』는 통합적 사고를 하는 임상가들이 꼭 읽어야 할 책입니다."

— 제인 그리스머, LAc, MAc(영국)

Crossings Healing & Wellness 이사, 메릴랜드 통합건강대학 前 교무처장 겸
AOM 이론과 학과장

"던컨과 케인은 그들의 민감함, 경험, 기술, 그리고 학식을 가진 치유자이자 교육자로서 자신을 드러냅니다."

— 낸시 타카하시, LAc, MAc

"『트라우마의 도*The Tao of Trauma*』는 트라우마와 치유에 관한 문헌에서 중요한 공백을 채웁니다. 모든 실무자에게 필독서로 추천합니다."

— 디아나 프리드

Acupuncturists Without Borders(AWB) 설립자 겸 회장

"저는 알레인 던컨의 인내, 명확성, 그리고 지식을 그녀의 워크숍에서 학생으로서 알게 되었습니다. 이제 그녀의 가르침이 『트라우마의 도*The Tao of Trauma*』에 담겨 있으며 이 책은 마음, 몸, 영혼을 치유하는 분야에 종사하는 모든 이들이 반드시 읽어야 합니다."

— 셰릴 A. 존스

목사, 기관 공인 원목. 워싱턴 DC

"『트라우마의 도The Tao of Trauma』는 지혜로 가득한 보석과 같은 책으로 트라우마 이후에 깊은 치유를 향해 나아가는 다른 사람과 함께 걸으며 돕는 아름답고 심오한 방법들이 담겨 있습니다."

— **자넷 더피**, RN/MSN/ANP-c

베테랑 해군 간호단

The TAO of TRAUMA

트라우마의 도

알레인 던컨, 캐시 케인

ALAINE D. DUNCAN

with KATHY L. KAIN

· · ·

김나영 김희정 서주희 신차선 최지혜

**오행 이론과 트라우마 치료를 통합한
실무자 가이드**

삶과지식
Life and Knowledge Publishing

"하늘을 받치는 일" - 중국의 전래동화

어느 날 코끼리는 벌새가 땅에 등을 대고 누워 있는 모습을 보았습니다. 벌새의 작은 발이 하늘을 향해 뻗어 있었습니다.

코끼리가 물었습니다. "벌새야, 도대체 무슨 일을 하고 있는 거니?"

벌새가 대답했습니다. "오늘 하늘이 무너질 수도 있다고 들었어요. 만약 그런 일이 생긴다면, 제가 할 수 있는 만큼은 하늘을 떠받칠 준비가 되어 있어요."

코끼리는 작은 새를 비웃으며 조롱했습니다. "네 작은 발로 하늘을 받칠 수 있다고 생각하니?"

벌새는 "혼자는 아니죠"라고 대답했습니다. "하지만 각자 자신이 할 수 있는 일을 해야 하죠. 그리고 이것이 제가 할 수 있는 일이에요."

이 책을 가족, 공동체,
그리고 직장에 있는 모든 벌새에게 바칩니다.

정부와 산업 현장에서,
땅과 바다 그리고 하늘 어디에 있든,
여러분의 헌신에 감사드립니다.

목차

제1부
통합 치유를 위한 동서양의 만남

─────────────　제2부　─────────────

치유를 위한 준비

─────────────⟨ 제3부 ⟩─────────────

오행을 통한 균형과 조절 회복

그림 목록

서문

『트라우마의 도'The Tao of Trauma』는 여러 가지 측면에서 중요한 책입니다. 첫째, 침술 및 동양의학(AAM)의 오행 모델과 트라우마 생존자들이 자기 보호 반응에 참여하는 다섯 단계 또는 방식 간의 상호 작용이 제가 아는 한 처음으로 완전히 기술되었습니다. 둘째, 이것은 알레인 던컨이 개발한 동양과 서양이 만나는 트라우마 치유 모델의 기초를 제공합니다. 셋째, 이 책은 내담자와 치유자가 자연의 순환과 함께하는 평행적인 여정에 관한 것입니다. 이러한 통합 모델과 치유의 길을 찾는 여정에 깊이 공감합니다. 알레인이 서문에서 말했듯이, "경험은 진동을 만듭니다."

약 37년 전, 의사가 되겠다는 평생의 꿈에 조금 회의적이었던 대학 졸업생으로서 저는 친구 제프와 함께 저의 길을 찾고, 기술자가 아닌 치유자가 되는 길을 발견하기 위해 여행을 떠났습니다. 대학에서의 독립 연구가 바이오피드백과 개인의 의지에 관한 것이었기 때문에 저희는 처음으로 캔자스주 토피카에 있는 메닝거 재단Menninger Foundation에 들렀습니다. 젊고 희망에 찬 모습으로 예고 없이 찾아가 문을 두드렸습니다. 문이 열렸습니다.

"엘머 그린 박사님?"라고 묻자

"네"라고 그가 대답했습니다.

"안녕하세요... 그냥 여기서 뵙고 이야기할 수 있을까 해서 왔습니다."

친절한 그는, 의사가 되고 싶지만 서양 의학의 환원주의적인 시각에 충격을 받은 한 젊은 남자의 딜레마에 관해 이야기를 들어주었습니다. 몇 분간 제 문제를 공유하는 동안 그는 때때로 제 비교적 일관된 이야기에 "그들은 에너지를 연구해야 한다", "그들은 자기 치유에 대해 알아야 한다", "그들은 알아야 한다" 등의 말을 중간중간에 덧붙였습니다.

마침내 그는 이렇게 말했습니다. "당신은 올바른 길을 가고 있습니다. 그러나 당신의 생각 중 일부는 일반적인 사람들에게는... 음, 조금 괴짜처럼 들릴 수도 있습니다. 만약 당신이 외부에 있다면 무시당할 수 있으니 효과적이 되기 위해서는 내부로 들어가야 할 것입니다."

그 당시 의학 교육에서는 "치유"와 "통합"이라는 개념을 쉽게 찾을 수 없었습니다. 부분적으로는 그것들을 쉽게 배우거나 가르칠 수 있는 것이 아니기 때문입니다. 시간이 흘러 1998년이 되었습니다. 침구사인 니타모가 우리 그룹의 연구 조교였는데, 어느 날 그녀는 우리가 침술을 이용하여 외상 후 스트레스장애(PTSD)를 연구하기 위한 연구비를 신청해 보자고 제안했습니다. 저는 그녀와 다른 동료들이 느끼는 진동을 존중하고 저를 부드럽게 이끌어 새로운 문을 열게 해 준 것에 감사하게 생각합니다. 2006년과 2007년에 우리는 PTSD를 위한 침술 중재 개발 및 테스트에 관한 연구를 발표했습니다. 그 과정에서 알레인 던컨을 만나게 되었습니다.

2008년, 우리는 뉴멕시코주 앨버커키에서 열린 미국 육군의 연례 '전력 건강 보호 회의'에서 함께 패널을 구성했습니다. 그 자리에는 찰스 엥겔 대령(미국 육군 예비역), 니타모 싱클레어-리안, 그리고 리차드 님조프 박사도 함께 있었습니다. 엥겔 박사는 현역 군인을 대상으로 한 PTSD에 대한 최초의 침술 연구를 마무리하고 있었는데(알레인은 이 연구에서 평가 침구사로 참여했습니다), 이 연구는 몇 년 전에 완료된 민간인을 대상으로 한 우리의 PTSD 침술 연구와 유사한 효과를 보였습니다. 저는 알레인이 발표하는 모습을 지켜보며 감탄했습니다. 그녀의 발표는 마치 아름다운 춤처럼 보였지만 엥겔, 님초프 그리고 저에게 완전한 존중을 보여주었습니다(정말 그렇습니다!). 우리는 셋 다 의학 과학의 전형적인 파워포인트와 데이터에 의존하여 일반적인 선형 방식으로 발표했지만, 알레인은 그렇지 않았습니다. 이후 저는 알레인과 동료들이 침술을 사용하여 '소매틱 익스피어리언싱(Somatic Experiencing®)'과 터치 치료를 통해 트라우마 생존자를 치유하는 워크숍에 참석했습니다. 약간 몽롱한 감정이 온몸/마음에 올라오는 가운데, 저는 몇 년 전 엘머 그린과의 대화를 포함해 제 여정을 다시 떠올리고 있었습니다. 제가 느끼고 있던 것은 의료 교육 과정에서 부분적으로 잃어버리고 잊어버린 것이었습니다. 트라우마와 상처는 얼어붙음, 중단, 그리고 자신을 보호하기 위한 움츠러듦이지만, 치유는 움직임, 흐름, 그리고 신뢰의 맥락에서 스스로를 연결하는 것이었습니다. 알레인은 마치 마법처럼 저를 더 직관적으로 치유에 대해 느꼈던 시기와 공간으로 데려다줬지만, 그 당시 저는 '환원주의적 시각'에 의해 삼켜질까 봐 두려워 꿈을 추구하는 것을 두려워했습니다.

이제 저는 제가 치유자가 되고, 의료 훈련을 다른 치유 관행과 통합할 수 있을지에 대한 의심이 제 두려움의 원인이었다는 것을 알게 되었습니다. 지금은 제가 의학과 침술 및 동양의학에서 받은 놀라운 훈련과 경험, 그리고 함께했던 멘토들, 그리고 제가 만나고 배워 온 치유자들에게 감사하게 생각합니다.

앨버커키에서 알레인과 저는 치유, 트라우마와 회복의 신경생물학 및 생리학, 그리고 그녀가 소매틱 익스피어리언싱Somatic Experiencing(SE)

실무자로서 발전시켜 온 일과 SE와 침술이 어떻게 함께 작용하는지에 대한 그녀의 관점에 관해 이야기할 시간이 있었습니다. 그녀는 개인적인 관점과 전문적인 관점 모두에서 동양의학에 발을 들인 여정에 관해 이야기해 주었습니다. 저는 그녀가 1990년부터 민간 부문에서 침구사로 일해온 경험과 워싱턴 D.C.의 미군보훈청의 통합 건강 및 웰니스 프로그램에서 10년 동안 근무하며 국가의 전사들에게 필요한 기술과 존재감을 가져다주었다는 것을 알게 되었습니다. 또한 우리가 수년간 연락을 이어오면서 저는 그녀가 대부분이 참전 용사나 전쟁 난민, 혹은 그 가족인 트라우마 생존자들에게 자신의 기술과 존재감을 제공하는 두 개의 비영리 단체의 창립자로서 탁월한 일을 해왔다는 것을 알게 되었습니다. 우리는 또한 앨버커키에서 만난 지 몇 년 후, 가벼운 두부 외상을 입은 참전 용사의 두통을 치료하기 위한 두 가지 형태의 침술을 공동으로 설계하는 연구를 함께 진행했습니다.

『트라우마의 도The Tao of Trauma』는 무엇보다 하나의 여정입니다. 치유자들이 지구, 삶, 그리고 죽음과 재탄생의 주기 속에서 내담자의 트라우마 궤적을 이해하는 여정입니다. 인간의 삶과 그 모든 경험은 자연의 나머지 부분과 분리할 수 없으며, 몸이 진화적으로 발달한 방식을 바탕으로 지구의 주기에서 얻은 정보의 렌즈를 통해 존재하고 경험됩니다. 개개인 역시 지구의 주기와 얽혀 태어나고, 성장하며, 삶(그리고 트라우마)을 경험합니다. 중국 의학의 오행 이론은 모든 생명체가 다섯 가지 기본 요소—금金속, 물水, 나무木, 불火, 흙土—로 구성되어 있으며, 각각은 기능적으로 농업 계절 중 하나와 특정 기관계와 연관되어 있다고 주장합니다. 겨울이 봄을 앞서고 봄을 일으키는 것처럼, 물水은 나무木를 자양하고 신장과 방광 계통은 간과 담낭 계통을 육성합니다.

혹독한 겨울이 따뜻한 겨울 다음에 오는 봄과는 다른 봄을 만들어

내듯이, 내부 기관계의 균형도 출생 시기와 개인의 성장 과정에서 겪는 조건에 따라 달라집니다. 1부에서 알레인은 서양과 동양의 관점에서 발달과 생물학적 영향이 트라우마 스펙트럼 반응과 관련되는 방식을 아름답게 통합해 보여줍니다. 그녀는 서양과 동양의 관점 모두에서 이해될 수 있는 생물학적 시스템의 균형에 관해 설명하며, 포지스의 정교한 다미주 이론polyvagal theory을 이용해 침술 및 동양의학(AAM) 용어로 그 관계를 설명해 줍니다. 이러한 기초는 독자가 책의 나머지 부분으로 나아가면서 오행과 관련된 다섯 가지 생존자 유형과 단계별 트라우마의 영향에 대해 여행하게 하고, AAM 원리를 사용하여 치유가 어떻게 이루어질 수 있는지를 학습하게 합니다. 이를 통해 실무자는 개인과 그들의 트라우마 유형 및 단계에 대한 지식을 통해 평행 과정을 활용할 수 있습니다.

외상성 스펙트럼 반응, 방어적 보호 반응, 치유의 경로를 안내하는 것과 동시에, 알레인은 모든 치유 예술에서 종종 잃어버리기 쉬운 진실을 꾸준히 전달합니다. 바로 트라우마가 몸의 본질적인 핵심에 영향을 미친다는 것입니다. 우리가 태어날 때, 우리는 오직 신체적 감각을 통해서만 세상을 알고 경험합니다. 감정은 감각이 처음 나타난 후 몇 년이 지나서야 형성되고 학습되며, 인지는 그보다 훨씬 뒤에야 일어나는 일종의 부수적인 과정입니다. 감정은 신체 감각에 대한 중심적인 반응을 묘사하며, 생각은 감정과 감각을 설명하는 조직된 방식입니다. 우리가 인지를 통해 세상을 배우고 설명하면서, 우리는 감각의 우선순위와 몸과 생물학의 지혜를 잊어버리기 쉽습니다.

『트라우마의 도The Tao of Trauma』에서 알레인은 트라우마로 인한 스트레스가 몸에 어떻게 저장되는지, 트라우마 증상이 몸이 살아가는 자연 세계에 어떻게 부합하는지, 그리고 이러한 사실을 인식하고 신체 조직의 균형과 조절을 회복시키는 방법을 활용함으로써 치유가 어떻게 가장 효과적으로 이루어질 수 있는지를 명확하게 설명합니다. 그리고 배신과 단절이 트라우마의 중심에 있기 때문에, 2부는 모든 치유 예술의 핵심인 관심, 연결, 그리고 실천의 원리에 현명하게 초점을 맞추고 있습니다. 특히 세션에서 마음을 다해 참여하고 터치를 통해 일치감을 회복하는 방법에 대해 구체적으로 언급합니다. 이어지는 3부에서는 다섯 가지 오행 공간에서 트라우마의 손상과 생존자가 증상을 줄이고 세상과 다시 연결될 수 있는 치유 과정을 상세히 다루고 있습니다.

『트라우마의 도The Tao of Trauma』는 치유가 무엇인지에 관한 책입니다. 이 경우 AAM과 터치 치료를 통해 트라우마를 치유하는 과정에 대한 감동적인 묘사와 이야기로, 특히 알레인의 방식으로 표현되어 있습니다! 또한 이 책은 내면에 치유자가 있음을 알고, 지구의 진동이 제공하는 치유의 힘과 연결되기를 갈망하는 모든 이들에게 호소합니다. 그 소리에 귀 기울이세요. 그것을 느껴보세요. 그것은 알파이자 오메가이며, 모두의 여정입니다.

마이클 홀리필드, MD
캘리포니아 롱비치 전쟁 생존자 연구소War Survivors Institute 회장 겸 CEO
캘리포니아대학교 어바인캠퍼스 정신의학 및 인간행동학과 임상 부교수
뉴멕시코주 엔젤 파이어

저자 서문

우리의 삶은 경험으로 형성되며, 이러한 경험은 우리 삶의 방향을 바꾸는 진동을 만들어 냅니다.

1977년, 저는 신장 투석 기술사로 일하다가 C형 간염에 걸린 내담자로부터 바늘에 찔리는 사고를 당했습니다. 그 후 25년 동안 저는 심각한 허약함, 피로, 체중 감소, 소화 장애 등의 지속적이고 반복적인 증상으로 고통을 겪었습니다.

그 당시 서양 의학은 C형 간염을 진단하거나 치료할 수 없었습니다. 수많은 검사를 통해서도 어떤 표지자도 찾을 수 없었기 때문에 의사들은 저의 증상에 대한 근거를 찾지 못했습니다. 이렇게 만성적이고 진단되지 않는, 그리고 원인을 알 수 없는 질병의 경험은 저를 거의 무너뜨렸습니다.

저는 1985년에 처음으로 침술을 경험하게 되었습니다. 서양 의학이 저에게 해 줄 수 있는 것이 전혀 없었고, 저는 절실하게 도움이 필요했습니다. 침술 치료는 제가 이러한 극심한 증상을 견딜 수 있도록 도왔고, 기본적으로 저를 살아 있게 하고 기능할 수 있게 해 주었습니다. 그리고 기다릴 수 있게 해 주었습니다. 저는 그 힘과 지혜에 매료되었습니다. 1988년, 저는 이 독특한 바늘의 끝에서 경험한 것을 통해 침술 학교에 입학하게 되었습니다. 제가 받은 것을 다른 이들에게 나누어 주어야 한다는 부름을 느꼈기 때문입니다.

마침내 2003년에 저는 서양 의학 치료의 발전으로 바이러스를 제거할 수 있었습니다. 6개월간의 인터페론과 리바비린 치료는 저를 쇠약하게 만들고 거의 대머리가 되게 했지만, 저는 오랫동안 저를 괴롭혔던 질병에서 벗어날 수 있었습니다. 이제 저는 젊은 시절보다 나이가 들었지만, 훨씬 건강합니다.

C형 간염은 저에게 직업을 주었고, 만성 질환을 겪는 사람들에 대한 연민을 갖게 해 주었으며, 저 자신과 타인의 몸, 마음, 그리고 영혼의 미묘한 메시지에 깊이 귀 기울이고 주의하는 삶을 살도록 이끌어 주었습니다. C형 간염은 제 인생에서 가장 강력하고, 요구적이며, 매력적이고, 철저하며, 완벽한 스승이었습니다.

치료를 마친 지 얼마 지나지 않아, 저는 차 안에서 라디오로 케빈과 조이스 루시의 인터뷰를 들었습니다. 그들은 아들, 해병대 상병 제프리 루시에 대해 세상에 이야기하고 있었습니다. 제프리는 2003년 이라크에서 집으로 돌아왔습니다. 제프리는 자신이 목격한 것과 자신이 해야 했던 일을 감당할 수 없었기 때문에, 그는 부모님의 집 지하실에서 스스로 목숨을 끊었습니다. 그의 부모님이 이야기하는 것을 들으면서, 저는 이 젊은이가 더 적극적이고, 참여적이며, 사랑하는 부모를 바랄 수 없었을 것이라는 생각이 들었습니다. 그런데 어떻게 그조차도 충분하지 않았을까요?

당시 저는 트라우마 관련 전문 교육을 받지 않았지만, 침술을 15년 가까이 해오면서 침술이 이 젊은이와 그의 가족에게 도움이 됐다는 것을 마음으로나 지식으로 알고 있었습니다. 제가 처음 들었던 생각은

"그의 VA(재향군인부)가 그에게, 그의 전우들에게, 그리고 그들의 가족들에게 침술을 제공하지 못하는 것이 안타깝다"라는 것이었습니다. 저는 이런 방식으로 제프리와 너무나 많은 사람들에게 이 일이 일어날 필요가 없었다는 느낌과 확신에 가득 찼습니다.

퀘이커 교도들은 이러한 내면의 소명을 "인도"라고 부릅니다. 이는 특정한 행동 방향으로 이끌리는 느낌입니다. 그 인터뷰를 들은 후, 저는 제 인생에서 가장 의미 있는 일로 이끌렸습니다. 저의 아이들과 같은 나이의 젊은이들이 전쟁에서 돌아와 더 이상 살아갈 수 없을 정도로 괴로워하고 있었습니다. 저는 케빈과 조이스가 그들 아들의 삶과 죽음이 의미와 목적을 가졌다는 것을 세상이 알기를 바라는, 그 갈망에 대한 명확한 대응의 일부가 되어야 했습니다. 저는 침구사로서 제가 할 수 있는 범위 내에서 전쟁으로 가장 개인적으로 영향을 받은 이들에게 평화를 가져다주는 것에 대한 부름을 느꼈습니다.

저는 제가 새롭게 찾은 열정과 심지어 동정심만으로는 충분하지 않다는 것을 알았습니다. 저는 군대 문화와 트라우마 생존자들과 어떻게 함께 일해야 하는지 더 알아야 했습니다. 다행히도, 소매틱 익스피어리언싱 트라우마 연구소Somatic Experiencing Trauma Institute는 침구사와 신체 치료사뿐만 아니라 정신 건강 전문가들도 훈련하고 있었고, 저는 그곳에서 외상성 스트레스의 신경생리학에 대해 공부를 시작했습니다.

다행스럽게도 2007년에 캐시 케인을 만났습니다. 그녀는 제 소매틱 익스피어리언싱Somatic Experiencing(SE) 훈련의 마지막 해를 가르쳤고, 저는 그녀의 SE 인증 후 워크숍에서 계속해서 그녀와 공부했습니다. 그 학습 경험에서 현대 서양 의학의 신경생리학 연구와 침술 및 동양의학의 구조 사이의 긴밀한 관계는 제 손에 생생하게 살아났습니다.

제가 배우고 있던 것을 통합하면서 제 내담자들의 몸에서 침술의 원칙들이 드러나는 것을 보았습니다. 저는 캐시의 명확하고 접근하기 쉬우며, 현실적이고 겸손하면서도 강력한 트라우마에 대한 접근, 체화된 조절을 인식하고 발달적 장애를 이해하는 탐구에서 동료 탐구자를 찾았습니다. 저는 개인과 공동체가 학대, 폭력, 그리고 오해로부터 변형되고 치유되는 것을 돕고자 하는 열정뿐만 아니라 제 지적 호기심을 충족시킬 집을 찾았습니다. 『트라우마의 도The Tao of Trauma』는 대부분 캐시의 작업을 침술 및 동양의학의 관점에서 다시 해석한 것입니다.

제프리 루시의 죽음과 그 부모님의 사랑은 저에게 진동을 일으켜 제가 상상조차 할 수 없었던 곳으로 이끌었습니다. 저는 군대와 재향군인 병원에서 편안함을 느끼게 되었습니다. 저는 저의 침, 제 손, 그리고 제 마음을 사용하여 전쟁 생존자들의 몸과 마음, 그리고 그들의 돌봄자, 가족, 그리고 공동체에 평화를 가져다주었습니다.

처음에 군대와 민간인 세계 사이의 분열은 문이라기보다는 벽처럼 느껴졌고, 그 벽은 월터 리드 육군 의료 센터 주변만큼이나 제 안에도 존재했습니다. 제가 '우리'와 '그들'이라는 생각에서 벗어나 다름과 분리됨을 점점 더 내려놓을수록, 제 마음의 문은 더 환영하는 곳이 되었습니다. 이 군인들, 재향군인들, 그리고 그들의 가족과 돌봄자들과 함께하는 여정은 경청하고 배우며, 확장하고 부드러워지는, 진정으로 지혜를 찾아가는 여정이었습니다.

동양의학은 저에게 손의 앞면이 뒷면 없이는 존재할 수 없다는 것을 가르쳐 주었습니다. 저는 C형 간염을 겪은 경험이 없었다면, 만성적이고 복잡하며 신비로운 질병이 있는 사람들에게 침술을 전하는 데 필요한 연민과 헌신을 가지지 못했을 것입니다. 또한 케빈과 조이스 루시의 사랑과 영감 없이는 군대 의학의 세계에 저의 끈기 있고 집요한 정신을 전하는 목적의식과 용기를 가지지 못했을 것입니다. 저는 이 모든 것에 깊이 감사하고 있습니다. 물론, 제프리의 비극적이고 불필요한 상실은 제외합니다.

『*트라우마의 도*The Tao of Trauma』의 출간으로, 침구사이자 트라우마 치유자로서 제 영역은 학대, 폭력, 그리고 우리 세상에서 오해의 영향에 대한 작가, 교사, 그리고 철학자로 확장됩니다. 이 책이 당신의 세상도 확장하는데 이바지하기를 바랍니다. 이 책을 읽는 과정을 통해, 당신이 사람들에 대해 더 많은 호기심을 가지게 되기를 바랍니다. 우리의 몸에 내재된 치유의 깊은 지혜의 강력함에 대해 역동적으로 놀라워하고, 세계 공동체로서 우리가 직면한 도전들에 대해 가능성과 희망을 볼 수 있게 되기를 바랍니다. 고통받는 이들에게 그 어느 때보다도 더 큰 연민을 가지고, 당신의 영역에서 나타나는 트라우마의 다양한 얼굴들을 더 잘 돌볼 수 있게 되기를 바랍니다. 그리고 불안하고 아름다운 세상의 변형과 치유를 위해 부르는 그 소명에 부응할 수 있게 되기를 바랍니다.

역자 서문

우리 사회에서 '트라우마'라는 단어는 이제 더 이상 낯설지 않은 표현이 되었습니다. 트라우마에 대한 상식이 높아졌고, 이를 대처하는 다양한 방법이 소개되면서 많은 사람이 트라우마를 새롭게 이해하기 시작했습니다. 최근에는 트라우마 치유 이론과 방법들이 신경생물학적 관점에서 설명되고 있습니다. 이는 트라우마를 병리로만 규정하지 않고, 자기 보호를 위한 생존 반응의 미완료로 이해하며, 인간이 본래 가진 생존과 치유의 본성을 강조하는 데 초점을 맞추고 있습니다. 삶에서 트라우마로 인해 상처를 입을 수 있지만, 그 상처를 적절히 돌보고 보살피면 고통을 넘어 유대감과 성장을 이끌어낼 수 있습니다. 이는 인간 존재가 가진 치유의 가능성을 상징하며, 우리가 현재를 살아가는 데 중요한 배경이자 결과라고 할 수 있습니다.

알레인 던컨Alaine Duncan의 『트라우마의 도The Tao of Trauma』는 동양의 오행 이론과 서양의 신경과학 이론을 통합적으로 이해하여 트라우마에 대한 새로운 지평을 열어 주는 책입니다. 전통적인 동양 철학의 접근법과 자율신경계에 대한 깊은 이해를 바탕으로 던컨이 제시하는 통찰은 독자들에게 트라우마를 새롭게 이해할 수 있는 흥미로운 관점을 제공합니다. 특히 외상성 스트레스가 신체에 미치는 영향을 과학적으로 설명하며, 이를 토대로 실질적인 치료 전략을 제안합니다. 이러한 내용은 트라우마 치유 전문가뿐만 아니라 임상 전문가 그리고 트라우마 치유에 관심 있는 일반 독자들에게도 큰 도움이 될 것입니다.

이 책은 단순히 이론적 논의에 그치지 않고, 구체적인 사례를 통해 실천 가능한 전략과 용기를 제공합니다. 자연의 리듬과 조화를 활용한 치료법을 통해 트라우마로 인해 잃어버린 내적 균형을 회복하는 길을 보여 줍니다. 던컨은 치유란 단순히 증상을 제거하는 것이 아니라, 자신과 자연 그리고 주변 세계와의 관계를 새롭게 정의하고 회복하는 과정임을 강조합니다.

'금속金, 물水, 나무木, 불火, 흙土'의 오행 요소와 개념은 단순히 글자 그대로 이해하기 쉽지만, 이를 트라우마 치료라는 맥락에서 해석하고 설명하는 방식은 다소 생소할 수 있습니다. 이를 고려하여 번역 과정에서 한자를 함께 기술하고, 부분적으로 역주를 추가하여 독자들의 이해를 돕고자 했습니다. 많은 분들이 이 책을 통해 자기 내면과 자연, 그리고 주변 세계와 다시 연결될 수 있기를 희망합니다.

끝으로, 긴 시간 동안 함께 번역에 참여해 주신 김희정, 서주희, 신차선, 최지혜 선생님께 깊은 감사와 존경을 표합니다.

2024년 12월
대표 역자 **김나영**

감사의 말

『트라우마의 도The Tao of Trauma』가 완성되기까지의 동서양 만남의 여정에서 수많은 개인, 집단 지혜, 그리고 여러 단계를 생각해 보면 겸허함을 느끼게 됩니다.

먼저, 우리가 서 있는 지성의 거인들, 그리고 그들의 작업과 지혜를 통해 배운 우리의 스승들께 경의를 표합니다.

- J. R. 월시 박사: 오행 침술을 서양에 도입한 분
- 피터 레빈 박사: 자기 보호 반응의 5단계를 명확히 설명하고 체험 기반의 트라우마 해소 모델을 개발한 분
- 스티븐 포지스 박사: 다미주 이론을 연구하여 모든 치유의 기초인 안전과 관계에 과학적 근거를 제공한 분

이분들은 각각 강력한 계보를 대표합니다. 그들의 목소리는 각자의 방식으로 우리가 모두 암묵적으로 알고 있는 것, 즉 자연이 우리의 가장 위대한 치유자이자 교사라는 것과 안전, 사랑, 이해의 경험이 모든 치유의 기반이라는 사실을 확인시켜 줍니다. 인생의 모든 차원에서 그러하듯, 다양한 실이 하나로 모일 때 우리의 밧줄은 더욱 강해집니다.

우리가 제공하는 터치 자료는 캐시의 "터치 기술 교육Touch Skills Training"을 기반으로 합니다. 이 자료를 AAM(침술 및 동양의학) 및 트라우마 회복과 교차시킴으로써 트라우마 치유에 접근하는 새로운 방식

의 풍부한 학제 간 탐구를 제공할 수 있기를 바랍니다. 우리는 캐시와 알렌인과 함께한 여정을 통해 서로에게서 많은 것을 배웠습니다.

우리는 소매틱 익스피어리언싱Somatic Experiencing(SE) 트레이닝 프로그램을 통해 만났고, 10년이 넘는 시간 동안 내담자들과의 경험을 탐구하면서 우리의 호기심을 공유해왔습니다.

우리는 AAM(침술 및 동양의학), 트라우마 해결, 그리고 터치의 교차 지점에 대한 아이디어와 궁극적으로 이 얽힌 계보를 하나의 통합된 전체로 제시하려는 열망이 커지면서 교육과정 개발에 관한 생각을 10년 넘게 공유하며 함께 탐구해 왔습니다.

우리의 과정은 워싱턴 DC 재향군인 의료센터의 임상 직원들을 위한 일련의 워크숍이 되었고, 이후 침구사들을 위한 대학원 과정이 되었습니다. 이 워크숍에 참여한 호기심 많고 연민 어린 치유자들은 『트라우마의 도The Tao of Trauma』의 내용을 다듬고 정제하는 데 도움을 주었습니다. 이 책에 담긴 여러분의 공헌에 깊은 감사를 드립니다.

또한 우리의 가장 위대한 스승이자 멘토였던 내담자들에게 감사를 표합니다. 여러분은 우리에게 성찰할 수 있는 영감을 주었고, 우리의 동력에 연료가 되어 주셨으며, 우리 세상에 희망을 주었고, 이 책의 중심이 되셨습니다. 여러분이 우리의 삶과 이 작업에 남긴 지문에 깊은 감사를 드립니다.

『트라우마의 도The Tao of Trauma』라는 이름은 알레인이 워싱턴 D.C. 재향군인 의료센터의 통합 건강 및 웰니스 프로그램에서 침술 그룹과 함께 명상하던 중에 떠올랐습니다. 이 놀라운 참전용사들에게 특별한 감사를 드립니다. 그들의 따뜻한 마음은 내가 전쟁의 거대한 진동 앞에서 얼마나 작은 존재인지 깨닫고 그 사실과 함께 살아가는 길을 찾을 수 있도록 도와주었습니다. 그곳에서 일하면서 배운 교훈들, 만난 사람들, 경험한 모든 것에 대해 영원히 감사할 것입니다.

이 책이 나오기까지 마음과 마음을 모아 주신 모든 분께 일일이 감사드릴 수는 없지만, 모든 단계에서 아낌없이 격려와 지지를 보내준 다음의 기관에 계신 동료들과 친구들에게 감사를 전하고 싶습니다. 메릴랜드 아델피의 퀘이커 교회Adelphi Friends Meeting, 메릴랜드 실버스프링의 건강 센터Crossings Healing and Wellness, 메릴랜드 통합건강대학Maryland University of Integrative Health, 그리고 소매틱 익스피어리언싱 및 신체 실습 커뮤니티Somatic Experiencing and Somatic Practice communities.

특히 이 원고를 읽고 고찰해 주신 수잔 버만, 헤더 도르스트, 앤 던, 제인 그리스머, 카렌 맥쿤, 짐 파스토레, 그리고 레아 터너에게 특별한 감사를 전합니다. 또한 우리의 아이디어를 노스 아틀란틱 북스North Atlantic Books에 제안할 수 있도록 도움을 준 레슬리 엘리엘, 원고를 세심하고 성찰적으로 편집해 준 세실리 세일러, 그리고 노스 아틀란틱 북스North Atlantic Books의 편집자들인 앨리슨 놀스, 루이스 스웨임, 제니퍼 이스트먼에게 단계마다 꾸준히 인내심 있고 친절하며 명확하고 유용한 지침을 제공해 주신 것에 대해 깊이 감사드립니다.

알래인으로부터 – 특별하고 진심 어린 감사를 전하고 싶은 분은 수십 년 동안 제 마음의 배쪽 미주신경계Ventral Vagal System를 돌봐 준 사랑하는 남편 롭, 그리고 우리 아이들 윌과 앨리슨입니다. 여러분 모두는 사랑의 강력한 힘을 가장 깊이 있게 가르쳐 준 저의 스승이었습니다.

  캐시로부터 – 언제나처럼 우리 가족은 저의 일과 창의적인 노력을
여러 방식으로 지원해 주었습니다. 고든, 벤자민, 도로시에게 특별한 감
사를 전하고 싶습니다. 여러분과 함께 수년간 많은 사랑과 웃음을 나눌
수 있어서 정말 감사했습니다.

서론

이 책의 정보는 동서양이 만나는 접근 방식을 통해 외상성 스트레스 생존자들의 균형과 조절을 회복하는 데 뿌리를 두고 있다. 서양 신경과학의 이론적 및 임상적 개념과 침술 및 동양의학Acupuncture and Asian Medicine(AAM)을 결합하여 신체 심리치료사, 침구사, 물리치료사 및 의료 제공자를 위한 신체 중심의 임상 기술을 설명한다.

외상성 스트레스는 지리적, 시간적, 개인적 경계를 알지 못한다. 군인은 전투 구역을 떠날 때 전쟁 경험을 문밖에 두고 나오지 않았다. 폭력적인 성폭력을 경험한 사람들은 병원을 떠날 때 그 경험을 뒤에 두고 오지 않는다. 실제 사건이 발생한 후 몇 년이 지나도 이러한 경험의 잔재는 인지적 기억뿐만 아니라 종종 신체 기억 속에서도 생생하게 남아 있다. 생존자에게 그 사건은 '그때 거기'의 사건이 아니라 '지금 여기'에 있는 것처럼 느껴질 수 있다. 생존자는 여전히 공격을 받는 것처럼 살아갈 수 있다. 외상의 영향은 개인 생존자뿐 아니라 그 가족과 공동체에도 진동을 통해 멀리 영향을 미칠 수 있다.

많은 생존자가 불면증, 만성 통증, 대사 및 소화 장애, 비만, 기억력, 인지 또는 기분 문제, 대인 관계 문제, 자가 면역 질환, 내분비 장애와 같은 모호하고 파악하기 어려운 증상으로 의료진을 찾는다. 이러한 증상의 원인은 외상성 스트레스에 의해 유발된 자율신경계의 조절 장애에 있으며, 이는 알려졌든 알려지지 않았든, 말해졌든 말해지지 않았든 존재한다.

지난 10년에서 20년 동안 외상성 스트레스의 신경생리학에 대한 연구의 발전은 외상 스펙트럼 장애에 대한 정신 건강 치료를 혁신적으로 변화시켰으며, 이는 교육, 사회복지, 공중 보건 및 형사 사법 분야의 프로그램 개발에도 영향을 미치고 있다.

외상성 스트레스가 정신적, 신체적 건강에 미치는 영향에 대한 인식이 높아지면서 모든 의료 제공자는 자신의 전문 분야를 넘어 외상성 스트레스의 에너지적 흔적을 이해하고, 이를 증상과 징후의 평가 및 해석, 임상 상호 작용의 관리 및 진행, 그리고 침구사라면 침을 놓는 시기와 방법에 포함하도록 요청받고 있다.

침술 및 동양의학(AAM)을 외상성 스트레스 치료에 통합하면, 치료자는 전신의 균형과 조절, 시스템 간의 역동적인 조화를 중시하게 된다. 단순히 외상으로 인한 증상만을 치료하는 것이 아니라, 확대되고 통합된 관점은 치료자들이 신체, 정신, 영혼의 더 깊은 부분, 즉 외상이 가장 깊고 강하게 남은 곳에 접근하는 치료법을 활용할 수 있게 한다. 『트라우마의 도The Tao of Trauma』는 AAM의 원칙을 해석하고, 그것을 단순히 침과 약초의 영역을 넘어 신체 심리치료사, 물리치료사, 의료 제공자, 그리고 침구사들에게 접근할 수 있는 틀로 적용하고 있다.

우리의 접근 방식은 주로 '아래에서 위로'이며, 신체에서 시작하여 마음으로 이동한다. 외상 생존자들에게 '말하는 치료법'의 문제는 외상 자체가 그들이 자신의 경험을 반영하는 것을 방해한다는 것이다. 생존자들이 전두엽 피질에서 얼마나 많은 인지적 통찰력이나 이해를 개발하더라도, 그들의 감정적 중뇌나 가장 원시적인 뇌간은 다른 현실을 받아들이지 못한다. 우리의 임상 경험은 분석적 사고가 그 이야기의 서사를 고려하고 평가한 후에도 신체가 외상의 영향을 지속적으로 유지하고 있음을 확인해 준다. 외상성 스트레스는 단순히 사건의 이야기에서 비롯되는 것이 아니라, 그 사건의 체험된 경험에서 비롯되며, 이는 개인의 신체, 마음, 영혼에 독특하게 나타난다. 이는 우리가 '조직 기억' 혹은 '신체 기억'이라고 부르는 것에 존재한다. 우리의 목표는 의료 제공자들이 생존자의 혼란 속에 있는 내재된 질서를 이해하고, 식별하며, 이를 다룰 수 있도록 돕는 것이다. 우리는 치료사들이 생존자의 생리학에 존재하는 외상성 스트레스 반응에 접근하고 이를 해결할 수 있는 일관된 임상 접근법을 개발하도록 돕고자 하며, 신경생리학의 기술적이고 과학적인 언어와 오행 이론의 시적이고 진동적이며 자연에 기반한 언어, 이 두 가지 어휘를 하나로 결합하고자 한다.

이 두 가지 겉보기에 상이한 관점을 통합함으로써, 두 어휘에 담긴 풍부한 지식을 접근하는 새로운 방법을 제시하고자 한다. 이 통합적인 접근은 제공자들이 다음과 같은 능력을 향상시킬 것이다.

- 신체 기반의 은유(예: "소화할 수 없는 일이 너무 많아요", "뼛속까지 느껴져요", "심장이 멎는 것 같았어요", "속이 내려앉았어요", 또는 "피가 끓는 것 같았어요")를 새로운 방식으로 듣고 이해할 수 있게 한다.
- 내담자가 가장 탄력 있고 조화로운 내면의 현실을 자원으로 활용하여 치료를 진행하고 과도한 스트레스를 최소화할 수 있도록 돕는다.
- 신체 기억에 저장된 위협 반응을 완성하도록 돕기 위해 체현된 인식과 주의를 기울인다.
- 어떤 조직이나 신체 부위와 작업하는 것이 가장 도움이 될지, 어

떻게 주의와 의도를 활용해 터치에 정보를 제공할지, 그리고 '적절한' 효과를 얻기 위해 개입을 어떻게 조절할지 파악한다. 이를 통해 내담자를 과도하게 압도하지 않으면서도 지나치게 신중하게 접근해 치료가 효과가 없게 되는 일을 방지한다.

- 내담자와의 관계, 안전, 애착에 대한 깊은 이해를 바탕으로 세심하고 개별화된 접근을 만든다.

자율 신경계의 재조절 맥락에서 터치를 사용하는 것은 신체적 부상을 치료하는 것과는 다르다는 점을 유념해야 한다. 부상이나 수술 후 신체 회복 작업을 수행하는 물리치료 제공자의 훈련은 우리가 제안하는 것과는 확연히 다르다.

우리의 접근 방식의 근본은 인간의 뇌와 몸, 마음과 영혼의 회복탄력성과 유연성을 인정하는 것이다. 이 책에서 제시하는 정보와 방법은 내담자들이 소마적Somatically으로 마음챙김적mindful way으로 대응할 수 있는 체현된 감각을 경험하도록 돕고, 삶의 위협에 대한 불완전한 반응에서 종종 발생하는 무력감, 분노 또는 붕괴를 변형시키는 데 목적이 있다.

이 책의 핵심 내용은 다음과 같은 원칙을 따른다.
- 트라우마는 몸에, 그리고 생존자들의 독특한 경험에 저장되어 있으며, 그들의 이야기나 우리 자신이 그들의 이야기를 경험한 것만으로는 완전히 이해할 수 없다.
- 신체, 마음, 감정, 영혼의 표현은 하나의 일관된 전체로 존재하며, 이 차원들 중 어느 하나에서 균형과 조화를 회복하면 모든 차원에 영향을 미친다.
- 트라우마 생존자들의 증상은 불완전한 자기 보호 반응과 특정한

강점 및 약점에 대한 유전적 소인의 결합에서 비롯된다.

- 인간이 특정한 방식으로 위협에 반응하도록 본능적으로 설계된 것처럼, 우리는 진화적으로 트라우마 경험을 변화시키고 치유할 수 있는 능력을 갖추고 있다.
- 트라우마 생존자의 균형과 조화를 지원하는 것은 히포크라테스가 처음 언급한 '내면의 의사'를 위한 기반을 마련하며, 이를 통해 모든 사람에게 본질적으로 접근 가능한 치유를 할 수 있게 한다.

우리의 접근 방식은 심리학자이자 민족생물학자인 피터 레빈의 연구에 기반을 두고 있습니다. 그는 소매틱 익스피어리언싱Somatic Experiencing(SE) 트라우마 치료 모델을 개발했다. 그의 연구는 동물 왕국에서 포식자와 피식자 간의 관계를 탐구하며 인간이 위협에 대해 유사한 반응을 보인다는 사실을 인식하게 되었다. 그의 연구는 네발 동물과 이족 보행 동물이 위협을 받을 때 겪는 다소 독특한 다섯 가지 단계의 주기를 밝혀냈으며, 이를 '정지/놀람arrest/startle', '방어적 정향defensive orienting', '구체적인 자기 보호 반응(투쟁, 도피 또는 얼어붙음)', '완료completion', '통합integration'이라고 명명했다.

레빈의 소매틱 익스피어리언싱Somatic Experiencing(SE) 트라우마 회복 모델의 핵심 요소 중 하나는 중단된 자기 보호 노력이 성공적으로 완성되는 것에 초점을 두고 있다는 점이다. 레빈은 이 반응 주기의 각 단계가 성공적으로 완료될 경우, 이후에 외상성 스트레스 반응이 제한되는 경향이 있다는 것을 관찰했다. 그는 저지되거나 중단된 자기 보호 노력이 생존자의 생리학에 '고착'되어 이후 자기 보호 능력과 전반적인 생리 기능에 추가적인 방해를 초래할 수 있다는 것을 발견했다. 이러한 방해는 불안, 수면 장애, 기억 문제, 통제되지 않는 감정 반응(예: 분노나 공포), 통증 패턴, 소화 장애, 자가면역 질환, 중독에 대한 취약성 등의 외상성 스트레스와 관련된 전형적인 증상들을 유발할 수 있다.

외상성 스트레스와 관련된 많은 질환은 침술 및 동양의학(AAM) 전반에서 잘 인식되고 있으며, 레빈의 생물 생리학적 모델과 고대 AAM의 오행 이론 사이에는 분명한 공통점이 존재한다. 사실, 오행 이론의 순환적 움직임은 이 다섯 단계와 유사하다. 스트레스 반응 주기에서 방해된 단계와 해당하는 AAM 요소를 연결함으로써, 우리는 다섯 가지 생존자 유형을 식별할 수 있으며, 이를 통해 치료 제공자들이 내담자를 더욱 깊이 이해하고 더 정확한 개입을 할 수 있는 시각을 제공하게 된다.

번개의 충격이 나무에 닿았을 때, 그 영향은 그 나무만을 대상으로 하지 않는다. 나무껍질 속의 모든 벌레, 가지 위의 모든 새, 쓰러진 나무에 깔린 모든 관목, 뿌리가 뽑히면서 뒤흔들린 토양까지 모두 영향을 받는다. 실제로 이 단일 번개로 인해 불이 발생한다면 숲 전체의 생태계에까지 영향을 미치게 된다. 숲이 회복되려면 질 좋은 미네랄, 물, 새싹, 따뜻한 햇빛, 그리고 좋은 토양이 필요하다. 회복을 위해서는 침술 및 동양의학(AAM)의 오행인 금속, 물, 나무, 불, 그리고 땅이 모두 필요하다.

마찬가지로 우리 중 누구라도 트라우마의 벼락에 맞게 되면 우리 역시 포괄적으로 영향을 받는다. 이 사건의 영향은 우리 몸, 마음, 감정, 영혼 전반에 걸쳐 울려 퍼지며, 그 영향은 특정한 기관 시스템이나 기능으로만 한정되지 않는다. 또한 이러한 영향의 변형을 보편적으로 적용할 수 있는 공식이나 처방으로 줄일 수도 없다. 똑같은 '번개'에 맞았다고 하더라도, 각 개인은 자신만의 '나무'를 회복하고 공동체의 숲과의 관계를 되찾기 위해 서로 다른 오행적 요소가 필요하다.

트라우마 생존자를 돕는 모든 임상가에게 가장 큰 도전은 어디서 시작해야 할지, 어떤 징후를 찾아야 할지, 그리고 어떻게 진행해야 할지에 대한 것이다. 트라우마 생존자들은 인지 능력의 손상과 감정적, 영적 고통을 비롯하여 다양한 장기와 신체 시스템의 기능 저하 등 다양한 종류와 강도의 증상을 경험한다. 생존자는 불행이나 부실한 자기 관리의 결과로 보이는 다양한 증상, 장애 또는 어려움을 겪을 수 있지만, 실제로는 진단조차 되지 않은 채 해결되지 않은 트라우마 경험과 연관된 경우가 많다. 트라우마 생존자는 분명 강인한 사람들이다. 그들은 결국 살아남았기 때문이다. 하지만 그들의 생존 노력이 매우 불안정한 실로 간신히 유지되고 있을 수 있으며, 이는 내부적으로 그리고 때로는 압도적인 취약성을 느끼게 한다.

AAM의 오행을 이해하는 것은 임상가들이 자연에서 얻은 이미지를 통해 어떤 요소에 집중할지 선택하고, 필요한 '양'을 결정하는 데 도움을 줄 것이다. 각 생존자는 서로 다른 필요를 가지고 있다. 그들은 삶에 더 '질 좋은 미네랄'을 필요로 하는 것처럼 보이는지? 물을 주거나 새싹이 돋도록 지원이 필요한지? 아니면 그들의 경험을 비추는 빛이나 올바른 양분을 제공하는 토양이 필요할까?

당신의 선택은 해당 오행 요소의 기능에 영향을 미칠 뿐만 아니라, AAM(침술 및 동양의학)의 관계와 움직임의 렌즈를 통해 다른 모든 요소의 기능에도 영향을 미칠 것이다. 생존자가 가장 필요로 하는 오행 요소를 적절한 맥락과 양으로 제공하면, 그들의 건강, 활력, 균형, 그리고 조절이 회복될 수 있다.

이 책의 방법을 실천하기 전에 모든 장을 읽어보기를 권장한다. AAM의 본질은 서로 영향을 미치는 많은 상호 연결된 요소로 구성되어 있다. 이러한 비선형적인 치유 접근법에 익숙해지는 데는 시간이 걸릴 수 있지만, 이 책의 내용이 여러분의 이해를 발전시키는 데 도움이 되기를 바란다.

이 책은 세 부분으로 구성되어 있다.

제1부 "통합적 치유를 위한 동양과 서양의 만남"에서는 서양에서의 외상성 스트레스의 역사적 맥락, 자율신경계의 기능, 그리고 안전과 위협에 대한 인식이 외상성 스트레스의 영향을 이해하는 데 왜 중요한지에 대한 개요를 제공한다. 또한 AAM의 기본 원칙, 오행 이론과 자기 보호 반응의 5단계 간의 연계, 그리고 스티븐 포지스가 제시한 다미주 이론의 역동적이고 혁신적인 이론적 틀을 설명한다.

제2부 "치유를 위한 준비"에서는 신체 조직의 에너지적 특성, 모든 생존자 유형에게 유용한 임상적 접근법, 이 대상군에서의 터치 사용에 대한 고려 사항, 세션을 구성하는 데 중요한 요소, 그리고 실무 범위와 관련된 중요한 고려 사항을 제시한다. 터치에 대한 풍부한 경험을 가진 독자는 이 섹션을 간략하게 읽고 제3부로 넘어가 오행과 각 생존자 유형에 적합한 치료법을 소개하는 부분으로 이동할 수 있다.

제3부 "오행을 통한 균형과 조절의 회복"에서는 다섯 가지 생존자 유형을 상세하게 소개하고, 각 유형과 관련된 일반적인 증상 범주 및 조절과 균형을 회복하기 위한 체화 및 터치 중심의 개입 방법을 제시한다. 또한 각 생존자 유형과 함께 작업하는 것이 공중 보건 및 사회에 미치는 영향도 강조된다.

비록 오행 모델이 복잡한 측면을 지니고 있지만, 우리의 핵심 메시지는 단순하다. 위협 반응 주기를 완성하고 신체-정신-영혼의 통합에 대한 더 깊은 이해를 통해 균형을 회복함으로써 개인, 가족, 지역사회, 더 나아가 사회 전체에 의미 있고 지속적인 변화를 일으킬 수 있다.

AAM 용어 번역에 관한 주석

우리는 qi(기, 氣), yin(음, 陰), yang(양, 陽)을 제외한 모든 AAM(침술 및 동양의학) 용어를 번역하는 관례를 따랐다. 이 세 가지 용어는 동양의학의 역사와 문화에 너무나도 독특하게 자리 잡고 있어 영어로 번역하는 것이 거의 불가능하다. 또한, 서양 생리학의 용어보다 훨씬 광범위한 영향력과 의미를 지닌 용어는 첫 글자를 대문자로 표기하여 구분했다.

따라서 AAM의 Heart(심, 心)는 왕국의 중심에 앉아 전체 몸의 조화를 지원하고, 일정한 리듬으로 영혼을 담는 '최고의 조정자'로 알려져 있다. 이는 서양 생리학에서 혈액 맥박의 리듬과 규칙을 유지하는 역할만을 담당하는 heart(심장)와는 구별된다. 우리는 '혈액'이라는 용어는 대문자로 표기하지 않았지만, 『트라우마의 도The Tao of Trauma』에서 혈액에 부여된 영향력과 기능이 생소한 독자들에게는 낯설게 느껴질 수 있음을 인정하고자 한다. AAM의 생리학에 내재된 에너지적이고 관계적인 틀에 몰입하면서, 우리의 정맥 속 유체의 역할과 본질에 대한 개념이 확장되고 부드러워지기를 권한다.

AAM의 시적인 어휘는 미묘하고 섬세한 패턴을 묘사하며, 우리가 이 글을 경험할 때 그것들이 생생하게 다가올 것이라 믿는다. 나머지 AAM 장기 시스템의 기능은 부록 2를 참조하기 바란다.

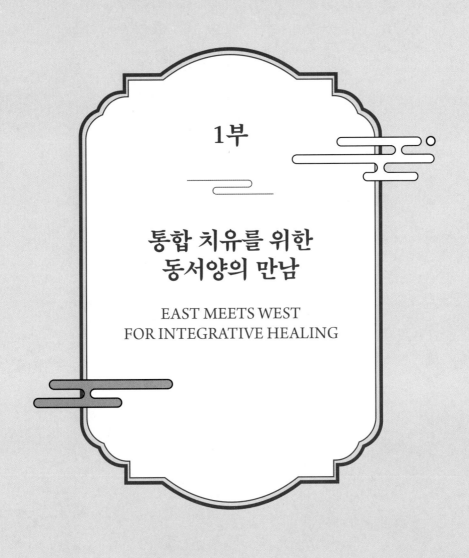

1부

통합 치유를 위한
동서양의 만남

EAST MEETS WEST
FOR INTEGRATIVE HEALING

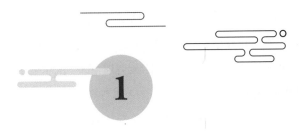

외상성 스트레스에 대한 서양의 관점

역사와 맥락

트라우마 경험의 영향과 본질은 고대 그리스 이후로 성직자와 주술사, 시인과 작가, 역사가와 사회학자, 그리고 정신 및 신체 건강 전문가들 사이에서 관심 주제였다. 호메로스의 〈일리아드Iliad〉와 〈오디세이Odyssey〉, 그리고 소포클레스의 〈아이아스Ajax〉와 같은 연극에서도 묘사된다.

기원전 2천 년에 고대 이집트의 파피루스에 처음 기술된 "히스테리"는 오늘날 우리가 외상 후 스트레스장애Post Trauma Stress Disorder (PTSD)라고 부르는 것을 설명하려는 첫 번째 시도로 손꼽힌다. 또한 히스테리는 여성에게만 나타나는 최초의 정신 건강 장애이기도 하다. 히포크라테스는 기원전 5세기에 히스테리를 여성의 몸 안에 있는 "방황하는 자궁wandering uterus"에서 생기는 것으로 정의했는데, 이는 성적

불만족으로 인한 것이며 질식과 떨림, 심지어 경련과 마비의 경험뿐만 아니라 불안, 호흡 곤란, 실신, 불면증, 과민성, 신경질 등 신체적, 심리적 증상을 모두 유발하는 것으로 여겨졌다. 1900년대 초에 프로이트Freud는 이 병의 원인에 대한 이러한 견해를 뒤집고 방황하는 자궁과 복잡한 증상의 원인을 어린 시절의 성적 외상이라고 명명했다. 주로 아버지에게 학대를 당한 여성 내담자들의 일반적인 성적 착취 경험에 대한 프로이트의 탐구는 현대 정신분석학을 낳았다.

히포크라테스 이후 2천여 년이 지난 남북전쟁 당시 미군 병사들은 병사의 심장soldier's heart이라고 불리는 증상으로 고통받았다고 한다. 제1차 세계대전 당시에는 포탄의 충격shell shock이었고, 이후 제2차 세계대전에서는 전투 스트레스 반응combat stress reaction 또는 전투 피로battle fatigue라고 불리었는데, 그 증상은 "2천 야드 응시two-thousand-yard stare, 쳐다보기 또는 넋 나간 듯 얼빠진 모습 또는 퀭한 눈"로 명명됐다. 이 문제에 대한 치료에는 일반적으로 "삼시 세끼 뜨거운 음식과 간이침대"가 포함된다. 즉, 전쟁터로 돌아가기 전 며칠 동안 좋은 음식과 휴식을 취하는 것이다. 1980년이 되어서야 미국심리학회(APA)에서 처음으로 베트남 전쟁 참전 용사, 홀로코스트 생존자 및 성폭행 피해자를 대상으로 한 연구를 바탕으로 공식적으로 외상 후 스트레스장애(PTSD)라는 이름을 붙였다.

베트남 전쟁 당시 참전 용사들의 PTSD 비율은 30%까지 달했지만, 다행히도 군 복무를 했거나 성폭행, 길거리 범죄, 자연재해를 경험한 사람들의 대다수가 PTSD를 겪는 것은 아니다. 미국에서는 약 7~8%의 사람들이 일생 어느 시점에서 PTSD를 경험하며, 한 해 동안 약 800만 명의 성인들이 PTSD를 경험한다. 남성의 평생 PTSD 유병률은 3.6%, 여성은 9.7%다.

미국정신의학협회American Psychiatric Association(APA)의 정신장애 진단 및 통계 매뉴얼 제5판Diagnostic and Statistical Manual of Mental Disorders, DSM(DSM-5)에서는 PTSD를 "실제 또는 위협적인 사망이나 부상과 관련되어 알려진 트라우마 사건에 직접 또는 간접적으로 노출되거나 자신이나 다른 사람의 신체적(예: 성폭력) 안전성에 대한 위협에서 발생한다"고 정의한다. 이 정의는 또한 영향을 받은 사람이 적어도 한 달 동안 다음과 같은 증상의 일부 또는 전부를 경험해야 한다고 규정한다.

- 침습적 생각, 고통스러운 꿈 또는 충격적인 사건 회상
- 고통스러운 기억을 불러일으키는 특정 사람, 장소, 활동, 사물 및 상황 회피
- 부정적인 인식 또는 기분
- 분노 폭발, 무모한 행동, 쉽게 놀라거나 집중력이나 수면에 문제가 생기는 등 각성 및 반응성의 증상이 나타남

DSM-5 정의는 정신 건강 환경에서 진단 및 관련 치료에 사용되는 매개 변수를 제공하고 참전용사의 혜택, 보험 적용 범위 및 법정 변론 작성을 결정한다.

우리와 외상성 스트레스의 생존자들과 함께 일하는 많은 치료사들의 관점에서 볼 때, DSM-5의 PTSD 정의에서 고정된 기준은 내담자의 다양한 상황을 완전히 반영하지 못한다. 치료사들은 위험이나 생명을 위협하는 상황 속에서 발생할 수 있는 심리적, 생리적, 심지어 영적 영향의 깊이, 범위 및 다양성에 대해 보다 더 정확하고 완전한 표현이 필요하다.

예를 들어, 많은 생존자들은 일반적인 방식으로 "잘못되었다" 또는

"이상하다"고 느끼지만, 특정한 외상 사건에 대해 이름을 붙이는 것이 어려울 수 있다. 그들은 이름을 붙일 언어가 없는 상태에서 생명을 위협하는 비극을 경험했을 수도 있고, 반복된 위험에 노출된 누적 효과가 그들의 대응 능력을 압도했을 수도 있다. 그들은 "알려진 외상 사건에 대한 직접적인, 또는 간접적인 노출"이라는 기준을 충족하지 못하지만, 그들의 자율 신경계는 분명히 방해를 받거나 조절되지 않은 채로 남겨져 있다.

또한 내담자가 보이는 잠재적 증상의 범위는 DSM-5에 명시된 증상보다 더 광범위하며, 일부의 경우 순수하거나 배타적인 심리적 증상보다는 더 많은 신체적 또는 신체적 표현을 포함할 것이다. 외상성 스트레스의 영향은 정신 건강 치료사의 심리적인 영역을 훨씬 뛰어넘는다.

생존자들은 과민성 대장, 자가 면역 질환, 불면증, 만성 두통 또는 기타 만성 통증 패턴, 불안, 기분 장애 또는 악몽과 같은 자율 신경계의 조절 장애와 관련된 많은 증상으로 고통받을 수 있다. 그러나 생존자들이 그들의 증상을 특정한 원인으로 추적할 수 없을 때, 특히 치료사나 사랑하는 사람이 자신을 이해하고 보살피지 못한다고 느끼는 경우, 위축되거나 무시당하거나 자신이 왜 그런지 이해하고 싶어 할 수 있다.

전쟁, 교통사고, 성폭행, 길거리 범죄 또는 자연재해의 동일하거나 유사한 경험에 노출된 사람들은 매우 다양한 신체적, 정서적 반응을 보일 수 있다는 점에 유의해야 한다. 여기서 우리가 주장하는 것은 사건을 트라우마로 정의하는 근거는 다른 사람의 경험에 대한 해석이 아니라 개인의 경험에 있어야 한다는 것이다. 체질, 유전적 요인, 이전의 스트레스 경험의 이력 및 지지적 관계의 연관성은 모든 생존자의 스트레스 반응에 영향을 미치며 치료 계획의 일부가 되어야 한다.

또한 외상성 스트레스 진단은 임상적으로 유용할 만큼 섬세하지 않다. 외상성 스트레스는 과다 각성 및 과소 각성 상태 모두에 걸쳐 나타난다. 생존자는 초조하거나 무기력하고, 공격적이거나 수동적이며, 잠을 잘 수 없거나 피로에 휩싸일 수 있다. 그것은 다양한 신체적, 심리적 증상을 가지고 있으며 어린 시절의 만성적인 정서적 방임이나 인명 손실을 목격한 공포, 자연재해의 충격 또는 전투에서의 압도적인 경험으로 인해 발생할 수 있다.

우리는 PTSD라고 불리게 된 것이 사실 고도로 진화하고 생물학적으로 결정된 압도적인 상황에 대한 생명을 구하는 반응이라고 굳게 믿는다. 우리의 치유는 때때로 생존을 위한 노력에 필연적으로 수반되는 각성의 힘을 활용할 것을 요구한다. 그것은 또한 "그 당시" 가장 효과적인 생존 전략이었을 수 있는 붕괴와 부동성을 활용해야 할 수도 있다. 그것들은 생명의 위협에서 살아남도록 돕기 위해 우리의 생리학에 내재된 반응이다. PTSD는 장애가 아니며, 약어의 D(disorder)는 이러한 경험의 생리를 부당하게 악의적으로 잘못 표현한 것이다.

아마도 가장 중요한 것은 PTSD가 영구적이거나 고정된 진단이 아니라는 것이다. 그것은 종신형도 아니며, 바꿀 수 없이 상처를 입은 사람의 모습도 아니다. 우리의 몸, 마음, 감정, 정신(영)은 각성 후에 균형을 되찾도록 설계되어 있다. 우리 몸이 위협을 받을 때 생명을 보존하고 보호하기 위해 특별한 힘을 동원하는 것처럼, 우리 몸과 마음은 위협이 지나갈 때 그것을 구체화하고 감각적인 방식으로 인식하며 평형과 균형으로 돌아가려는 경향을 가지고 있다. 즉, 우리는 외상 경험이 발생했을 때 압도당하는 것과 같은 외상 경험을 변형하고 치유하도록 연결되어 있다. 생존자들은 마치 여우가 쫓아 오거나 매가 머리 위로 날아갈 때마다 죽음에 직면하지만, 불면증, 자가면역질환, 불안, 우울증 또는 자살 충동을 경험하지 않는 토끼처럼 잘 기능하도록 도움을 받을 수 있다.

임상 실습의 맥락에서 우리는 활기 넘치는, 몸을 기반으로 한 패러다임이 더 유용하다는 것을 발견했다. 이때, 외상 후 스트레스장애보다는 외상 스펙트럼 반응Trauma Spectrum Response이라는 용어를 선호한다. 이 용어를 사용하면 외상 생존자들이 매우 다양한 강도로 광범위한 증상을 경험한다는 것을 확인할 수 있다. 이러한 증상은 뇌나 마음에만 있는 것이 아니며, 몸과 정신을 포함한다. 그들은 종종 심혈관, 신경계, 소화계, 면역계, 근골격계 및 내분비를 포함한 여러 생리 시스템에 영향을 미친다. 외상 생존자들은 인지 장애뿐만 아니라 심리적, 정서적, 정신적 장애를 겪을 수 있다. 많은 사람들이 수면 장애, 식욕, 소화, 성sexuality, 만성 통증, 약물 또는 오피오이드opioid(아편 비슷한 작용을 하는 합성 진통 마취제) 둔감증, 중독을 포함한 다양한 신체 기능 장애 상태를 경험한다. 이러한 현상들은 한 생존자에서, 그리고 그들 사이에서 다양하게 표현되며 매우 변하기 쉽다.

따라서 트라우마 스펙트럼 반응은 생리학적, 심리적 또는 정신적으로 대처하는 특정 개인의 능력을 넘어 자극을 받은 에너지 시스템의 표현이다. 이 고도로 무질서한 체계는 자연적인 균형과 균형의 회복을 기다리고 있을 뿐이다.

긍정적인 스트레스, 견딜 수 있는 스트레스, 유해한toxic 스트레스

스트레스는 삶의 일부이지만, 모든 스트레스가 다 같은 것은 아니다. 늦잠을 잤을 때 빨리 출근하는 것과 같은 단기적이고 긍정적인 스트레스는 정상이며 금방 해결된다. 견딜 수 있는 스트레스의 즉각적인 경험은 우리의 뇌와 신체에 상당한 영향을 미칠 수 있지만, 적절한 지원이 있으면 장기적으로 우리를 소모하거나 압도하지는 않는다. 질병, 이혼 또는 죽음과 같은 경험은 견디기 어려울 수 있지만, 우리의 고통은 시간이 지남에 따라 자신의 회복탄력성을 지지하는 개인적 아마도 전문적인 관계 또는 시스템, 그리고 이를 활용할 수 있는 능력에 의해 개선될 수 있다. 긍정적이고 참을 수 있는 스트레스 요인들은 실제로 우리의 일생에 더 큰 회복탄력성을 촉진한다. 그들은 우리에게 대처 기술을 가르치고 우리의 의식을 확장할 수 있다.

알로스타시스Allostasis는 다양한 신체 시스템에 스트레스로 인한 영향을 분산시켜 안정성을 달성하는 동적 과정을 설명하는 용어이다. 항상성에 대한 우리의 능력은 스트레스가 많은 경험 후에 우리가 생존하고, 배우고, 평형(또는 항상성)으로 돌아가도록 돕는 것이다.

예를 들어, 우리의 면역 체계가 병원체에 대한 경고를 받으면 심혈관, 대사계, 자율신경계 및 중추 신경계의 자원을 활용하는 반응을 시작한다. 만약 회복된다면, 이 모든 신체 시스템은 이 특정 병원체에 대한 기억을 유지하고, 유사한 병원체를 예상하고 미래에 이를 퇴치할 수 있도록 더 잘 준비하게 된다. 마찬가지로, 우리가 물리적 위협을 경험하고 도피 반응을 일으키면 여러 신체 시스템이 함께 반응하여 우리가 생존할 수 있도록 도와준다. 우리는 저장된 포도당과 지방의 에너지를 근육에 쏟아붓는다. 심장 박동수, 혈압 및 호흡은 모두 영양분과 산소를 더욱 효율적으로 운반하기 위해 증가한다. 이러한 도피 요구가 너무 자주 발생하지 않는 한, 우리의 뇌는 유사한 위협을 예측하고 여러 신체 시스템에 걸쳐 노력을 조정하며 미래의 위협에 더 효율적으로 대응하는 방법을 배운다.

여러 시스템의 참여는 개인의 위협에서 살아남는 데 도움이 될 뿐만 아니라 미래 삶의 도전에 대한 전반적인 복원력을 향상시킨다. 이러한 적응 시스템을 효율적으로 켜고 끌 때, 그리고 너무 자주 작동하지 않는다면 생존할 수 없는 상황에 더 효과적으로 대처할 수 있게 된다. 다양한 스트레스 요인들이 알로스타시스의 과중 된 과부하, 즉 일련의 스트레스 사건으로 인해 신체 시스템이 마모되고 찢기는 경험을 할 수 있지만, 일반적으로 과부하가 짧고 충분한 지원을 받을 수 있을 때 생명력에 대한 영구적인 부담 없이 회복하게 된다. 명상, 좋은 수면 위생, 규칙적인 운동, 적절한 영양 섭취와 같은 건강 증진 행동은 모든 시스템 전반에 걸친 중요한 알로스타시스 반응뿐만 아니라 이후에 항상성(안정적인 균형을 유지하려는 생리학적 반응)으로의 복귀를 위한 우리의 능력을 지원한다. 이러한 건강한 행동은 전반적인 회복탄력성을 증진시킨다.

만성적이고 반복적이거나 과도한 급성 스트레스는 유해한 스트레스로 간주된다. 이러한 수준의 스트레스가 발생하면 스트레스를 관리할 수 있는 알로스타시스가 여러 시스템에 분산하여 스트레스를 관리할 수 있는 알로스타틱 용량을 초과하게 된다. 즉, 유해한 스트레스는 장기적 결과를 낳는다. 왜냐하면 그것은 우리를 항상성 상태로 되돌리기 위해 고군분투하게 만듦으로써 하나가 아닌 여러 신체 시스템의 에너지를 고갈시키고 알로스타틱Allostatic 과부하 상태에 놓이기 때문이다. 알로스타틱 과부하의 다중 시스템 영향은 외상성 스트레스와 관련된 복잡한 다중 증상 질병을 이해하기 위한 하나의 프레임워크이다.

만약 우리가 이미 높은 알로스타틱 부하Allostatic load를 경험하고 있다면, 저녁을 요리하다가 작은 화상을 입는 것과 같이 다른 사람에게는 견딜 수 있는 스트레스가 우리 시스템에는 과도하게 각성시키는 원인이 될 수 있다. 그러고 나서 우리는 알로스타틱 과부하로 이동하는데, 이는 결국 만성 통증 패턴의 폭발, 자가 면역 또는 소화기 장애와 같은 반응을 초래한다. 지속적인 알로스타틱의 과부하는 우리의 질병률과 사망률 모두에 상당한 영향을 미치는, 즉 생리학에서 중요한 시스템 전체의 변화를 야기한다.

우리의 알로스타틱 부하는 반복적인 만성 또는 압도적으로 심각한 스트레스를 견디기 위해 지불해야 하는 대가로 생각할 수 있으며 그 비용은 상당할 수 있다. 우리는 또 다른 스트레스 경험 후에 중립으로 돌아갈 수 없거나 신체 시스템 간의 반응적 상호 작용이 더 이상 작동하지 않으며, 이에 따라 다음 삶의 도전을 충족시킬 수 없다고 느낀다. 도전은 항상 삶의 일부이기 때문에 알로스타틱 과부하는 개인으로 하여금 일상적인 업무를 처리할 수 없다는 느낌을 줄 수 있다. 그것은 개인에게 엄청난 부담을 줄 수 있으며 그들이 살고 일하는 지역 사회에서 기능하는 역할과 능력에 극적으로 영향을 미칠 수 있다.

유해한 또는 외상성 스트레스 이해

다음 장에서 더 자세히 설명하겠지만, 모든 외부 및 내부 환경에 대한 우리 반응의 다양한 측면을 지원하는 특정한 생리학적 시스템이 있다. 자율신경계Automatic Nervous System(ANS)는 심장 박동수, 호흡, 소화, 순환 및 발한과 같이 의식적으로 통제할 수 없는 자동 기능의 증가 또는 감소를 필요로 하는 반응을 지배하는 전반적인 신경 생리학적 시스템이다. 여기서는 자율신경계(ANS)의 단순화된 버전을 사용하여 외상성 스트레스의 생리가 알로스타틱 과부하에 대한 노출에 어떻게 영향을 미칠 수 있는지 설명한다. 이 시스템에 대한 더 자세한 설명은 2장에서 이어진다.

ANS에는 두 개의 가지가 있으며, 각각은 독특한 생리 기능을 가지고 있다. 위협에 대한 능동적인 대응을 준비하는 자율신경계의 한 분야를 교감신경계sympathetic nervous system(SNS)라고 한다. 또 다른 부분인 부교감신경계Parasympathetic Nervous System(PNS)는 휴식, 이완 및 조용한 명상을 하는 역할을 한다.

아래는 SNS와 PNS 사이의 역동적인 긴장감을 묘사한 것으로 그 움직임을 물결처럼 보여 준다. 일상생활에서 우리는 자연스럽게 교감신경계의 각성 및 경계 상태와 부교감신경계의 안정 및 소화 상태 사이를 오가며 매 순간 상황이 요구하는 것에 반응한다. 이상적으로는 이러한 생리적 기능의 상승과 하강은 다니엘 시걸Daniel Seigel이 처음 명명한 "관용(수용, 인내)의 창Window of tolerance" 안에 포함될 것이다.

외상 생존자들에게 더 많은 정상성과 더 큰 회복탄력성을 만드는 데 초점을 맞추기 위해 우리가 선호하는 용어인 "회복탄력성의 영역zone of resiliency"을 사용할 것이다. 이 영역의 경계는 온도 조절 장치의 경계와 유사하다. 즉, 측정이 가능하여 쉽게 상승 및 하강하면서 편안한 평균 온도를 유지할 수 있다. 이 경계 사이의 공간은 우리가 자연스럽고 유동적인 조절 상태를 경험하는 곳이다. 우리는 보다 긍정적인 존재 상태에 더 많이 접근할 수 있다. 우리는 이 영역 안에 있을 때 더 존경받고, 안전하고, 희망적이고, 사랑받고, 보살핌을 받는다고 느낀다. 여기에서 우리는 심지어 새로운 영역이나 낯선 영역을 여행할 때도 안전감과 유능감을 가지고 삶을 결정할 수 있다.

교감신경 각성

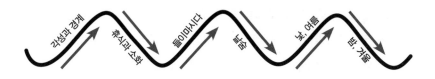

부교감신경 회복

그림 1-1 회복탄력성의 영역

다음 장에서 더 자세히 논의되겠지만, 성인이 되어 극심한 조절 장애를 피하기 위해서는 유아기에 사랑과 안전한 연결의 경험이 필요하다. 우리 시스템이 울음으로 각성을 표현할 때, 그것은 음식, 만지기(터치) 또는 신선한 기저귀와 같은 사랑스러운 관심으로 충족되어야 한다. 이것은 불편함과 편안함이 만나는 균형 잡힌 파도의 구체적이고 신뢰할 수 있는 경험을 확립한다. 이 기본적인 경험은 우리의 신경계를 연결하여 생리와 행동을 조절할 수 있는 더 큰 회복탄력성과 능력을 갖도록 돕는다. 발달 초기에 우리를 돌봐 준 사람들과의 애정어린 관계는 어른이 되어 사람과 상황을 구별하는 데 도움이 되고, 눈을 마주치고 친밀한 감정적 관계를 유지하는 능력을 향상시킨다. 건강하고 헌신적인 간병인들이 내담자의 배고픔이나 피로를 인식하는 것과 같은 원초적인 생물학적 필요를 인지하고 이에 대응할 수 있는 능력을 더 잘 갖추도록 해 준다. 유아기에 이러한 건강한 연결이 결여된 사람들은 자율신경계에서 현저한 조절 장애를 경험할 수 있으며, 성인이 되어 심각한 건강 문제를 겪을 위험이 더 크다.

회복탄력성의 영역이 넓을수록 인생의 어려움을 관리하는 능력은 더 커진다. 더 적은 노력으로 더 빨리 조절된 항상성으로 돌아간다. 그러나 회복탄력성의 영역이 좁으면 알로스타틱 용량을 압도하고 과부하가 발생할 위험이 커지며, 교감신경 활성화(위험이나 생명의 위협에 능동적으로 대응하는 각성 상태, 즉 투쟁이나 도피)에 취약하게 만든다. 심지어, 작은 도발에도 반응하는 부교감신경 붕괴(생리학적으로 강제 마비 상태, 즉 부동화/얼어붙기)를 초래한다.

회복탄력성의 영역은 외부 환경과 내부 생명력에 따라 달라진다. 우리가 안전하고 사랑받는다고 느낄 때, 모욕이나 위협에 더 침착하게 대처한다. 이때, 회복탄력성을 얼마나 느끼는 지는 여러 상황에 따라 달라질 수 있다. 예컨대 나이가 더 많거나 더 젊었을 때, 계절에 따라, 또는 특정한 사람이나 동물의 존재 여부에 따라 달라진다.

그림 1-2의 번개처럼 생명을 위협하는 사건이 발생하면, 두려움이나 공포가 우리의 교감신경계(SNS)를 활성화하라는 신호를 보낼 것이다. 우리는 갑자기 더 강해지고, 더 빠르고, 더 집중하게 되고, 위험이나 생명의 위협에 성공적으로 대응할 수 있게 된다. SNS가 만들어 내는 높은 에너지 생존 상태는 일반적으로 우리 영역 안에서 발견되는 쉽게 오르내리는 일상의 경계를 넘어설 것이다.

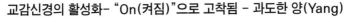

교감신경의 활성화– "On(켜짐)"으로 고착됨 – 과도한 양(Yang)

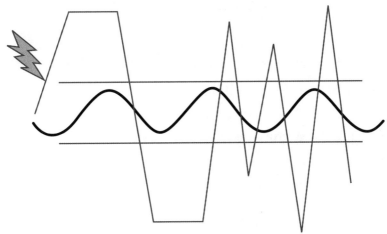

부교감신경의 활성화– "Off(꺼짐)"으로 고착됨 – 과도한 음(yin)

그림 1-2 외상성 스트레스의 중첩에 따른 회복복탄력성 영역

이 과다 각성 상태는 오래 못 가도록 설계되었다. 우리는 생존하고, 성공적인 생존 노력을 경험하며, 우리의 심장은 이 성공을, 일관되고 규칙적이며 평온한 심장 박동의 형태로 몸 전체에 신호를 보낸다. 우리는 유사한 위협을 관리하는 데 도움이 되는 새로운 기술을 습득하고 그런 다음 부교감신경계(PNS)와 교감신경계(SNS) 사이의 정상적인 리듬 흐름과 함께 열린 호기심의 상태로 돌아간다. 즉, 에너지는 회복탄력성 영역에서 정의된 범위로 돌아온다.

그러나 때때로 우리는 에너지가 이 경계로 정의된 영역으로 돌아와 균형과 조절을 회복하는 데 필요한 시간, 상황 또는 지원을 받지 못할 때가 있다. 반복되는 번개가 다시 치거나, 아니면 초대형 번개가 한번에 칠 수도 있다. 예를 들어, 전투 중일 때 폭탄이 오른쪽에서 터지면, 우리의 시스템이 우리가 괜찮다고 인식하고 안정하기도 전에 왼쪽에서 또 다른 폭탄이 터지고, 다시 또 다른 폭탄이 터질 수 있다. 또는 허리케인에서 살아남았지만, 그 후 이어진 정전과 깨끗한 물과 적절한 음식의 부족으로 견디기 어려운 상황이 될 수도 있다.

각각의 번개가 칠 때마다 우리의 알로스타틱 부하 증가, 혼란, 조절 부족, 회복탄력성 감소를 경험하게 된다. 우리는 에너지의 조직, 흐름, 기능 및 활력에 엄청난 혼란을 경험하게 된다. 만약 이런 일이 반복되고 우리가 회복할 방법을 찾지 못한다면, 우리는 투쟁 또는 도피 반응의 동원 상태, 즉 교감신경계의 과잉 각성 상태에 갇히게 될 수 있다. 이 때 우리의 에너지는 회복탄력성 영역의 상한선을 넘어서게 된다.

우리가 싸우거나 도망칠 수 없는 때, 이전의 트라우마로 인해 반응할 능력이 상실된 경우, 너무 어리거나 너무 작거나, 위협이 너무 크거나 강력할 때, 또는 자기 보호를 위한 노력이 다른 방식으로 방해를 받거나 접근할 수 없을 때, 우리는 생리적으로 어쩔 수 없는 마비 상태에 빠지게 된다. 즉, 부교감신경의 붕괴 상태인 '부동화 상태'에 빠지게 된다. 여기서 에너지는 같은 영역의 하한선 아래에 머무르게 된다.

투쟁, 도피, 부동화 반응은 위험이나 생명의 위협에 직면했을 때 사용할 수 있는 생리적 선택에 대한 고전적인 설명으로 표현되는 주요 생존 반응이다. 생존 반응에 대해서는 2장과 3장에서 더 자세히 설명할 것이다.

아주 어릴 때는 싸우거나 달아나는 신체적 능력이 부족하므로 위협에 대한 가장 가능성 있는 반응은 생리적으로 최소한 가벼운 형태의 부동화 상태로 "떨어지는"것이다. 시간이 지나면서 이것은 높은 수준의 스트레스에 대한 습관적인 생리학적 반응이 될 수 있다. 우리는 교감신경계(SNS)가 켜지는 것과 관련해서 활성화의 급증을 경험할 수도 있지만, 압도당하는 초기 경험은 이제 부교감신경계(PNS)에 의해 생성된 붕괴되고 무감각한 상태로 빠져드는 경향이 있다. 이는 만성적인 상태로 이어질 수 있으며, 건강한 각성 상태에 접근하는 능력을 제한하게 된다. 이는 각성이 고조될 때마다 우리를 붕괴 상태로 빠뜨리기 때문이다.

심각한 심장 부정맥을 가지고 태어난 아기를 상상해 보라. 아기는 생명을 위협하는 상태에서 살아남았지만, 장기간 입원하고 보호자와 떨어져 있어야 했을 것이다. 스스로 진정할 수 없는 발달 단계에 있는 아기는 삶의 위협을 경험하면서 생기는 각성을 관리하기 위해 부동화 반응에 의존하게 되었다. 이 반응이 여러 번 발생하므로 교감신경을 약화시키는 생리적 방법이 되었을 가능성이 높다.

부동화 상태는 단기 생존 전략을 의미한다. 그것은 우리의 생리 상태를 극단적인 보존 상태로 몰아넣도록 설계됐다. 부동화 반응의 영향으로 우리는 심장 박동수를 느리게 하고, 움직임을 제한하여 산소 소비를 줄이며, 소화 및 기타 에너지를 많이 소비하는 신진대사 과정을 제한하고, 면역 체계의 활동을 감소시킨다. 이러한 생리적 상태에 장기간 지속적으로 노출되고, 이와 관련된 신체 과정이 억제되면 만성적이고 위험할 정도로 높은 알로스타틱 부하가 발생한다.

이러한 생존 반응, 즉 고도의 교감신경 각성 상태나 붕괴 및 부동화 상태에 만성적으로 노출되면 높은 알로스타틱 부하를 일으킨다. 이러한 생존 상태가 어릴 때 습관적으로 발생하면 발달에 치명적인 결과를 초래할 수 있다. 예를 들어, 아이를 돌보는 사람이 아이를 학대하는데, 아이는 자신의 크기, 나이, 그리고 어른에 대한 의존 때문에 이 위협으로부터 도망치거나 싸울 수 없다면, 이는 지속적인 불안이나 울음으로 나타나는 만성적인 과다 각성 상태를 초래할 수 있다. 반대로 부동화 반응으로 감각을 둔화시킬 수도 있다. 그는 자신의 얼어붙는 반응을 무감각하게 만들어 지속적인 활성화와 불안감에서 벗어나게 해 줄 수도 있지만, 세상과 소통하는 능력을 손상시킬 수 있다. 어느 경우이든, 이러한 결과가 그의 성인기 내내 영향을 미칠 수 있다는 것을 예상할 수 있다.

해결되지 않은 생존 반응으로 인해 발생할 수 있는 가장 해로운 형태의 조절 불균형 중 하나는 과다 각성과 부동화 반응이 공존하는 것이다. 생리적인 상태가 불규칙하게 움직이며 – 각성과 붕괴 사이에서 진자 운동하며 – 우리의 신체적, 정신적, 정서적 그리고 영적인 건강과 웰빙에 다양하고 복잡한 증상을 일으킨다. 이러한 이유로 우리는 치료사 및 교육자로서 개별 증상에 주의를 기울이기보다는 전체적인 조절을 회복하는 접근 방식을 선호한다.

이러한 만성적인 조절 장애의 복잡한 부작용을 치유하는 능력은 회복탄력성 영역 안에서 조절되고, 균형 잡힌 에너지 파동으로 돌아가는 능력에 의해 영향을 받는다. 치료사의 역할은 내담자의 영역 안에서 자연스럽고 유동적이며 측정된 상승 및 하강을 회복하는 것을 돕는다. 이러한 무형의 흐름에 대한 조절을 회복하면 트라우마 생존자들에게 흔히 나타나는 유형의 증상을 치유할 수 있는 토대가 마련된다.

인간은 생물학적으로 생명의 위협에 대한 성공적인 방어를 완료해야 한다는 점을 이해하는 것이 중요하다. 예를 들어, 산에서 하이킹을 하다가 떨어지는 바위에 깔려 꼼짝 못 한다면, 첫 번째 충동은 할 수 있는 한 최대한 힘을 다해 바위를 밀어내려는 것일 것이다. 교감신경계는 근골격계의 모든 힘을 사용한다. 그러나 바위가 너무 무거워서 움직일 수 없다면, 결국 부교감신경계가 그 역할을 하게 되고, 우리는 바위 아래서 붕괴되고 부동화 상태에 빠지게 된다. 생존할 수 있는 가장 좋은 기회는 부분적으로는 싸움을 멈추는 것이다. 즉, 산소와 포도당의 필요성을 크게 줄이는 것이다. 그렇게 함으로써 누군가가 와서 구해 줄 때까지 충분히 오랫동안 살아남아 있기를 바라는 것이다.

한 무리의 건장하고 친절한 사람들이 하이킹 중에 우리를 발견하고 바위를 들어 올려 의학적인 도움을 줬다고 상상해 보자. 그러나 우리가 살아남았음에도 불구하고, 과도하게 각성된 상태에서 바위를 밀어내고자 하는 불완전한 충동은 자율 신경계의 붕괴 아래 묻혀 있을 수 있다. 즉, 바위에서 우리 자신을 자유롭게 하기 위해 성공적으로 근육을 사용하는 구체화된 경험이 없으면 해결되지 않은 과다 각성의 초기 상태가 조직 기억에 남아 있을 수 있다. 그것은 진단하기 어려운 근육 약화, 끊임없는 통증, 도무지 알 수 없는 무력감, 또는 바위가 많은 지역에서 하이킹을 하거나 산속에 혼자 있는 것에 대한 두려움과 같이 "이상하고 드물고 독특한 방식"이라고 부르는 증상으로 나타날 수 있다.

3장에서 논의하겠지만, 무력감은 자기 보호 반응의 다섯 단계 중 하나 이상에서 도전을 받거나 방해를 받았을 때 발생한다. 이러한 중단을 경험하는 위치, 즉 중단이 발생하는 자아 보호 반응의 단계는 압도적인 무력감이 남기는 생리적, 심리적, 영적 또는 에너지적 흔적에 영향을 미칠 것이다.

이러한 불완전하거나 좌절된 생존 반응은 자율 신경계의 생리 반응을 지시하기 시작하는 고도로 무질서한 에너지를 발생시킨다. 이 무질서함은 조직의 기억 속에 존재한다. 개인의 역사, 환경 및 구성에 따라 좌절된 반응은 아래 차트에 언급된 다양한 방식으로 나타날 수 있다.

불완전한 생존 반응(INCOMPLETE SURVIVAL RESPONSE)

자율신경계	일반적인 증상
과다 각성 또는 활성화	불안, 불면증, 분노, 과잉 경계
과소 각성 또는 붕괴	무기력, 피로, 정서적 취약성, 건망증
혼합된 과다 각성 및 과소 각성	활성화와 붕괴 증상이 모두 있는 복합적인 다중 증상 질병

　　조직화되지 않은 생리학적 상태와 그로 인한 자율 신경계의 반응은 생명의 위협을 경험한 후에 발생할 수 있다. 예를 들어 조산처럼 인큐베이터에서 오랜 시간을 보내야 하는 트라우마 사건을 인생의 아주 초기에 경험한다면 발생할 수 있다. 또한 어린 시절에 지속적인 정서 학대와 같은 시간이 지남에 따라 생명을 위협하는 비신체적 경험의 결과로 나타날 수 있다. 또는 전쟁 트라우마, 자연재해, 자동차 사고, 길거리 범죄와 같이 성인이 되어 압도적인 교감 활동을 한 후에 그 결과로 나타날 수도 있다. 이러한 각 시나리오에서 부교감신경계와 교감신경계의 동적 균형과 공동 조절 능력은 심각하게 손상될 위험이 있다.

　　바위를 들어 올리거나, 강도를 물리치고, 공격적인 개에게서 도망치거나, 쓰나미를 피하려고 성공적인 "밀기"를 완료할 수 없는 우리의 무능력은 분노, 가정 폭력과 같은 자기방어에 대한 무의식적이고 비효율적인 충동을 일으킬 수 있다. 대부분의 경우 우리는 실제로 개를 발로 차거나, 아이를 때리거나, 도로에서 다른 차를 치고 싶지 않을 것이다. 다만, 해결되지 않은 생존 충동에 의해 행동을 취해야 할 뿐이다. 우리의 개, 아이, 또는 다른 차가 이러한 충족되지 않은 충동의 대상이 된다. 우리 중 반응을 제어할 수 없는 능력으로 어려움을 겪고 있으며 신체적 문제(예: 자가면역 질환, 만성 통증, 대사 장애, 비만 및 약물 남용 또는 중독 등)로 고통받을 가능성이 있는 사람은 수치심이나 소외가 아닌 이해와 치료가 필요하다.

트라우마에 입각한 치료Trauma-informed care는 압도적인 삶의 경험으로 인한 조절 장애의 중첩에도 불구하고 깨지지 않고 유지되는 영구적이고 조절된 복원력의 물결에 접근하는 데 도움이 될 수 있다. 이 물결에 대한 접근을 회복하는 것은 치유를 위한 고유의 능력을 구축하고 몸, 마음, 감정 및 영혼을 회복탄력성 있는 기능으로 되돌리는 데 도움이 된다. 이 물결을 더 많이 경험할수록 회복탄력성의 영역이 더 넓어지고 알로스타틱 과부하로 이동하지 않고도 스트레스를 받는 경험을 관리할 수 있는 더 큰 능력을 갖게 된다. 우리는 과거 트라우마의 흔적을 더 잘 변형하고 미래의 위협을 더 성공적으로 탐색할 수 있게 된다.

치유는 얽힌 신경을 위해 곤두서 있는 신경을 진정시키고, 명료하게 보는 능력을 회복하고 장애물을 원활하게 헤쳐 나가며, 자신과 타인에 대한 연민을 키우고, 힘든 삶의 경험에서 남아 있는 억지를 허물고, 너무 힘들어 소화하지 못해 남아 있는 삶의 경험을 소화하고, 영감을 발견하고, 놓아주는 것을 기반으로 한다. 이러한 특성을 발견했을 때 내면의 타고난 치유 능력이 제 역할을 할 수 있고, 우리가 겪고 있는 복합적이고 다중적인 질병에 대한 근본적인 기반을 바꿀 수 있다. 교감신경(깨어 있는 그리고 경계하는)과 부교감신경(휴식과 소화) 사이의 균형과 리듬이 회복될 수 있고, 편안한 수면이 회복되고, 집중력과 맑은 생각이 다시 떠오르면 나머지는 타고난 치유 능력으로 할 수 있게 된다.

침술 및 동양의학과 같은 에너지 의학의 관점에서 볼 때, 자율 신경계의 과도하고 압도적인 강력한 조절 장애로 어려움을 겪는 경우에도, 회복 영역의 본질적이고 균형 잡힌 리듬은 항상 사용할 수 있다. 그것은 부서지거나 파괴될 수 없는 각자의 내면에 있는 신성한 장소를 만질 때의 심오한 경험이며 우리의 진정한 본성의 본질이다.

오늘날 트라우마는 사람들이 전쟁, 자연재해 또는 인간의 비극을 피해 온전한 공동체로 돌아갈 가능성이 더 높았던 고대와 다르게 경험된다는 점에서 주목할 필요가 있다. 이러한 공동체들은 회복탄력성과 항상성을 지원하는 달과 태양 주기, 사회 및 종교의식, 그리고 강력한 문화적 전통의 영향을 특징으로 하는 보다 더 농경적인 생활 방식을 살았다.

현대의 많은 생존자들은 유사한 규제 영향을 통해 자신의 경험을 해결할 기회가 없거나 주어지지 않는다. 그들은 반드시 온전하고 건강한 공동체에 속해 있는 것도 아니다. 참전용사들은 그들이 겪은 전쟁 경험을 이해하지 못하거나 혹은 그 경험들을 인정하거나 환영하는 방법을 모르는 사회로 돌아온다. 오늘날 많은 사람들은 고도로 도시화되고 기술 중심적인 문화 속에서 자연의 리듬에 연결할 기회가 없거나 찾을 수 없다.

트라우마 치료는 생존자가 불완전한 동원 반응을 조직 밖으로 옮기도록 돕고, 더 많은 생명을 주고 관계를 강화하는 선택에 접근할 수 있도록 하고, 시간이 지나도 그대로인 트라우마 기억의 불완전한 처리에서 벗어나도록 하는 데 중요하다.

우리의 관점에서 보면, 21세기 외상성 스트레스의 복잡성과 이와 관련된 만성 질환 스펙트럼을 인식하는 통합 임상 실습을 개발하는 것은 필수적이다. 우리는 분석적인 마음의 이야기를 고려하고 평가한 후에도 신체가 트라우마의 영향에 대한 기억을 가지고 있다고 주장한다. 생명의 위협을 경험한 후 우리의 몸, 마음, 감정, 영혼에 영향을 미치는 에너지의 미묘하고 심오한 표현을 포함하지 않고는 조화와 균형 및 근본적인 탄력성을 회복할 수 없다.

더 많은 가능성을 창출하는 통합적 치유

외상성 스트레스는 명확히 다양한 형태로 나타나며, 생존자들에게 깊은 영향을 미치고, 몸, 마음, 감정과 그리고 영혼 전체에 영향을 미칠 수 있다. 관계 중심의 치료에 중점을 두고 전신 조절과 전인적 치유에 초점을 맞춘 통합적 접근법은 생존자들에게 더 자비롭고 효과적이며 오래 지속되는 치료를 제공한다.

침술은 그러한 방식 중 하나이다. 2006년 정신과 의사이자 침술 전문의인 마이클 홀리필드Michael Hollifield는 현재 티버 루빈 VA 메디컬 센터Tibor Rubin VAMedical Center의 외상성 스트레스 프로그램 섹션 책임자로서 PTSD를 치료하기 위한 침술의 잠재력에 대한 첫 번째 연구를 발표했다. 홀리필드와 다른 사람들의 후속 연구는 침술이 아마도 외상 스펙트럼 반응에 대한 가장 유망한, 즉 보완적이고 통합적인 의학 개입일 것이라고 단언했다.

외상성 스트레스 생존자들이 종종 경험하는 "이상하고, 드물고, 특이한" 증상에 대해 AAM(Acupuncture and Asian Medicine, 침술 및 동양의학)에서 제공할 수 있는 약속의 증거들이 점점 증가하고 있다. 5가지 요소들 및 각 요소에 대한 다양한 장기, 감정, 조직, 심리적 과제들, 그리고 영적인 은사는 임상가들이 생존자를 위해 더 맞춤화되고, 더 섬세한, 더 의미 있는 치료를 개발하는 데 도움이 될 수 있다.

트라우마의 도는 침과 약초를 넘어 터치와 존재감을 포함하도록

AAM 프레임워크를 확장한다. AAM의 이론적 틀을 서양 신경생리학과 통합하여 다양한 제공자들은 이러한 아이디어를 트라우마에 대한 기존 지식을 통합하고 AAM의 많은 재능을 활용하는 접근 방식을 설계하도록 지원받을 수 있다.

재향 군인 건강 관리국의 내담자 중심 진료 및 문화 변혁 담당 책임자인 트레이시 고넷 박사Dr. Tracy Gaudet, NIH의 국립 보완 및 통합 건강 센터 소장인 조세핀 브릭스 박사Dr. Josephine Briggs와 같은 지도자 및 정책 입안자들과 통합 의학 분야의 연구자들은 미국 의료 시스템에서 침술과 마음 챙김 수련, 요가, 그리고 카이로프랙틱과 마사지 치료사의 의식적 터치를 포함하여 관계 중심의 통합 건강 접근 방식을 장려하고 있다.

공중 보건 환경에서 트라우마 정보에 기반한 치료에 대한 이해가 증가하는 것 외에도 풀뿌리, 가정 및 지역 사회 개입도 근본적으로 변화할 수 있으며 이를 위해 사랑이 넘치는 조화로운 공동체가 필수적이다.

트라우마가 개인, 가족 및 지역 사회에 미치는 영향

외상성 스트레스는 정신적, 육체적 건강 모두에 영향을 미친다. 이는 교육적 성공, 범죄 행위, 운전 습관, 직장, 가족 및 지역 사회 생활뿐만 아니라 모든 종류의 관계에서 생존자의 기쁨, 즐거움 및 친밀감을 위한 능력에 영향을 미친다. 트라우마의 영향에 대해 새롭고 창의적인 치료 접근 방식이 우리나라와 세계의 복지에 필수적이라는 주장은 과장된 것이 아니다. 외상성 스트레스 영향이 우리에게 가장 시급한 공중 보건 문제일 가능성이 매우 크다.

우리 사회에 만연한 외상성 스트레스의 역할에 대한 가장 명확한 연구는 질병 통제 센터Centers for Disease(CDC)의 부정적인 아동기 경험adverse hildhood experiences(ACE) 연구에서 비롯됐다. 캘리포니아에 있는 카이저 퍼머넌트 건강관리기구Kaiser Permanente Health Maintenance Organization(HMO)의 초기 연구원들은 1995년에서 1997년 사이에 17,000명 이상의 회원을 대상으로 부정적인 아동기 경험에 관해 조사했다. 그들의 설문조사는 특히 부모의 투옥 또는 약물 중독, 가정 학대 및 성적 트라우마, 정서적 및 신체적 방치, 폭력을 경험하거나 또는 목격한 경험, 가족의 정신 질환, 이혼이나 사망으로 인한 부모 상실 경험 등을 구체적으로 질문했다.

특히 흥미로운 점은 부정적인 아동기 경험(ACE) 연구가 중산층 생활 방식을 가진 직장인을 대상으로 수행되었다는 점이다. 이는 낮은 사회경제적 지위가 생활 스트레스의 유일한 원인이 아님을 나타낸다. 낮은 사회경제적 지위에 초점을 맞춘 추가 연구는 이러한 지역 사회에서 스트레스 요인이 발생할 가능성이 훨씬 더 높다는 것을 보여줬으며, 여기에는 납과 같은 독성 화학 물질도 포함된다. 유해한 스트레스의 영향을 받는 어린이는 자기 조절 능력의 부족, 언어 능력 결핍, 우울증 및 초기 심혈관 관련된 질환으로 나타나며, 해마 부피 감소, 전전두엽 피질 회백질 감소, 화나거나 슬픈 얼굴에 대한 편도체 반응성 증가 등 관련 생리학적 영향과 함께 나타난다.

부정적인 아동기 경험(ACE)의 연구 결과는 공중 보건에 매우 중요한 것으로 간주되어 질병 통제 센터(CDC)가 연구 참가자들의 데이터를 모니터하고 있다. ACE의 수가 많을수록 비만, 암, 골격 골절, 알코올 중독, 약물 남용, 우울증과 자살과 같은 모든 주요 공중 보건 문제에 대한 위험이 커진다. 이러한 건강 위험의 증가는 기하급수적으로 증가하는데, 여러 ACE를 보고하지 않은 사람들보다 수백 퍼센트 더 높다.

ACE 연구는 유아기와 아동기 시기에 안전한 경험이 성인이 되었을 때 중독성 있는 물질의 사용, 성행위 및 성인이 되어 교제하는 사람들에 대한 더 건강한 결정을 지원한다는 것을 분명히 보여 준다. 이러한 경험은 또한 더 나은 신체 건강과 신체적, 정서적 어려움에서 회복할 수 있는 더 큰 능력을 지원한다. 비만에서 약물 중독에 이르기까지 모든 공중 보건 문제(심장, 폐, 간 및 자가면역 질환)뿐만 아니라 수면 장애, 우울증, 자살 충동에 이르기까지 어린 시절 트라우마에 의해 영향을 받을 수 있으며, 심지어 그로 인해 발생할 수도 있다. 이 연구는 또한 ACE와 범죄 행동, 가정 폭력, 그리고 직장 내 성공 사이의 관계를 확인한다.

이 책에서는 주로 치료사의 역할에 초점을 맞추고 있지만, 트라우마가 모든 공중 보건 통계에 미치는 엄청난 영향은 지역 사회 지도자, 사회 복지 옹호자, 공중 보건 전문가, 교육자, 공무원 및 선출된 공직자들의 관심을 요구한다. 온전한 사랑이 넘치는 가정과 어린이의 안전과 복지를 지원하는 정책이 적용되는 지역 사회에서 성장하는 것은 개인이 살고 일하는 지역 사회의 건강을 위한 기초를 제공한다.

종합해 보면, 외상성 스트레스와 대인 관계 폭력이 개인과 지역 사회에 가하는 엄청난 부담은 모든 치료 시스템에서 트라우마와 그 영향을 다루도록 요구한다. 보건 시스템의 역량을 확장하여 점점 더 정교하고 효과적인 방식으로 이처럼 중요한 공중 보건 요구에 대응하는 것은 필수적이다.

지역 사회는 안전한 문화를 육성하고, 차이를 넘어선 관계를 지원하고, 취약 계층을 보호하기 위한 효과적인 조치를 할 수 있는 치료사가 필요하다. 만약 의사가 생존자에게 더 포괄적이고 트라우마에 기반한 치료를 제공한다며 다음과 같은 결과를 기대할 수 있다.

- 우리는 가족과 지역 사회에 평화를 가져오는 것을 도울 수 있다. 해결되지 않은 트라우마는 폭력적이고 충동적인 행위의 주된 원인이다. 트라우마의 재연은 무의식적으로 생명을 위협하는 경험에 마침표를 찍으려는 시도 중 하나이다.
- 우리는 트라우마 생존자들이 두려움이나 공포에 뿌리를 둔, 이념적으로 경직되거나 분열적인 반응보다는 사려 깊고 유연하며 창의적으로 사회적 기여를 할 수 있도록 도울 수 있다.
- 우리는 아이들을 위해 새로운 가능성을 만들어 줄 수 있다. 부모들이 그들 자신의 내면세계에서 균형을 회복하고 알려져 있거나 알려지지 않은 조상의 삶의 경험 속에서 여러 세대에 걸쳐 형성된 패턴을 극복할 때 아이들의 미래는 변화한다.

카이저 퍼머넌트 건강관리기구 내에서 ACE 연구를 창시한 빈센트 펠리티 박사Dr. Vincent Felitti와 CDC의 동료인 로버트 안다 박사Dr. Robert Anda는 AAM이 우리가 몸과 마음을 분리할 수 없다고 주장하는 것에 대해 매우 중요한 과학적 기초를 마련했다. 그리고 정신, 즉 우리가 우리 존재의 한 측면에 귀속시키는 것은 실제로 자신의 모든 측면에 기록되고 반영된다. 우리의 몸, 마음, 감정, 정신, 그리고 가족, 지역 사회 및 국가의 건강과 활력은 각 개인 및 공중 보건의 필수적인 하나의 직물에서 각기 독특한 실로 얽혀 있다.

치유의 영향도 광범위하다. 헌신적인 친구나 가족의 영향, 오케스트라나 밴드에서 악기 연주 활동, 팀 스포츠 즐기기, 사교댄스 참여, 커뮤니티 연극 참여 또는 자연 속에서 시간 보내기와 같은 응집력 있는 그룹 활동에 보낸 시간 등 이 모든 것은 도움이 된다. 즉, 트라우마의 영향을 받은 시스템의 모든 구성원이 일관성을 회복하도록 돕는다. 이러한 치유의 진동은 따뜻한 토스트 위에 꿀처럼 퍼져나간다.

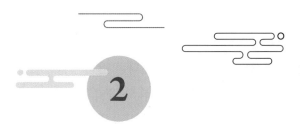

침술 및 동양의학을 조명하고 알리는 다미주신경Polyvagal 이론

세 가지의 신경생리학적 플랫폼

다미주신경 이론은 포유류 특히 인간을 포함하는 영장류에서 스트레스의 영향을 완화해 주는 관계 안전감의 특별한 역할을 강조한다. 다미주신경 이론은 심리학자인 스티븐 포지스Stephen Porges에 의해 수십 년의 연구와 관찰을 통해서 개발되었다. 신경과학 교과서는 전통적으로 자율신경계가 활성화하는 교감신경계와 억제하는 부교감신경계 이렇게 상반된 기능의 두 개의 가지branch로 구성되어 있다고 가르친다. 반면에 포지스는 포유류의 자율신경계가 하등 동물의 자율신경계와는 다르게 한 개의 교감신경계 가지와 두 개의 부교감신경계 가지, 즉 세 개의 가지로 구성되어 있고 각각의 가지는 스트레스에 대한 반응을 알리고 지원하는 서로 다른 기능을 수행한다는 사실을 발견하게 되었다.

스티븐 포지스의 다미주신경 이론은 스트레스 신경생리의 더 복잡한 기능들을 밝혀내고 세 개의 가지를 신경생리 '플랫폼'으로 설명함으로써 생명의 위협에 대해 매우 다양한 반응과 그로 인해 발생하는 현상을 이해하는 데 도움을 준다. 각 플랫폼은 서로 다른 범주의 행동 또는 서로 다른 특질의 행동을 지원한다. 교감신경계의 용어로 톤tone(기능의 범위)이라고 불리는 기능 범위의 낮은 쪽 즉 낮은 톤에서는 흥분과 각성을 지원하고 높은 기능 또는 높은 톤에서는 싸움 또는 도피의 가동화mobilization를 강화한다.

두 개의 부교감신경계 플랫폼은 10번째 뇌신경인 미주신경의 등쪽dorsal 가지와 배쪽ventral 가지에 의해서 각각 조절된다. 그들은 서로 다른 방식으로 교감신경계와 상호 작용을 한다. 배쪽 미주ventral vagus(VV)는 교감신경계를 미세한nuanced 방식으로 억제하는 제동 기제로 작동하며, 더 원시적 단계인 등쪽 미주dorsal vagus(DV)는 낮은 톤에서는 깊은 휴식과 하던 것을 멈추고 쉬는 모든 종류의 신진대사 기능을 지원하며 극도로 높은 톤에서는 얼어붙는 반응 또는 죽은 듯한death feigning 사태반사死態反射의 반응을 지원한다. 배쪽 미주(VV)는 위협을 느낄 때 각성을 완화하기 위해 사회적 유대social engagement 반응을 지원한다. 이들 두 개의 가지 모두 뇌간에서 나오는데 등쪽 가지는 뇌간의 뒤쪽에서 나오며 배쪽 가지는 뇌간의 앞쪽에서 나온다.

그것은 평생 수초화되지 않은unmyelinated 상태로 유지된다. 수초화myelination는 신경 세포를 전기절연 피복과 유사한 기능의 지방 물질인 수초myelin로 감싸서 메시지를 더 정확하고 빠르게 보낼 수 있는 신경 기능을 향상시킨다. 이러한 수초의 피복이 없는 등쪽 미주(DV)는 다른 쪽 가지인, 빠르고 반응성이 뛰어나며 미세한 요소를 제공하는 수초화된myelinated 배쪽 미주(VV)와 달리 신속하지도 않고 정확한 기능을 갖추고 있지 않다. 배쪽 미주(VV)는 시간이 지남에 따라 수초화 과정이 진행된다. 수초화는 임신 약 30주경부터 시작되며, 대부분의 수초화는 출생 후 처음 18개월 동안 이뤄지는데, 출생 후 6개월 사이에 급격한 수초화가 일어난다. 이 과정은 어린 시절부터 청소년기까지 계속되며, 초기 성인기에는 배쪽 미주(VV)의 고도로 미세한 기능을 완전히 활용할 수 있게 된다.

포지스의 모델은 이 세 개의 가지가 진화적으로 발달한 순서와는 반대의 순서로 각각의 세 가지 다른 신경생리의 플랫폼이 순차적으로 작동된다고 가정한다.

1. 위협을 받을 때 우리는 먼저 인간에게 가장 최근에 발달한 신경 생리 플랫폼인 배쪽 미주(VV)를 통해 그 위협을 완화하려고 시도한다. 부교감신경계의 제동 시스템의 더 미세한 부분인 이 신경계는 결속, 애착 그리고 달래주기와 같은 포유류의 사회적 유대 행동을 지원한다. 그것은 우리가 서로의 눈을 부드럽게 바라볼 수 있게 해 주고 말과 표정에서 미묘한 의미의 뉘앙스를 표현하고 이해할 수 있게 해 준다.

2. 사회적 유대 시스템이 위협을 완화할 수 없다면 우리는 교감신경계의 활성화로 인해 지원되는 투쟁 또는 도피 반응에 의존하게 된다. 우리의 배쪽 미주(VV)에 의해 조절되는 '미주신경 제동장치'가 풀려서 자기 보호를 위한 적극적인 반응을 할 수 있게 한다. 우리의 교감신경계는 심장 박동수와 혈압을 높이고 혈액을 몸의 말단으로 보내 근골격계가 적극적인 생존 노력을 위해서 움직일 수 있도록 동력을 공급하며 호흡을 증가시킨다.

3. 투쟁 또는 도피 반응이 성공하지 못하거나 어떤 식으로든 좌절된다면 자율신경계에서 진화적으로 가장 원시적 부분인 등쪽 미주(DV)에 의존하게 되어 얼어붙는 반응을 일으킨다. 등쪽 미

주(DV)는 육상 포유동물들이 비상시 제동의 기제에 의한 잔존 residual 신체 생리 시스템으로 간주한다. 다른 목적에 맞게 변경된 잠수 포유동물에게 존재하는 시스템이다. 근육 긴장이 유지되는 부분적으로 얼어붙는 반응은 등쪽 미주(DV)와 교감신경계(SNS)가 함께 작용하여 혼합된 상태이다. 하지만 죽은 듯한 '사태 반사 死態 反射'의 반응으로 급격하게 떨어져 내려가게 되면 근육 긴장의 소실과 무너짐이 있고, 이는 전적으로 등쪽 미주(DV)의 급격한 증가와 관련이 있다. 이 반응은 심장 박동과 호흡을 급격하고 가파르게 늦추고 혈압을 낮춘다. 이는 우리가 에너지를 절약하는 데 근본적으로 도움이 된다. 가장 높은 수준의 톤tone(역주: 기능의 범위)에서 등쪽 미주(DV)는 우리가 갑자기 물속에 들어갔을 때 일어날 일을 모방함으로써 극도의 에너지 보존성을 만들어 낸다. 이 시스템은 산소가 공급된 혈류가 근육으로 가지 않게 하고 그것을 몸에서 큰 영향력을 가진 뇌와 생명 유지에 필수적인 장기로 보내면서 우리는 무너진다. 몇 분 동안 생존에 필요하지 않은 소화나 다른 기능들은 중단된다. 사실 얼굴을 얼음물에 담그면 이 등쪽 미주(DV) 반응이 촉발되어 잠수 반사dive reflex가 일어난다.

다미주신경 이론이 위에서 언급한 서로 다른 신경생리의 플랫폼이 순차적으로 작동된다는 것을 시사하는 반면 포지스는 우리가 일반적으로는 이러한 시스템들이 혼합하여 작동되며 어느 하나가 어떤 일정한 시간에 우세하게 우리의 신체 생리 기능에 독점적으로 관여하는 경우는 드물다는 점을 인정한다. 예를 들어 활기 넘치는 파티에 있다고 가정하자. 투쟁 또는 도피 반응이라는 용어에도 불구하고 이러한 스트레스 반응은 항상 작동 중이며 우리가 삶의 모든 측면에 적극적으로 참여 engagement하는 데 도움을 준다. 이 파티에서 우리는 이리저리 움직이면서 이야기를 나눈 후 조용히 앉아 있다가 옛 친구들을 보게 되면 손짓을 하며 춤을 추기 시작할 수도 있다. 이 경우 좀 더 교감신경계 우위의 신체 생리 기능에서 배쪽 미주(VV)로 전환된 다음 다시 교감신경계 우위로 돌아갈 가능성이 높지만 배쪽 미주(VV)가 어느 정도 여전히 관여하면서 교감신경계를 억제할 수 있다. 이는 가동화 반응을 방어에서 적극적인 행위로 전환하는 데 도움이 된다.

물론 자신의 역사에 따라 특히 트라우마 경험이 있다면 이러한 각각의 신경 플랫폼들이 언제 그리고 어떻게 작동되는지에 영향을 받을 것이다. 다음 절에서는 자율신경계(ANS)의 이러한 각 부분을 차례대로 살펴보고 포지스가 독보적으로 매우 큰 공헌을 한 분야 중 하나인 트라우마에 의한 스트레스와 그것들의 관계에 대해 더 자세히 다루겠다.

각성과 활동이 일어나게 하는 교감신경계부터 탐구를 시작한 다음 부교감신경계의 두 개의 가지인 등쪽 미주(DV)와 배쪽 미주(VV)를 탐구할 것이다. 앞서 언급했듯이 교감신경계를 제동하는 기제의 주요 원천은 배쪽 미주(VV)이며 등쪽 미주(DV)는 교감신경계가 더 이상 싸움 또는 도피를 위한 자원을 실질적으로 동원할 수 없을 때 작동한다.

교감신경계(SNS)와 자기 보호

교감신경계는 기능의 낮은 톤 또는 낮은 수준인 경계 상태와 높은 톤인 신체 생리의 활동적인 상태를 지원한다. 우리가 운동하거나 춤을 추거나 활동적인 놀이 중에는 교감신경계가 우세한 상태이다. 또한 다가오는 중요한 일이나 행사로 긴장하거나, 불안하거나, 화가 나거나, 흥분할 때도 교감신경계가 우세해진다. 교감신경계의 높은 톤에서는 위협에 대한 싸움과 도피 반응 모두를 포함한 가장 활동적인 상태를 지원한다.

위협을 경험하거나 예측할 때 신체 생리 시스템은 자신과 다른 사람들을 보호하는 능력을 지원하기 위해 대규모의 가동화 과정을 겪는다. 교감신경계의 영향을 받아 심장은 두근거리고 혈압이 상승하고 호흡은 가속화되며 근육계에 혈액이 공급되어 행동과 신체 활동이 원활해진다.

생명의 위협에 대한 반응으로 가동화가 되므로 소화와 같은 신체 생리 기능의 다른 부분들은 즉각적인 자기 보호에 필요한 에너지를 소모하지 않도록 억제된다. 우리는 투쟁 또는 도피 반응을 위해 가동하기 시작한다. 이 내용을 다음 장에서 더 자세히 다룰 것이다. 여기서 우리의 목적을 위해 이해해야 할 중요한 요소는 이러한 각성 시스템의 활성화가 가속페달을 밟는 것과 같다는 점이다..

위협에 대한 반응으로 가동화하는 대응은 생존을 위해 매우 중요하나 신체 생리 반응들이 지나치게 상승하면 우리가 견뎌내는 데 한계가 있다. 두근거리는 심장과 고혈압이 너무 오래 지속되면 해로울 수 있다. 생존을 위해서는 이러한 각성이 성공할 가망이 거의 없을 때 우리는 이 놀란 상태를 가라앉히고 신체 생리기능 특히 심장에 해를 끼치지 않는 수준으로 그것을 낮추는 방법이 필요하다. 이에 대한 브레이크를 작동하기 위해 우 리는 각각 다른 방식을 사용하는 두 가지의 부교감신경계를 가지 고 있다.

배쪽 미주신경Ventral Vagus(VV)과 사회적 유대 시스템

위에서 언급한 대로 배쪽 미주(VV)의 수초화가 가장 많이 발생하는 시기는 우리의 생애 초기이다. 이 수초화로 신경 화학 전달의 속도가 빠르고 정확해지며 배쪽 미주(VV)와 교감신경계 각성 상태 간에 섬세한 상호 작용 능력을 제공한다. 이 능력으로 각성을 감소시킬 필요가 있을 때 제동장치를 세심하게 작동시키고 나서 교감신경계가 더 적극적인 사회적 교류를 지원할 수 있도록 제동장치를 부드럽게 해제시킬 수 있다.

배쪽 미주(VV)는 교감신경계의 흥분과 부교감신경계의 진정 사이의 미세한 상호 작용을 지원하므로 사회적 유대의 신경 플랫폼을 특히 잘 강화한다. 배쪽 미주(VV)는 우리의 신체적 활력뿐만 아니라 공동체에서의 관계도 보호한다. 이 플랫폼의 핵심적인 중요성은 위협을 완화하기 위한 사회적 유대의 활용을 지원하는 능력에 있다. 배쪽 미주(VV)는 우리가 다른 사람들과 의견이 다를 때에도 그들과의 관계를 유지할 수 있게 해 준다. 우리가 화가 났을 때 폭력적인 충동을 억제할 수 있도록 도와준다. 이 대단한 배쪽 미주(VV)는 우리가 보호를 위해 다른 사람들과 연대하고, 협상하고, 사과하며 다른 사람들의 고통에 연민을 갖고 공격성에 대해 사려 깊고 공감적으로 대처할 수 있게 돕는다. 건강한 배쪽 미주(VV)는 개인 생활과 공동체 생활 모두에 매우 중요하다. 포지스는 우리에게 '사랑을 위한 과학'을 제공해 주었다.

인간은 생존을 위해 공동체가 필요하다. 사회적 유대 능력은 공동의 위협에 대한 공동 대응을 하기 위해 다른 사람들과 협력할 수 있는 능력뿐만 아니라 개인적인 상황에서 개별적인 각성을 완화하는 데 도움이 될 친절한 사람들을 찾는 능력을 포함하며 이는 배쪽 미주(VV)에 의해 지원되는 기능의 활력과 건강함을 나타낸다. 우리의 신체 생리는 신뢰할 수 있는 관계를 구축하고 공동체에서 살아갈 수 있는 능력을 지원한다. 우리는 사회적 집단과 공동체를 형성하는 부족tribal의 동물이다.

다미주신경 이론은 우리가 모두 암묵적으로 알고 있는 것에 과학의 엄격성을 적용하여 입증해 주고 설명을 제공해 준다. 우리는 안전하다고 느낄 때 다른 사람들과 더 쉽게 연결될 수 있다. 그 반대의 경우도 마찬가지이다. 다른 사람들과 연결되어 있다고 느낄 때 우리는 더 안전하다고 느낀다. 우리가 안전하고 연결되어 있다고 느낄 때 전두엽의 기능을 더 잘 사용할 수 있다. 이는 다른 사람들과의 교류를 더 쉽게 할 수 있게 하고 명확하게 생각하며 기억을 더 잘할 수 있게 한다. 우리는 대인 관계와 사회적 대화에서 더 포괄적이고 사려 깊은 선택을 한다. 안전, 사회적 유대, 그리고 전두엽은 내면의 자기self와 외부 세계를 연결하는 다리 역할을 한다.

제동 기제를 미세하고 부드럽게 해제하는 배쪽 미주(VV)의 능력은 스트레스 화학물질의 방출 없이도 말하기, 제스처, 다른 사람들과 연결하기 등의 사회적 상호 작용을 지원하기 위해서 교감신경계를 미세하게 상승하게 한다. 배쪽 미주(VV)는 미주신경 제동을 매우 정밀하게 풀어서 동방결절sinoatrial node(역주: 심장의 기본 리듬을 제어하는 심장의 자율신경계와 상호 작용을 하여 심장을 조절한다. 심장의 수축과 이완의 주기를 결정한다.)을 통해서 심장박동을 증가시킬 수 있다. 이는 심장박동을 증가시키기 위해서 심장의 박동 조율기pacemaker가 부신에서 더 강렬한 생리적 반응을 개시하게 하는 스트레스 화학물질을 방출하지 않게 한다. 배쪽 미주(VV)는 스트레스 화학물질에 의존하지 않고도 웃음을 터트리거나 친구의 등을 토닥거리면서 음식을 건네 줄 수 있는 사회적 교류의 행동들을 지원한다. 아드레날린이나 다른 스트레스 화학물질들에 의존하지 않으면서 심장 박동을 증가시키는 능력은 생리적 소모를 덜 하게 해 주면서 우리의 필수적인 활력을 더 보호해 준다.

배쪽 미주(VV)는 주로 호흡기 횡격막 위의 장기인 중요한 심장과 폐를 조절한다. 또한 관련된 신경을 통해 얼굴, 눈, 성대, 귀의 기능에 영향을 미친다. 이는 부드러운 눈빛으로 서로를 바라볼 수 있는 능력,

말에 담긴 미묘한 의미를 이해할 수 있는 능력, 표정이나 목소리 톤으로 정서적 뉘앙스를 소통할 수 있는 능력을 제공한다. 우리가 다른 사람들과 안전한 관계에 있을 때 배쪽 미주(VV)는 우리의 심장박동과 호흡을 상대방과 공동 조절co-regulation을 하면서 '연결된' 느낌을 경험하게 한다. 이러한 능력 없이는 관계를 구축하고 공동체를 형성하는 능력이 손상된다.

포지스 박사는 신체적 건강과 사회적 유대 능력의 다양한 측면의 건강한 발달에 있어 안전감과 연결감의 중요성에 대한 핵심적인 과학적 정당성을 확립했다. 배쪽 미주(VV)가 두려움이나 사회적 고립으로 억제되지 않을 때 우리는 더 큰 지적 성공을 경험하고 건강하고 더 친사회적인 행동을 하며 신체적 및 정신적 건강을 모두 누릴 수 있다. 이 원리를 확립하면서 포지스는 트라우마가 발생하고 그 영향을 받는 공동체 특히 공중 보건, 사회 서비스, 교육, 법 집행 분야의 프로그램 개발을 위한 중요한 기반을 만들었다. 포지스의 연구를 이러한 분야에 도입하여 처벌보다는 안전의 경험, 고립보다는 관계 경험을 제공하는 데 높은 가치를 두기에 아마도 가장 큰 영향은 비만과 중독과 같은 공공 보건 시스템을 압도하는 많은 증상에 대해 수치심과 비난 대신 깊은 이해와 연민을 갖도록 한 점일 것이다.

위에서 언급한 대로 배쪽 미주(VV)는 출생 때 빨기, 삼키기, 호흡하기, 진정하기 사이의 조정을 촉진할 수 있을 정도로만 부분적으로 수초화되어 있다. 조산아와 고위험군 영아는 수초형성이 거의 이루어지지 않아 배쪽 미주(VV)가 이러한 중대한 기능들을 지원할 수 있는 자원이 없다. 수초화는 생후 6개월 동안에 가장 빠르게 발달하며 젊은 성인기까지 지속된다. 우리는 위협을 느낄 때 심장에서 과다 각성을 완화할 수 있는 생리적 능력 없이 태어나며 이는 스스로 진정할 수 없음을 의미한다. 우리는 그 기능을 자신에게 제공하기 위해 양육자에게 의존한다. 그들이 우리에게 달콤하게 속삭여주는 것이 필요하고 음식, 화장실 가기, 목욕에 대한 우리의 욕구에 그들이 반응해 주는 것이 필요하다.

우리는 취약한 전두엽을 조절하는 것을 포함하여 심장의 많은 기능을 보호하기 위해서 우리가 울 때 양육자가 우리를 안아주고 위로해 줄 필요가 있다. 유아기의 위협 또는 각성 경험에 대한 애정 어린 반응은 배쪽 미주(VV)의 기능 구축에 매우 중요하다. 이러한 반응이 없다면 성인기에 다른 사람들과의 관계를 위한 역량과 몸을 자율적으로 기능하게 하는 조절 능력이 손상될 것이다. 실제로 우리의 신체 생리는 사려 깊게 관심을 주는 어른들과의 애정 어린 연결과 거칠게 뒹구는 놀이 모두에서 안전감을 느끼는 역량을 발달시킨다. 이는 영양분을 소화하고 흡수하는 능력을 발달시키는 것과 더불어 매우 중요하다.

안전에 대한 지속적인 접속이 위협에 효과적으로 반응할 수 있도록 우리를 준비시킨다는 사실은 신체 생리의 아이러니이다. 건강한 사회적 발달 과정에서 우리는 위협과 안전을 더 잘 구별하고 위협에 대한 적절한 신체 생리 반응의 범위가 더 넓어지며 스트레스 사건 이후 회복 탄력성이 더 높아진다.

최상의 생존 전략은 이 정확하고 미세한 배쪽 미주(VV)를 주요 시스템으로 활용하는 것이다. 건강하고 활력이 있는 배쪽 미주(VV)는 우리가 위협을 느낄 때 지원을 얻기 위해 자신의 공동체를 찾는 데 도움을 준다. 공격적인 투쟁 또는 도피 반응을 하거나 가장 원시적 단계의 다소 둔감한 얼어붙는 반응으로 이어지는 대신 보다 복잡하고 섬세한 사회적 유대 시스템에 계속 접속할 수 있다. 우리는 사회적 집단과 관계를 유지함으로써 생존을 위한 노력에 도움이 된다. 실제로 우리의 생존을 위해서 위협에 대한 공동의 반응 또는 부족의 반응을 증가시키기 위해 다른 사람들과 연결할 수 있는 능력이 필요하다. 이러한 연결성은 결과적으로 전두엽의 건강한 기능과 일, 가족, 관계 즉 삶의 전반적인 성공을 지원한다.

다미주신경 이론은 정상적인 범주의 스트레스와 낮은 수준의 위험을 처리하는 데 있어 사회적 유대의 중요한 역할에 대한 이해의 틀을 제공하며 생명 위협의 생리학적 설명을 제공한다. 생명 위협의 경우 배쪽 미주(VV)에 의해 지원되는 제동 기제는 우리의 각성 시스템의 상승을 제한할 만큼 충분히 강하지 않기 때문에 배쪽 미주(VV) 대신 비상 제동 기제인 등쪽 미주(DV)를 사용한다.

등쪽 미주신경Dorsal Vagus(DV)

앞서 언급했듯이 가장 최근에 진화된 사회적 유대의 배쪽 미주(VV)가 위협을 효과적으로 완화하지 못하면 우리는 자기 보호 노력의 하나로 더 원시적 단계의 시스템인 붕괴dissolution라고 하는 과정에 점점 더 의존하게 된다. 교감신경계(SNS)는 우리가 투쟁 또는 도피 반응의 적극적인 가동화를 위해 우리의 각성의 수준을 상승시킨다. 이러한 생리적 상승이 계속되면 결국 우리는 자기 보호를 위한 생존에 적합한 자원을 더 이상 동원할 수 없게 되고 자신의 신체 생리 현상이 자신에게 위험을 초래하게 된다. 이 경우 우리의 가장 원시적 단계의 신경 플랫폼인 등쪽 미주(DV)가 개입하여 이 각성의 상승을 차단하게 된다. 이는 등쪽 미주(DV)가 기능의 높은 톤 끝부분인 '방어'가 작동해서 생리적 비상 브레이크를 밟음으로써 심장의 과다 각성을 감소시킨다.

미주신경의 이 부분은 수초화되지 않았으며 배쪽 미주(VV)보다 신경학상으로는 느리지만 무딘 힘 같은 것을 이용해 억제 시스템을 지원할 수 있는 강력한 능력이 있다. 우리는 이렇게 극심한 에너지 보존 상태 또는 얼어붙어 있는 상태에서는 고통을 덜 느끼고 공포의 기억이 흐릿해진다. 우리는 이 상태를 극도의 위험 상황에서만 사용하게 되어 있다. 높은 톤의 등쪽 미주(DV)는 극도로 생명을 위협받는 상황에서는 효과적인 관리 전략이지만 포유류에게는 위험한 선택지이다. 심장을 너무 강하게 또는 너무 오랫동안 멈추게 되면 호흡이나 심장 박동을 억제하는 결과를 초래하여 치명적일 수 있다. 응급실의 의료진들은 내담자들이 쇼크 상태에 빠졌을 때 직면하게 되는 위험에 대해 잘 알고 있다.

위에서 언급한 대로 등쪽 미주(DV)는 에너지 보존 시스템으로 산소와 기타 신진대사 자원들을 보존하기 위해 모든 것을 천천히 진행하도록 돕는다. 하지만 등쪽 미주(DV)가 근육으로 혈액이 가지 않게 해서 뇌와 생명 유지와 관련된 장기로 보내더라도 뇌에 공급되는 산소 부족으로 인해 여전히 위험에 처해 있다. 우리의 커다란 전두엽이 원활하게 기능하기 위해 산소가 풍부한 혈액의 지속적 흐름이 있어야 한다. 안정된 산소 공급 접근이 제한될 때 심각한 부정적 결과가 초래되므로 각성을 낮추기 위해 끊임없이 등쪽 미주(DV)에 의존한다면 장기적으로는 생존을 지원하기보다 손상을 주게 된다.

높은 톤의 등쪽 미주(DV) 반응 즉 얼어붙는 반응은 차단 반응을 활성화하는 것보다 생명에 더 큰 위협이 있을 때만 작동되어야 한다. 하지만 불행하게도 다음 절과 이후의 장에서 다루게 될 트라우마 특히 생애 초기에 발생하는 트라우마는 이 강력한 신경생리의 플랫폼을 과도하게 사용하게 하는 원인이 될 수 있다.

얼어붙는 반응의 생리현상이 만성적으로 작동될 때 우리의 전반적인 건강에 심각한 영향을 미친다. 생리적으로 우리는 대규모의 가동화 노력의 중심에 있는 동안 부동화immobility의 벽돌 벽에 부딪힌 것과 마찬가지다. 이러한 얼어붙은 상태의 밑바닥에는 우리를 붕괴로 몰아넣는 해결되지 않은 각성이 자리 잡고 있다. 이 두 가지의 상반된 생존 반응을 해결할 방법을 찾지 못한다면 한 발은 가속페달에, 다른 발은 브레이크를 똑같이 세게 밟고 있는 것처럼 이 얼어붙은 상태에 갇혀 만성적인 과다 각성에 빠지게 될 가능성이 높다. 우리는 과다 각성과 과소 각성 사이를 빠르게 오가거나 동시에 양쪽으로 끌려갈 수 있다. 그렇다면 이제 회복탄력성 영역 내에서의 완만한 상승과 하강은 없는 것이다.

우리의 자율신경계는 매우 적응력이 뛰어나고 유연하다. 이는 동물 세계의 기본적인 원칙인 '점심이 되지 말고 점심을 먹어라.'를 지지한다. 생명 위협의 맥락에서 한 신경생리 플랫폼이 다른 신경생리 플랫폼보다 더 작동되는 것은 더 우월하다는 고유의 가치가 있어서도 아니고 선택하는 것도 아니다. 한 개인의 트라우마에 대한 반응은 윤리, 도덕성 혹은 용기에 의해 영향받지 않는다. 사슴, 늑대, 주머니쥐처럼 반응하는 것이 잘못된 것이 아니다. 각각은 창조 과정에서 역할과 자리가 있다. 우리의 자기 보호 반응은 필수적인 생존을 위한 본능적이고 유연한 협상이다. 이는 오로지 생존에 관한 것이며 우리의 유전자와 신경 발달에 이미 내장되어 있다.

다음에 설명하겠지만 복합 트라우마에서 높은 교감신경 톤이 동등하게 높은 부교감신경 톤과 결합하는 것이 침술 및 동양의학Acupuncture and Asian Medicine(AAM)의 언어에 반영되어 있다. 음陰 양陽을 진정시키거나, 차분하게 하거나, 차갑게 하려는 노력과 동시에 양은 음을 활성화하거나, 생동감 있게 하거나, 따뜻하게 하기 위해 노력한다. 트라우마에 의한 스트레스는 음과 양이 제공하는 필수적인 조절을 중단시킨다.

다미주신경 이론과 침술 및 동양의학

포지스는 배쪽 미주(VV), 교감신경계(SNS), 등쪽 미주(DV)의 이 세 가지 신경 플랫폼마다 작동되면 각각의 영향이 있는 것을 '임무 수행 비용he cost of doing business'이라고 부른다. 그는 각 플랫폼이 특정 상황에서 우리의 생명을 구하는 역할을 하지만 일부 신진대사 또는 생리적 대가를 치르는 것이 수반된다고 설명하고 있다. 포지스는 자신의 이론을 통해 치료사에게 인간이 생존을 위해 특정한 신경계가 활성화됨으로써 발생하는 생리적 영향을 이해할 수 있는 틀을 제공했다.

다음 장에서 우리는 포지스의 모델을 기반으로 하여 그의 초점인 이 세 가지 플랫폼의 신진대사 부담과 함께 침술 및 동양의학 즉, AAM의 몸-마음-감정-정신 기능의 지향을 통합하면서 이 세 가지 플랫폼의 심리적, 정서적, 사회적 비용을 포함하여 다룰 것이다. 포지스의 '비용'의 개념을 이러한 눈에 보이지 않는 부담까지 포함하여 확장함으로써 트라우마에 의한 스트레스가 학교의 아이들, 공동체에 새로 온 사람들, 이웃에 있는 폭력, 공중 보건 시스템에 떠넘긴 부담에 미치는 영향을 탐구할 수 있을 것이다.

배쪽 미주신경Ventral Vagus(VV)

우리가 배쪽 미주(VV) 플랫폼에서 작동될 때 신진대사의 부담이 거의 없고 필수적으로 치를 사회적 비용도 없다. 우리는 안전하다고 느끼고 다른 사람들과 진심으로 연결되어 있다고 느낀다. 심장은 몸의 모든 자율 기능을 조절하는 정합coherent의 리듬을 제공하여 우리는 기름칠이 잘 된 기계처럼 작동한다.

높은 톤의 교감신경High-tone sympathetic

높은 톤의 교감신경계(SNS) 상태가 치르게 되는 비용은 상당하다.

이 신경 반응은 대량의 저장된 에너지를 사용하게 되는데 이 모든 에너지는 투쟁 또는 도피 반응을 지원하기 위해 근육과 관절에 쏟아붓는다. 소화는 필요에 따라 일시적으로 중단된다. 하지만 우리가 높은 톤의 교감신경계(SNS)에 습관화가 되면 소화 기능의 중단이 우세해져서 영양분을 잘 흡수하지 못하게 된다. 이는 세로토닌과 면역 세포와 같은 신경전달물질의 생성에 영향을 주는 장의 역할이 손상되며 근골격계와 정서가 수축, 위축 및 경직에 취약해진다.

높은 톤의 교감신경계(SNS)로 인해 생리적으로 치르게 되는 부담은 막대하나 이는 대인 관계와 공동체 참여에도 부담을 준다. 다른 사람들은 우리의 경직되고 반응적인 대인 관계 태도에 자신들이 외면당한다고 느낄 수 있다. 우리는 대인 관계에서 부드러움과 따뜻함을 찾기 위해 고군분투할 수 있으며 사고하는 것과 계획하는 것에서 유연성이 손상될 수 있다. 8장에서는 끊임없이 교감신경계(SNS) 각성 속에서 살아가는 생존자들의 수축과 경직된 태도를 완화할 방법을 살펴볼 것이다.

낮은 톤의 등쪽 미주신경Low-Tone Dorsal Vagal

반면에 낮은 톤의 등쪽 미주(DV) 상태에서는 소화, 영양분 흡수, 심박수, 호흡, 면역, 내분비 기능과 관련된 자율 기능이 잘 지원된다. 우리는 명상을 할 수 있고 깊은 생각을 할 수 있으며 잠을 잘 잘 수 있다. 신진대사 부담이 거의 없다. 실제로 이는 깊은 회복의 내면 상태이다. 하지만 이러한 신경 상태에도 치르게 되는 사회적 및 대인 관계의 비용이 있다. 이 플랫폼은 위협에 대한 적극적인 사회적 유대나 가동화를 지원하지 않는다. 우리는 사회적 대인 관계의 비용을 치르지 않으면서 삶의 즐거움에 참여하고 삶의 도전에 대응하기 위해 교감신경계(SNS)를 깨울 필요가 있고, 교감신경계(SNS)로 인해 나타날 수 있는 과다 각성을 완화하기 위해 건강한 배쪽 미주(VV)의 발달에 힘써야 할 필요가 있다.

8장에서는 교감신경계(SNS)의 조절을 회복하는 방법을 살펴보고 9장에서는 배쪽 미주(VV)를 활용한 대인 관계 교류를 촉진하고 교감신경계(SNS) 각성을 완화하는 방법을 살펴보겠다.

높은 톤의 등쪽 미주신경*High-Tone Dorsal Vagal*

우리가 높은 톤의 등쪽 미주(DV)에 있다면 다른 시스템들 특히 소화, 순환, 호흡의 톤은 불가피하게 억제된다. 이 상태는 우리의 전체 신체 생리에 엄청난 부담을 주는데 그 이유는 필수적인 기능들을 중단시키기 때문이다. 높은 톤의 등쪽 미주(DV) 상태는 급박한 생명 위협 상황에서 생명을 구할 수 있을 만큼만 지속되도록 단기적으로 설계되었다. 그러나 이 상태에 익숙해지는 습관화가 되면 영양분을 흡수해서 음식을 에너지로 전환하는 능력이 심각하게 손상되고 심장이나 폐에 증상이 발생할 수도 있다.

이 상태의 습관화는 유아나 어린아이일 때 만연한 방임 혹은 학대를 경험했을 경우 발생할 수 있다. 높은 톤의 등쪽 미주(DV) 상태의 보호를 하는 것이 그 당시에는 최선의 생존 전략이었지만 상당한 신체 생리적 대가를 치르게 된다. 이 상태는 내장 기관에 전달되어 그 기능에 영향을 미친다. 또한 경험을 소화해서 삶의 교훈으로 전환할 수 있는 역량과 삶을 관리하기 위한 새로운 기술을 통합하는 역량이 손상되어 향후 발생할 유사한 어려움들을 관리할 준비가 되지 않는 등 상당하지만 감지하기 어려운 정서적, 심리적 비용을 치르게 된다. 대처할 수 없다고 느껴서 두려움에 사로잡힐 수 있다. 이러한 한 개인이 발달 과정의 트라우마 피해자로 느껴지지 않아서 겪게 되는 어려움들로 인해 대인 관계와 '부족tribe'에서의 역할에 중대한 영향을 미칠 수 있다. 10장에서는 몸과 마음 모두에서 건강한 낮은 톤의 부교감신경 움직임을 회복하고 전환을 위한 방법을 살펴보겠다.

등쪽 미주(DV)의 높은 톤의 얼어붙는 반응 또한 전두엽의 모든 기능을 손상시킨다. 결과적으로 의사 결정이 사려 깊지 않고 관계에 기반하지 않을 수 있다. 높은 톤의 등쪽 미주(DV)는 낯선 사람이나 상황을 탐색하는 방식과 공동체와 직장에서 다른 사람들과 교류하는 방식의 선택에 지대한 영향을 미친다. 높은 톤의 등쪽 미주(DV)는 우리가 살고 있는 공동체의 보건과 복지에 큰 부담을 지게 한다. 다른 사람들과의 연결을 위한 배쪽 미주(VV)의 역량이 더 클수록 폭력을 일으키는 높은 톤의 교감신경계(SNS)에 빠질 가능성과 등쪽 미주(DV)의 얼어붙는 상태의 붕괴에 빠질 가능성이 줄어든다. 7장에서는 만성적인 두려움과 얼어붙는 상태를 작업하는 방법, 8장에서는 교감신경계(SNS)에서의 만성적인 분노와 조절을 회복하는 작업의 방법, 9장에서는 배쪽 미주(VV)의 기능을 강화하는 방법을 살펴보겠다.

높은 톤의 교감신경계(SNS)를 자신의 '안식처'로 여기는 생존자들이 정서적 위축과 경직된 태도의 습관화로 인해 가장 문제가 있는 사람들로 보일 수 있지만 트라우마 경험으로 인해 보건과 복지에 가장 큰 부담을 지게 하는 사람들은 등쪽 미주(DV)가 높은 톤으로 계속 얼어붙어 있는 사람들이다.

이 등쪽 미주(DV)의 높은 톤은 신장과 부신 시스템에 테러가 있을 때 발생한다. 이는 생명 위협이 임박했다는 강력하고 압도적인 신호를 방출한다. 이 신호는 몸 전체의 모든 기능, 조직tissue, 장기로 빠르게 퍼진다. 이러한 광범위한 영향이 트라우마 생존자들에게서 매우 흔히 발견되는 복합적이고 다양한 증상의 요인이다.

오행 이론은 역동적인 모델이다. 이 모델은 서로 얽혀 있고 서로 연결되어 있으며 개별적인 현상으로 구분하기가 거의 불가능한 다양하고 복합적인 증상을 가진 많은 생존자의 경험을 반영하고 있다.

포지스의 연구 결과에 침술 및 동양의학(AAM)의 5요소 이론, 즉 5요소 시스템의 상응 관계와 몸-마음-감정-정신 기능 접근법을 통합함으로써 임상가들에게 내담자의 균형과 조절을 회복하기 위해 가장 주의가 필요한 신경생리 플랫폼을 사용하는 방법에 대한 추가 정보를 제공한다.

트라우마 생존자들을 치료하는 작업은 픽업 스틱(역주: 여러 얇고 긴 막대들을 한 손으로 움켜잡고 스틱들을 바닥에 대고 세운 뒤 바닥에 흩뿌려지게 놓은 뒤 여러 방향으로 서로 복잡하게 겹쳐서 놓여있는 많은 막대 중에서 다른 스틱들을 건드리지 않고 하나씩 집어 올리는 게임) 게임과 비슷하다. 어떻게, 어디에 초점 맞춰 개입해야 최상의 결과를 얻을 수 있을지 너무 복잡하다. 한 개인의 신체 시스템에 특화된 또는 한 범주의 증상만을 전문으로 하는 치료사는 내담자의 몸 전체, 내담자의 전인적 경험을 이해하는 데 중요한 근원적인 조절 곤란dysregulation뿐만 아니라 시스템 간의 역동을 간과하는 위험이 있다.

픽업 스틱 게임의 상황으로 계속 설명한다면 매우 복잡하게 얼기설기 겹쳐 있는 젓가락보다 얇은 막대들에서 옆의 막대들을 건드리지 않고 집어 올릴 수 있는 하나의 막대를 선택해서 집어 올리듯이 치료사가 자기 보호 반응의 5단계(5-SPR)에서 내담자가 완료하지 못한 자기 보호 반응 단계와 가장 가까이에 있는 막대를 선택해야 한다. 이 막대를 선택하여 내담자가 자기 보호 반응을 완료함으로써 내담자의 전체 시스템에 더 혼란을 가중하지 않고 더 큰 정합coherency을 가져오도록 도울 수 있다. 이 책의 3부에서 탐구할 침술 및 동양의학(AAM)은 치료사가 자기 보호 반응의 5단계(5-SPR) 중에서 완료되지 않은 자기 보호

반응의 단계가 몸의 기억으로 남아 있는 조직tissue, 장기, 기능을 정확
히 찾아내서 다루는 작업에 도움을 준다.

　다행히도 신경과학은 침술 및 동양의학(AAM)이 오래전부터 알고
있던 사실을 확인시켜 준다. 즉, 치유는 언제나 가능하다. 우리의 뇌는
가소성이 있으며 순응성이 있고 변화하고 치유될 수 있다. 트라우마에
의한 스트레스 반응은 종신형 판결이 아니며 트라우마에 의한 스트레
스로 인해 내담자에게 미치는 영향을 변화시키기 위해 우리가 할 수 있
는 것은 많다. 다음 장에서는 어떻게 더 효과적인 임상 개입을 할 수 있
을지 그리고 현대 신경과학뿐만 아니라 침술 및 동양의학(AAM)의 고
대 지혜를 어떻게 활용할 수 있는지 그 방향을 제공할 것이다.

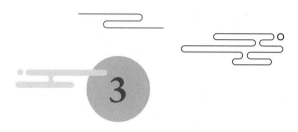

외상성 스트레스에 대한
AAM(침술 및 동양의학)의 관점

2장에서는 서양에서 어떻게 다미주신경 이론이 트라우마의 이해를 조명하고 심화했는지에 대해 논의하며 AAM의 트라우마에 대한 탐색을 시작했다. 포지스의 이론은 면역, 내분비, 소화기능뿐만 아니라 신경, 신경전달물질, 호르몬에 미치는 외상성 스트레스의 영향을 서양 해부학과 생리학 측면에서 설명한다. 이 장에서는 이보다 더 많은 AAM의 기여를 살펴봄으로써, 위협에 대한 우리의 생리학적 반응에 영향을 미치는 근본적인 에너지를 이해함으로써, 이 관점이 어떻게 트라우마에 대한 이해를 확장할 수 있는지를 살펴본다. 이러한 통합을 통해 포지스의 작업이 미치는 영향을 더 깊이 볼 수 있으며 내담자에게 더 나은 서비스를 제공할 수 있는 임상적 적용을 고려할 수 있다. 운 좋게도 최고의 서양 의학과 동양의학의 지혜가 한데 모인 시대에 살고 있다는 것은 행운이다.

AAM(침술 및 동양의학)의 도(道)

도교는 2000여 년 전 중국 한나라 때에 등장했다. 도교 학문의 기초는 자연의 본질적인 질서를 확인하는 데 있다. 도교는 모든 피조물이 도라고 불리는 하나의 본질적이고 이름을 붙일 수 없는 태고의 근원에서 발생한다는 공리(자명한 사실인 것)를 받아들였다. 도는 우주와 생명의 본질을 설명하는 근본적인 공리로 여겨지고 또한 형언할 수 없는 거대한 창조의 장엄함을 알고 있다. 이것은 이해할 수 없는 것으로 받아들여진다. "이해할 수 있는 도는 영원하며 우주적인 도가 아니듯이, 말로 표현할 수 있는 관념이 무한한 관념이 아니지만, 형언할 수 없는 도는 모든 영과 물질의 근원이다. 표현하자면 그것은 모든 피조물의 어머니이다."

모든 것이 도의 하나임에서 나오므로 모든 자연은 상호 의존적이며 연결되어 있다. 도는 기초가 되고, 조직하고, 통합하고, 알려주는 "길"이며 본질적인 "원리"이다. 이 본질적인 충동은 브라질의 나비 날개의 유동적인 움직임에서 펀디 만의 조류의 힘에 이르기까지 크고 작은 움직임 모두에 내재되어 있다. 그것은 끝없는 "변화와 변형"이 내재되어 있다. 물론 우리 인간도 도의 일부이며 자연과 분리되지도 않고 자연의 위에 있지도 않다. 우리는 창조의 통합된 부분으로써 존재한다. 도교는 건강이 자연의 법칙에 따라 유지된다고 가르친다.

도교는 나중에 침술 및 동양의학의 기초가 되었으며 그 지혜는 오늘날에도 계속해서 우리에게 가르침을 주고 있다.

자연에 좋은 것은 인류에게도 좋고, 한 사람에게 좋은 것은 모두에게도 좋으며, 마음에 좋은 것은 몸에도 좋다.… 일부를 해치는 것은 전체를 해치는 것이다. 마음에 해로운 것은 몸에게도 해롭고, 한 사

람에게 해로운 것은 모든 사람에게 해를 끼치며, 지구를 해치는 것
은 나를 해친다. 반대로 하나의 몸과 마음의 건강을 회복하고 보존
하는 것은 전체와 지구와 그 위에 있는 모든 생명의 안녕well-being을
증진하는 것이다.

음陰과 양陽

자연은 도가의 스승이었고 관찰과 명상은 도가의 도구였다. 이 학자들
은 해가 뜨고 지는 것, 달이 차고 지는 것, 여름에서 겨울로의 움직임을
관찰하고 도가 서로 짝을 이루는 대립물 사이의 역동적인 움직임에서
어떻게 스스로를 드러냈는지에 주목했다. 도는 하늘과 땅, 남자와 여자,
낮과 밤, 삶과 죽음, 내부와 외부, 물리적인 것과 형이상학적인 것과 같
이 서로 결합하고 대립하는 이원성을 담는 그릇으로 이해되었다.

태양이 뜨고 지는 것의 근본적인 차이는 빛, 활동 그리고 열을 양과
연결시키고 어둠, 휴식, 냉기를 음과 연결시켜주었다. 이러한 이중성
에 대한 탐구는 만물의 본질을 포함하게 되었다. 음은 여성성으로 간주
되며 내면, 구조 그리고 물질과 관련이 있다. 양은 남성성이며 외면, 기
능 그리고 에너지와 관련이 있다. 낮에는 활동하는 시간이고 밤에는 휴
식을 취하는 시간이다. 음과 양의 법칙은 도교의 필수 구성 요소가 되
었다. 이것은 서구 세계의 일반적인 감성과는 근본적으로 다른 패러다
임이다. 아리스토텔레스의 논리가 "A는 B와 같을 수 없다."고 주장하는
반면, 도교는 A가 B와 밀접하게 연결되어 있으며, 실제로 A가 존재하기
위해서는 B가 필요하다고 가르친다. 손등은 손바닥 없이는 존재할 수
없고 따뜻함도 차가움을 모르면 경험할 수 없다. 음은 양과 연결되며,
양이 음을 필요로 하듯 음 역시 존재하기 위해 양을 필요로 한다.

에너지와 물질을 교환할 수 있는 것으로 보고 에너지를 파동과 입자
로 이해한 아인슈타인처럼 도가도 세상을 바라보는 시각을 음과 양은

정적인 상태가 아니라 유동적이고 보았다. 각 상태는 정반대의 상태로부터 생겨난다. 밤에서 낮이 생기고 낮이 지나면 밤이 나타난다. 낮과 밤은 서로를 낳을 뿐만 아니라 그 기능과 속성도 서로를 필요로 한다. 나머지 밤시간은 낮시간의 활동을 유지하는 데 필수적이며, 이는 다시 밤의 깊은 휴식을 지원하는 데 필요하다. 마찬가지로 전통적인 농부들은 휴경이 토지의 비옥함을 회복하는 데 도움이 되기 때문에 때때로 생산적인 밭을 농작물을 심지 않은 채로 내버려둔다. 모든 것은 태어나고, 썩고, 죽는다. 빛과 활동은 항상 어둠과 휴식과 짝을 이룬다. 음과 양은 서로에게서 생겨나며 근본적으로 서로 연결되어 있다.

태극 문양의 검은 반원에 작은 흰색 점과의 흰색 반원에 검은 점은 어떠한 것도 오로지 음인 것도 또는 양인 것도 없다는 자명한 이치를 강조한다. 또한 각 극에는 반대의 측면을 포함하고 있는데, 모든 여성(음)에는 남성(양)적인 측면이 있고 모든 남성(양)에는 여성(음)적인 측면이 있다.

우리는 자연의 리듬, 즉 낮과 밤의 움직임과 계절의 순환과 같은 자연의 규칙성을 신뢰할 수 있다. 그 어떤 인간의 힘보다 강력하기 때문에 우리는 이 리듬을 굳건히 믿고 의지할 수 있다. 그 어떤 것도 자연에서 음과 양의 표현으로부터 유기적으로 발생하는 리듬이나 고유의 움직임을 깨뜨릴 수 없다.

도교는 누구라도 이러한 역학적인 관계에서 혼란스러운 증상을 보일 수 있다고 말한다. 너무 차갑거나 너무 뜨거워질 수 있고, 너무 불안해서 잠을 잘 수 없거나 침대에서 일어날 수 없을 정도로 무기력할 수도 있다. 그러나 음양의 기저에 깔린 역학적이고 유동적인 본성은 근본적으로 깨뜨릴 수 없다.

어떤 모욕이나, 위협, 사고 또는 부상도 이 근본적인 리듬을 파괴할 수 없다. 자율신경계가 압도되어 생명을 위협하는 사건으로 인해 조절이 잘되지 않는 사람은 이러한 유동적인 움직임으로 되돌아갈 수 있다. 그것은 항상 그곳에 있다. 사실, 우리는 각성 후에는 조절 상태로 돌아가게 되어 있다. 우리는 도道의 일부이다. 밀물과 썰물이 있고, 봄에는 눈 속에서 크로커스가 피어나고, 가을에는 나뭇잎이 떨어지는 동일한 보편적인 리듬이다. 치유는 우리의 도Tao로 가는 길을 찾고, 본질적인 본성으로 돌아가고, 이 보편적인 리듬에서 우리의 위치를 회복하는 것이다.

많은 트라우마 생존자들은 그들의 경험으로 인해 상처를 입었다. 그들은 평정이나 평화에 이르는 길을 찾는 것을 상상할 수 없다. 자연에서 도는 유동적이고 생명을 주는 움직임에서 발생하는 에너지라는 본질적인 진리는 인간이 균형과 조절을 회복하는 데 항상 도움을 주며, 치료자가 내담자를 위해 이러한 진리를 고려하고 유지하는 것이 매우 중요할 수 있다. 치료자가clinician 이 개념을 받아들일 때 내담자가 새로운 가능성을 상상할 수 있도록 지원할 수 있다.

한 상태에서 다른 상태로의 변용에 대한 징조는 우리 주변에서도 쉽게 찾아볼 수 있다. 적절한 때와 환경이 맞춰지면 겨우내 쉬고 있던 씨앗에서 싹이 나고, 퇴비 더미에 있는 바나나 껍질과 달걀 껍데기는 풍부한 비료가 되며, 탄소 분자는 다이아몬드가 된다. 거센 바람이 오고 가듯이 삶 속에서도 폭풍이 몰아친다. 삶 속에서의 폭풍은 안전과 관계, 지원 그리고 격려와 같은 적절한 환경이 조성된다면, 확장하고 근본적인 방식으로 삶의 여정을 알려 주는 강력한 교훈으로 바뀔 수 있다.

신체가 생존 기능을 어떻게 조절하는지 살펴볼 때 명백히 반대되는 현상 사이의 역학적인 연결과 상호 작용을 볼 수 있다. 트라우마와 특별한 관련성은 음과 양의 법칙이 어떻게 자율신경계가 교감과 부교감의 가지branch로 나누어지는지를 보여 주는 것이다. 1장과 2장에서 우리는 서구의 신경생리학적 관점에서 이러한 상반된 역할에 대해 논의했다. AAM은 서양의 신경생리학을 반영하며 또한 우리 몸에서 이 두 가지 상반되는 기능 사이의 역학적인 상호 작용을 포함하고 있다.

교감신경계 가지는 양Yang에 더 가깝고 행동과 활동을 하게 한다. 반면에 부교감신경계 가지는 음Yin에 더 가까우며 교감신경계를 억제하고 조용하게 함으로써 휴식을 취하고 다음 행동이나 활동을 위해 힘을 회복하는 데 필요한 고요함을 준다. 음양과 음 마찬가지로 교감신경계와 부교감신경계는 서로 역학적인 긴장 상태에서 대립하는 상태로 기능하면서도 하나의 시스템으로 통합되어 있다. 이 역학적인 관계를 확인하는 것은 트라우마 생존자들에게 희망을 준다. 이렇게 상반되지만, 연결된 상태는 서로에게서 발생하며 끊임없이 유동적으로 움직이는 관계에 있다.

만약 교감신경의 과다 각성에 갇혀 있다고 느끼면, 그와 동시에 같은 정도로 부교감신경이 불안, 불면, 분노, 그리고 불안정한 상태를 변용할 수 있도록 지원한다고 볼 수 있다. 아직 이 균형을 찾을 수 없겠지만, 그렇다고 영원히 도달할 수 없는 것은 아니다. 마찬가지로, 부교감신경계의 무감각이나 붕괴나 얼어붙는 느낌이 있다면, 교감신경의 따뜻한 활력이 수동성, 두려움, 고립감을 변화시키는 데 유사하게 도움을 줄 수 있다고 믿을 수 있다. 우리를 돕기 위해 능숙하게 보살피는 치료자의 도움이 필요할 수도 있지만, 이러한 상태들 간의 균형과 조절은 언제나 가능하다는 점을 믿어야 한다.

3부에서 설명하는 모든 임상적인 적용에서는 교감신경계와 부교감신경계(음과 양) 사이의 연결 원리를 사용할 것이다. 이것을 "틱톡"이라고 부른다. 치료자는 내담자가 안전감을 찾거나 최소한 중립적인 느낌을 찾을 수 있게 돕는 것으로 시작한다. 그런 다음 각성이나 불안에 대한 기억의 바깥쪽 가장자리로 내담자의 주의를 부드럽게 안내한다. 이런 식으로 각성이 적당히 올라가면, 다음, 내담자가 안전한 경험으로 돌아가도록 안내할 것이다. 본질적으로 부교감신경계와 교감신경계, 음과 양의 대립하지만, 연결된 상태 사이의 유기적 움직임과 연결을 지원하고 있다.

적정titration의 원리는 틱톡Tick-Tock의 스윙swing을 내담자가 감당할 수 있는 범위 안에서 유지하는 데 도움이 된다. 만약 틱톡의 진자가 안전함을 향해 너무 멀리 나아가면, 그것은 필연적으로 각성을 향해 동일한 거리로 나갈 것이고, 그렇게 되면 우리는 내담자에게 듣기 좋은 "지글지글" 대신 폭발의 위험을 감수해야 할 것이다.

이러한 움직임과 연결을 지원하는 것은 회복탄력성 영역 내에서 생명의 물결을 일으킨다. 내담자의 소화기, 근골격계, 호흡계 또는 심장계의 수축이 사라지면서 내면의 움직임 파동을 목격하거나 톤이 무너지고 얼어붙은 신체 시스템으로 복귀하는 것을 지켜보는 것은 완전히 마술과도 같다. 틱톡에 대해서는 5장에서 더 자세히 살펴보고 그다음 3부의 각 요소의 장에서 자세히 살펴볼 것이다.

기氣(에너지)

'치'로 발음되는 기Qi는 모든 중Chinese의학에서 가장 강력한 개념이다. 정확하게 번역하는 것은 불가능하지만 가장 가깝게 표현한 것이 "에너지"이다. 물리학자들은 양전하와 음전하 사이의 장력이 전자기장을 생성하여 에너지(빛, 따뜻함, 움직임으로 나타남)가 나온다고 가르친다. AAM도 비슷하게 음과 양의 대립하는 양극성 사이의 장력이 기를 생성한다고 가르친다. 물리와 AAM은 모두 본질적으로 에너지가 이중 표현을 두고 있다고 받아들인다. 에너지는 더 크고 단단한substantial 음yin과 같은 입자로 존재하고 더 가볍고 여린(etheric-에테르) 양yang과 같은 파동으로 존재한다.

기는 음과 양 사이, 모임과 흩어짐 사이를 끊임없이 오간다. 연속적인 흐름 상태에 있으며, 집합하고 물리적 형태를 취하며 가볍고 여린 자극으로 용해된다. 기Qi는 물과 같이, 온도와 압력에 따라 고체인 얼음이나 액체인 물 또는 무형의 증기가 될 수 있고, 기는 음과 같은 압축된 형태와 분산된 형태인 양과 같은 형태 사이를 움직인다. 모든 탄생은 기가 물질적인 형태로 모인 것이고 모든 죽음은 기가 에테르 또는 영적인 형태로 분산되는 것이다.

생명은 기/에너지의 이러한 상반된 징후들 사이의 역동적인 연결에서 발생하는 리듬에 의해 생기를 얻는다. 이 리듬은 우리의 삶을 안내하고 담아낸다. 이러한 힘이 동일한 장력으로 움직일 때 우리는 항상성이나 균형을 경험한다. 음과 양 사이의 이 근본적이고 깨지지 않는 움직임은 모든 삶의 표현을 위한 에너지의 기반을 만드는 리듬을 관장한다.

기는 우리 생리학의 모든 작용과 기능을 위한 "연료"이다. 기는 음식과 음료를 우리 몸의 기본 구성 요소로 변형시킨다. 기는 음식에서 모든 신체 기능을 확실하게 하는 데 필요한 곳으로 에너지를 전달한다. 기는 우리의 혈액과 체액 그리고 장기를 제자리에 잡아주고 감염으로부터 우리를 보호하며 따뜻하게 한다. 기가 부족하고, 허물어지고 정체되거나 반항적이 되거나 엉뚱한 방향으로 움직일 때 증상이 나타난다.

기/에너지는 신비롭거나 동양철학에만 있는 것이 아니다. 우리 안에 그리고 우리 주변에도 존재한다. 기는 건강을 유지하는 데 도움이 되도록 미묘하고 총체적인 무수히 방법을 우리에게 제공한다. 그것은 음식과 삶의 경험 모두에서 어려움을 소화하는 에너지나 자극을 제공한다. 기는 의식적으로나 충동적으로 우리의 근육을 움직인다. 보이지 않는 모든 신진대사나 조절을 변화시키기도 하고 결단력 있는 생각과 갈망하는 기도longing prayer를 형성하기도 한다. 몸, 마음, 감정, 영혼이 대응하고 위안을 찾고 치유하는 데 도움이 되는 에너지이다.

도교의 핵심 공리는 건강이 자연의 법칙에 따라 길러지고 보존된다는 것이다. 도교는 기를 자연의 기본 구성 요소이자 모든 생물에 내재된 에너지로 이해한다. 이 기/에너지 관점에서 세상을 이해하는 것은 생화학적 기능과 생리적 구조를 지향하는 서양의학의 시각을 확장하는 추가적인 관점을 제공한다.

서구의 의료 환경에서 트라우마 치료에 대한 접근방식에 대해 진행되고 있는 개발 중에 희망적인 것이 많이 있다. 서구의 연구는 트라우마의 미묘한 차이와 복잡성 그리고 생존자와 그 가족과 공동체의 삶에 미치는 영향에 대한 이해를 심화시켰다. 스마트폰을 통해 약속을 기억하는 것처럼 간단한 제안들은 외상성 스트레스가 어질러 놓은 기능 중 일부를 채울 수 있다. 그러나 현대의 서양의학은 신체의 특정 위치나 기능에서 개별 증상에 대해 높은 수준의 전문 치료를 제공하는 데 초점을 맞추고 있다. 그 때문에 외상성 스트레스로 인해 야기되는 전신의 조절에 대한 필수적인 장애를 놓칠 위험이 있다.

개별적인 증상을 분석하는 것보다 근본적인 균형과 조절을 회복하는 데 중점을 둔 AAM과 같은 접근방식은 제공자가provider 트라우마 생존자와 함께 작업에 접근할 수 있는 다른 관점을 제공한다. 동서양의 통합의학은 압도적인 생명 위협의 복잡하고 다중 시스템 영향의 근본적인 원인을 처리하는 다중 시스템 치유 반응을 촉발할 가능성을 가지고 있다. 우리 몸의 에너지인 하부 구조에 대한 조절과 균형을 회복하는 것은 트라우마 생존자들이 스스로 "집"으로 돌아오게 하는 것의 근본이다.

이 도교적인 시선을 통해 볼 때 외상성 스트레스는 진동(또는 에너지)의 교란이며 진동(또는 에너지)의 의학인 AAM은 해당 언어를 유창하게 구사한다. 트라우마 생존자들의 치유를 돕기 위해서는 음의 휴식, 소화 상태와 양의 각성, 경계 상태 사이의 고유한 리듬과 관계에 대한 균형과 조절을 회복하는 것이 중요하다. 이 근본적인 조절이 몸에 있기 때문에 3부에서 제시하는 치료법은 모두 신체 기반의 에너지적인 접근법에 뿌리를 두고 있다.

기는 트라우마 및 외상성 스트레스 치료에 대한 AAM만의 독특한 공헌contribution이다. 기는 원초적이며 자기보존에 대한 가장 원초적인 본능에 의해 표현되는 싸움, 회피, 얼어붙음 기능을 움직이는 자극에 힘을 준다. 우리의 자기방어적 반응이 중단되거나 방해받을 때 이 렌즈를 통해 기의 움직임과 조직화에 지장을 주는 것을 본다. 불완전한 생존 반응은 기가 일반적으로 음과 양 사이의 조절과 관계를 회복하는 자연스러운 상승과 하강을 통해 이동하는 것을 방지한다. 대신 에너지가 차단되거나 정체되거나 왜곡된다. 왜곡된 기는 신체 조직에 대혼란을 일으키고 마음과 감정을 지배하며, 우리의 영혼을 인질로 잡고 있다.

건강은 기/에너지의 질과 양 그리고 균형에 의해 영향을 받는다. 기는 고갈될 수 있고 막히거나 와해될 수 있다. 그러나 아무리 고갈되거나, 막히거나, 무질서하다고 느끼더라도, 우리는 항상 기와 협력하여 신체의 에너지를 회복, 방출 또는 재정렬하여 타고난 치유 능력을 지지할 수 있다. 살아 있는 한 기는 우리를 지원할 수 있다.

오행의 법칙

고대 중국인은 농경 생활을 했다. 그들의 삶은 농경의 흥망성쇠에 의해 다스려지고 조직되었다. 농작물을 심고, 성장하고, 개화하고, 수확하고, 쇠퇴하는 시기는 연간 주기를 다섯 단계로 구분했다(그림 3-1). 도교의 농부들과 철학자들은 서양이 사계절로 나누는 것과 같은 "제철 파이 seasonal pie"를 가을, 겨울, 봄, 여름 여기에 늦여름을 더하여 다섯 가지로 나누었다.

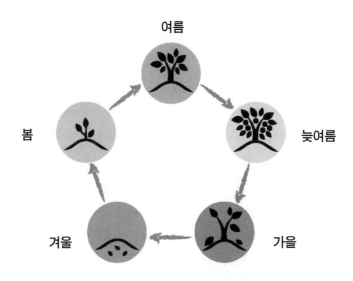

그림 3-1 계절에 따른 오행주기

도교는 금속(가을), 물(겨울), 나무(봄), 불(여름), 흙(늦여름)과 같은 다섯 계절의 단계 각각의 경험과 그에 상응하는 요소들 사이의 연관성을 확인했다. 이러한 요소는 서양의 틀에서 받아들인 것처럼 삶의 고정된 구성요소가 아니라 움직임과 관계의 표현이다. 이러한 각 요소는 이 주기를 중심으로 다음 요소의 기능에 대한 기운을 생성하는 데 도움이 된다. 금속은 물을 만들고, 물은 나무를 만들고, 나무는 불을 만들고, 불은 흙을 만들고, 흙은 금속을 만든다. 봄이 앞서서 여름을 일으키듯이, 나무의 요소가 앞서서 불을 일으킨다. 농업적 의미에서 비정상적으로 춥거나 건조한 봄이면 그해 여름 사과의 품질이나 수확량은 일반적인 봄과 같지 않다는 것을 알 수 있다.

각 계절이 전체 농업 주기의 성공에 필수적인 특성을 가져오듯이 이러한 각각의 요소는 모든 생물에게 마찬가지로 필수적이다(그림 3-2). 은유적 의미에서 우리에게도 양질의 미네랄, 물, 자라기 위한 도움, 태양의 따뜻함과 빛, 그리고 성장에 적절한 토양이 필요하다. 이러한 요소 중 하나가 결핍되거나 조절이 잘되지 않을 때 우리는 균형을 잃고 증상이 나타날 수 있다. 이러한 차별화는 도교의 오행법칙의 토대가 되었다.

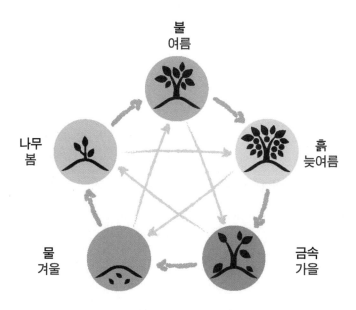

그림 3-2 계절과 요소가 있는 오행의 주기

도교인들은 또한 자연이 담아내는 능력과 성장에 부여하는 한계를 인식했다. 계절과 요소의 순환에서 표현되는 생명의 발생은 균형의 제어가 없으면 오히려 그 반대가 될 위험이 있다. 모든 새싹에는 물이 필요하지만, 너무 많은 물은 뿌리를 썩게 만든다. 모든 불에는 나무가 필요하지만, 너무 많은 나무는 불을 끄게 된다. 모든 퇴비 더미에는 열이 필요하지만, 너무 많은 열은 야채 껍질을 분해하고 비옥한 토양을 만드는 박테리아와 곤충을 죽이게 된다. 탄소는 다이아몬드를 만들기 위해 지구의 압력이 필요하지만, 동일한 압력은 미량의 광물을 찾아 토양에 침투하려는 부드러운 뿌리를 방해한다. 우리에게도 너무 많은 미네랄과 너무 많은 물이 주어질 수 있다. 그러면 너무 빨리 싹을 틔우거나, 너무 많은 태양에 노출되거나, 잘못된 토양에 심어질 수 있는데 이러한 것들은 우리의 치유 여정을 방해할 것이다.

현명한 도교인들은 자연이 "생성 사이클相生"와 더불어 존재하는 "제어 사이클相剋"도 제공하면서 생명이 주는 긴장을 만든다는 것을 인정했다. 각 요소는 사이클 안에서 그다음 요소를 생성하고 건너편 요소의 성장을 제어하거나 억제한다. 금속은 나무를 자르고, 물은 불을 끄고, 나무는 땅을 안정시키고, 불은 금속을 녹이고, 땅은 물을 포함한다.

오행의 모델은 생명의 생성(이 원의 바깥쪽을 중심으로 계절마다 이동하는 것으로 표현됨)과 그 생성의 제어(중심을 가로지르는 화살표로 표현됨) 사이의 긴장감을 가지고 작업하기 위한 틀을 제공한다.

자연과 조화롭게 살라는 도교인들의 가르침은 농경 생활과 함께 농경 주기에 내재된 움직임과 관계에 대해 예리하게 관찰하도록 만들었다. 그들은 각 계절의 특징적인 과업에서 방향을 잡고 각 단계가 자신의 일상 활동, 건강, 영적 여정에 대한 선택을 어떻게 인도할 수 있는지 깊이 생각했다.

사계절의 각 시기에서 교훈을 찾을 수 있다. 예를 들어, 겨울에는 들판이 휴경하고 동물이 동면하는 동안 인간도 깊은 휴식이 필요하고 조용한 명상에 참여하라는 소명이 필요하다는 점에 주목했다. 봄빛이 점점 밝아지면 이와 함께 밭을 심을 준비를 뒷받침하는 에너지와 활력이 솟구쳐 새해에 대한 희망감을 자아냈다. 여름에 덩굴에서 열매가 익어가는 것은 장난기와 진심이 담긴 연결을 뒷받침하는 편안한 포만감을 주었다. 늦여름에 익어가는 곡식은 자연의 풍요로움을 수확하고 저장하는 것을 떠올렸으며, 삶의 달콤함을 감사하게 생각하게 했다. 가을의 성장 시즌이 죽어가는 것은 다가오는 계절을 위한 비료를 만들기 위해 죽은 식물 물질을 퇴비로 수집해야 했으며, 이는 그들을 우울하게 하고 궁극적으로 죽음에 대해 사려 깊은 준비를 하게 만들었다.

도교 학자들은 농업 외에도 농경 주기의 다섯 가지 에너지의 표현이나 국면에 대해 비슷한 은유적 유사성을 공유하는 것으로 보이는 광범위한 현상에 대해 성찰했다. 모든 것은 제시간에 잉태되고, 태어나고, 성숙하고, 쇠퇴하고, 죽는다.

계절의 순환을 통한 움직임은 우리의 일상 주기에도 반영된다. 그사이에 우리는 균형 있게 밤에 휴식을 취하고 낮에는 계획을 세우며 활동을 하고 일상 업무를 완료하고 하루의 가르침을 얻고 하루를 마칠 때 완벽하지 못했던 것을 내려놓는다. 사람, 조직, 아이디어, 경험, 심지어는 정부의 통치자들까지도 진화의 과정에서 자연을 반영하는 것 같다. 각 단계의 상승과 하락은 하루를 어떻게 계획하는지 알려주고, 우리가 만드는 제도와 어떻게 관련되며, 우리의 생각과 꿈과 열망의 움직임을 성찰할 수 있는 은유적 상관 관계를 공유한다.

농경 주기의 단계는 또한 매일, 모든 경험, 모든 삶에 은유적으로 존재한다. 자연은 계절적 주기뿐만 아니라 모든 삶의 주기에 대한 통찰력을 보여 주는 우리의 끊임없는 스승이다.

도교의 학문은 수백 년에 걸쳐 발전했으며, 오행을 통해 장기, 감정, 감각, 신체 조직, 심리적 도전과 정신 기능을 포함하는 시스템으로 편성된 건강과 질병의 패턴 및 연관성을 포함하게 되었다. 이러한 현상은 몸, 마음, 감정, 정신의 접점에서의 연관성을 보여 준다.

다음 장에서는 서로 이질적인 현상으로 보이는 것과 이러한 것들 사이의 연관성이 외상성 스트레스의 영향에 대한 이해에 어떻게 영향을 줄 수 있는지 상호 관계적인 사고 또는 공명에 대해 탐구할 것이다. (자기 보호 반응의 맥락에서 오행의 대응에 대한 더 종합적인 설명은 부록 1을 참조)

고대 중국인에게 오행법칙은 존재의 본질에 대해 일관되고 과학적인 이해의 시작을 하도록 했다. 그것은 샤머니즘적인 관습과 초자연적인 영향에 뿌리를 둔 건강과 질병의 초기 개념을 대체했다. 독일의 중국학자인 만프레드 포커트Manfred Pokert는 AAM의 체계적이고 과학적인 기반 형성에 큰 영향을 준 것으로 오행법칙의 이론적 틀을 꼽았다.

자기 보호 반응과 오행

우리의 접근 방식은 트라우마 치료의 소매틱 익스피어리언싱Somatic Experiencing(SE) 모델을 개발한 피터 레빈 박사의 연구를 기반으로 한다. 동물의 세계에서 포식자-피식자 관계에서 나타나는 위협 반응 사이클에 대한 그의 탐구는 인간 역시 위협에 대해 유사한 반응을 보인다는 인식을 불러일으켰다. 인간은 주로 포식자이지만 때로는 먹잇감이 되기도 한다. 보편적인 도의 일부로써 우리는 위협에 대해 모든 동물이 겪는 것과 동일한 반응을 경험한다. 우리는 사자가 하는 것처럼 싸우거나 사슴처럼 도망칠 수 있고, 또는 토끼와 같이 얼어붙는 반응을 보일 수 있다.

레빈의 중요한 연구는 동물(그리고 인간)이 위험이나 생명의 위협을 감지하고 생존할 때 거치는 다섯 가지의 명료한 보편적인 단계를 설명했다. 그는 이러한 단계를 정지/놀람, 방어적 정향, 구체적인 자기 보호 반응(싸움, 회피 또는 얼어붙음), 완료 그리고 통합이라고 명명했다. 다양한 모델이 위협에 대한 반응으로 인간이 자기 보호를 수행하는 방법을 설명하지만, 레빈의 버전은 AAM 이론과 자기 보호 반응을 통합하는 데 있어 우리에게 가장 많은 정보를 제공했다.

위협 반응Threat response은 우리가 위협에 대응하는 방법을 설명하는 데 사용되는 일반적인 용어이다. 그러나 잠재적 위협에 대한 전체적인 대응 순서를 설명하는 방법으로 자기 보호 반응Self-protective response이라는 용어를 선택했다. 우리는 특히 매일 위협감을 느끼며 살아가고 있으며, 위협이라는 단어에 대해 과민한 반응을 보일 수 있는 트라우마 생존자들에게 자기 보호라는 용어가 더 확고하고, 힘을 주며 서술적인 용어라는 것을 발견했다. 우리는 5-SPR을 자기 보호의 5가지 단계의 약어로 사용한다. 성공적으로 대응할 때 일반적으로 발생하는 이 자기 보호적 반응의 구별 가능한 단계는 다음과 같다.

1. 정지/놀람: 소리와 냄새 또는 움직임과 같은 환경의 새로운 것에 대한 반응으로 변화를 평가하고 잠재적으로 위협이 될 수 있는지 판단하기 위해 일시 중지한다. 교감신경계에는 약간의 각성

이 있다.

2. 방어적 정향: 발생할 수 있는 위협의 출처를 평가하고, 잠재적인 터치의 규모를 평가하고, 탈출 경로를 찾기 위해 노력한다. 교감 신경계에서 각성이 증가한다.

3. 구체적인 자기 보호 반응: 싸우고, 도망치고, 얼어붙고, 굴복하거나, 도움과 지원을 받기 위해 움직인다. 싸우거나 도망칠 때에 교감신경계의 각성이 증가한다. 만약 노력이 실패하면 부교감신경계가 얼어붙음 반응으로 그것을 압도한다.

4. 완료: 자기 보호 노력이 성공적이다. 교감신경계와 부교감신경계의 균형이 돌아오며 여유 있고 리드미컬한 심장박동과 호흡이 나타난다.

5. 통합: 성공 경험과 미래의 비슷한 상황을 관리하는 데 도움이 되도록 배운 교훈을 통합한다. 이 단계가 끝나면 호기심으로 돌아가 환경을 탐색할 수 있다.

레빈의 트라우마 해소에 대한 SE 모델의 핵심 개념 중 하나는 이러한 자기 보호 노력의 어떠한 단계에서든 중단이 되면 불완전한 생존 반응으로 이어지고, 이는 결국 우리가 미래 상황과 환경에 대응하는 방식을 형성하고 변하게 한다는 것이다. 레빈은 이 다섯 단계 모두를 성공적으로 완료하는 것이 트라우마의 부정적인 영향을 줄이는 데 이상적이라고 가정했다. 중요하게도, 그는 생존 반응의 다른 단계에서 중단이 되면 생존자에게 다른 생리학적 흔적을 남긴다는 것을 발견했다.

예를 들어 위협을 처음 인식했을 때 생존 반응이 좌절된 사람은 대응하는 도중에 반응이 중단된 사람과 분명히 다른 경험과 생리학적 흔적을 가지고 있다고 레빈은 지적했다. 위협 반응의 각 단계에는 다른 유형의 생리학적 생존 요구가 있다. 위협의 근원을 찾으려면 모든 감각 시스템이 고도의 경계 상태에 있어야 하지만, 위협에 맞서 싸우려면 물리적인 보호 반응을 적극적으로 동원해야 한다. 이러한 요구는 위협이 지나간 후에도 지속될 수 있는 특정 유형의 생리학적 및 행동적인 활동을 유발한다. 예를 들어, 잠재적인 위협에 대해 지속적으로 환경을 스캔해야 한다고 느끼거나 근육 시스템 속에서 없어지지 않고 일종의 위협에 대한 끊임없는 예상으로 긴장이 만성적으로 남아 있을 수 있다.

자기 보호 반응의 다섯 단계 각각에서 발생하는 신체의 신경 생리학적 변화를 이해하는 것은 완료되지 않은 생존을 위한 노력이나 해결되지 않은 외상성 스트레스를 겪은 사람의 수수께끼 같은 신체적 증상이나 행동적인 표현을 더 잘 이해할 수 있도록 한다. 이 움직임이 양(활동)으로 상승하고 음(종료)으로 떨어지는 것을 어떻게 반영하는지 주목하라. 이러한 유동적인 상승 및 하강 내에서 다섯 가지 요소는 레빈의 표현을 반영한다. 5-SPR을 포함한 모든 것은 충동으로 시작하여 형태를 취하고 행동이 되고 완성되어 종결한다.

오행을 통한 움직임은 위협을 탐색할 때 동물과 인간이 사용하는 단계에 대한 레빈의 모델과 평행하게 움직인다. 자기 보호 반응의 다섯 단계를 5가지 요소(아래 그림 3-3 참조)와 겹침으로써 트라우마의 신경생리학과 AAM의 에너지에 대한 이해를 심화할 수 있다.

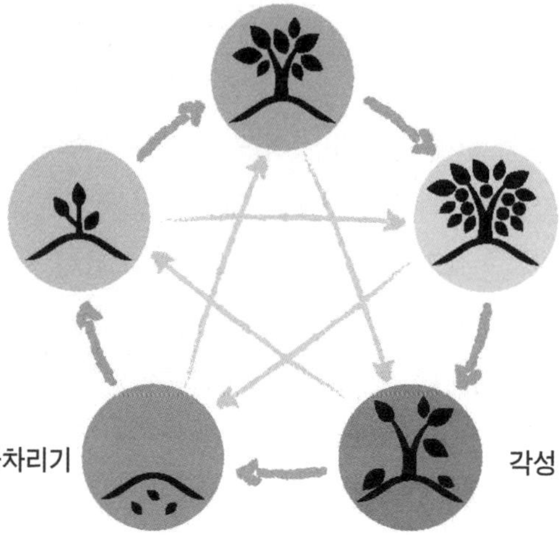

일관성 회복하기

반응을
가동화하기

어려운 경험을
소화하기

위협을 알아차리기

각성 일으키기

그림 3-3 5-SPR의 5가지 요소와 다섯 단계

서구의 생물 행동학적 관점과 AAM의 에너지적 관점은 자기 보호를 위한 노력이 중단되거나 좌절될 때 조절 장애와 불균형이 어떻게 나타날 수 있는지 이해하는 데 유용한 정보를 제공한다. 각 관점은 서로에게 정보를 제공하고 외상성 스트레스가 어떻게 우리의 건강과 활력에 영향을 미치는지 드러내며 트라우마 생존자의 균형과 조절 회복에 더 잘 기여하는 통합적 접근방식의 창조를 지원할 수 있는지를 보여 준다.

자기 보호 반응

자기 보호 반응		계절	요소
5-SPR 용어	AAM 용어		
정지(Arrest)/놀람(Startle)	각성 일으키기 (Awaken Arousal)	가을	금속
방어적 정향(Defensive Orienting)	위협을 알아차리기 (Signal Threat)	겨울	물

구체적인 자기 보호 반응 (Specific Self-Protective Response)	반응을 가동화하기 (Mobilize a Response)	봄	나무
완료(Completion)	일관성 회복하기 (Restore Coherence)	여름	불
통합(Integration)	어려운 경험을 소화하기 (Digest the Gristle)	늦여름	땅

아래 섹션에서 우리는 생체 행동 과학의 관점에서 본 자기 보호 반응에 대한 레빈의 관찰과 동일한 자기 보호 반응에 적용되는 삶의 주기에 대한 고대 도교의 이해 사이의 흥미로운 유사점을 더 자세히 제시한다.

AAM에서: 각성 일으키기에 해당하는 금속/가을

성장기는 끝났다. 잠시 멈추고 성공에 대해 성찰해 보는 시간을 갖는다. 멈춤을 방해하는 것이 없다면, 더 맑고 신선한 공기와 가을의 아름다움과 함께 오는 영감을 즐기기만 하면 된다. 우리의 시스템은 편안한 들숨과 날숨에서 조절을 찾는다. 모든 감각 기관은 이완되고 호기심이 많으며 유효하지만 "활성화"되지는 않는다.

이 멈춤이 무언가 잘못되었다는 감각에 의해 깨지면 각성이 깨어난다. 즉, 감각은 경계 상태가 되고 이 현상에 집중하여 위협적인지 아닌지를 평가할 수 있다.

시작과 중간 그리고 끝이 있는 선형적인 반응 주기에 대한 서양의 관점과 달리 AAM은 각 단계가 연속적이고 지속적인 주기의 일부라고 주장한다. 금속 요소의 각성을 일으키는 기능은 이전의 위협 경험을 완전히 통합함으로써 편안하게 숨을 들이쉬고 내쉬는 상태로 돌아왔을 때 나오는 명료함에서 비롯한다.

이러한 각성을 경험할 수 있는 우리의 능력은 잠시 멈추고 이전의 성공을 되돌아보는 능력에 달려있다. 내년에 정원에 쓸 퇴비 더미에 분해되어 중요한 미량의 미네랄을 더하는 낙엽처럼, 우리의 이전 삶의 교훈은 다음 성장기를 준비하는 데 도움이 된다. 자체의 "미량의 미네랄"을 추출하고 경험에서 남은 폐기물을 제거하면 다음에 잠재적 위협에 대응해야 할 때 새롭게 시작하는 데 도움이 된다.

가을에 처음이자 마지막 호흡을 거두는 농업 달력처럼 5-SPR은 가을의 금속 요소에서 완전한 원을 그리는 것이다. AAM의 관점에서 이것은 주기의 시작이자 끝이다.

서양에서: 정지/놀람 단계

개방적이고 호기심 많은 탐험의 기반에서 환경에서 새로운 점을 주의하기 위해 움직인다. 정보를 수집하기 위해 멈추고 감각 기관을 사용한다. 경계심이 증가하고 우리 몸은 생존을 보장하기 위해 잠재적인 위협에 대한 대응을 준비하기 시작한다. 초점이 좁아지고 소름이 돋을 수도 있고 체모가 쭈뼛쭈뼛 설 수도 있다. 숨이 가빠지고 뭔가 잘못되었다는 느낌이 만연해 있는데, 이는 종종 내장에서 경험한다.

AAM에서: 위험을 알아차리기에 해당하는 물/겨울

모든 자연은 깊은 휴식을 취하고 있다. 들판은 휴경하고 동물들은 동면하며 우리 역시 깊은 고요와 명상으로 부름을 받았다. 지혜는 겨울에 얼어붙은 연못을 메아리치는 성찰의 시간에 나타난다.

겨울은 모든 계절 중 가장 혹독하다. 우리의 고요한 사색은 미래에 대한 질문에서 오는 소모적인 두려움과 쉽게 그 반대가 될 수 있다. 이번 겨울은 얼마나 오래 갈까? 한 해의 수확이 나를 봄까지 버티게 할 만큼 충분한가? 나는 겨울의 혹독함을 이겨낼 만큼 아주 용감한가?

5-SPR에서 생명의 위협을 알리는 것은 물 요소의 취약성과 두려움을 전달할 수 있는 능력이다. 물 요소와 신장/부신 시스템의 연계는 생명 위협의 존재에 대한 에너지 그리고 생화학적 신호를 제공한다. 두려움은 엄청나게 강렬한 메신저이다. 그것은 몸-마음-정신 전체에 경보를 울린다.

서양에서: 방어적 정향

우리는 환경에 대한 정보를 집중적이고 생존 지향적인 방식으로 수집한다. 더 이상 개방적이지 않고 호기심도 없다. 대신에 위협을 식별하고, 잠재적인 터치의 크기를 가늠하고, 안전한 사회적 연결을 찾으며, 탈출할 수 있는 수단이나 무기를 찾는 데 중점을 둔다. 생존을 위한 중요한 선택을 하는 데 필요한 정보를 수집한다.

AAM에서: 반응을 가동화하기에 해당하는 나무/봄

봄은 빛의 귀환으로 특징지어진다. 휴면기의 씨앗과 나무 그리고 모든 생명을 새로운 성장기로 깨운다. 자연의 솟구치는 에너지와 생명력은 올해의 성장을 위한 계획을 세울 수 있도록 지원하고 겨울의 어둠 속에서 잃어버렸을 수도 있는 미래에 대한 희망을 회복시킨다.

겨울에 얼어붙은 땅을 뚫고 나오는 구근처럼 우리의 길을 가로막는 장애물을 헤쳐 나아가거나 무너뜨리고 새로운 성장 기회를 찾을 수 있다고 느낀다.

5-SPR의 관점에서, 나무 요소에 반영된 봄의 에너지는 교감신경계에 반영된다. 그것은 위협적인 상황에 적응하고, 탈출을 계획하고, 우리를 보호하기 위해 싸움 또는 회피 반응을 동원할 수 있도록 지원한다.

서양에서: 구체적인 자기 보호 반응

우리는 싸움이나 회피 또는 얼어붙음과 같은 구체적인 자기 보호 조치를 취해야 한다. 또한 사회적인 연결을 추구하거나 굴복할 수 있다. 우리의 초점은 오직 생존을 지원해 줄 수 있는 모든 것에 맞춰져 있다.

AAM에서: 일관성 회복하기에 해당하는 불/여름

태양이 최고조에 있다. 여름의 날은 길고 따뜻하다. 덩굴에 과일이 열린다. 겨울의 혹독함과 봄에 땅을 경작하고 씨를 뿌리는 힘든 시기는 지났다. 우리의 정원은 다 자랐고 활기차며 생기가 넘친다.

5-SPR 측면에서 불의 속성은 각성 일으키기와 위협을 신호하기 그리고 반응을 가동화하기를 성공적으로 했음을 인식할 수 있다. 마치 우리의 정원처럼, 스스로 더 성숙하고 활기차며 생

기가 넘친다. 조절되고 평화로우며 보이지 않는 심장의 박동은 몸의 왕국*kingdom* 전체에 평화와 적절함을 만든다.

불은 장난스러움과 진심 어린 유대감을 불러일으키는 충만감을 포용하는 데 도움을 줄 수 있다. 공동체가 휴식을 취하고 축하하며 함께 가꾸어 온 활력을 즐길 수 있도록 지원될 만한 충분한 자원과 풍부함이 "덩굴에" 있다.

서양에서: 완료

우리는 자기 보호 행동을 완료하고 성공과 생존을 인식한다. 조절된 심장박동과 이와 정렬된 몸 전체의 일관성을 경험한다.

AAM에서: 어려운 경험을 소화하기에 해당하는 땅/늦은 여름

지난 모든 계절의 에너지가 늦여름의 풍요로움을 만들어 냈다. 들판의 농작물은 잘 익었고 달콤하며 영양이 풍부하다. 이제 우리는 이 풍요로움을 수확하여 다음 해를 위해 저장할 수 있으며 삶의 달콤함을 즐길 수 있다.

5-SPR과 관련하여 땅의 요소는 연동운동을(소화된 음식을 앞으로 밀어내는 소화기관 벽의 수축) 회복하도록 몸에 신호를 보낸다. 이제 우리는 음식과 외상성 스트레스 모두에서 "어려운 것을 소화(역주: 소화하기 힘든 것, 소화하기 힘든 어려운 경험)" 할 수 있다. 미래의 역경에서 우리를 키울 수 있는 교훈을 분류하고 수확한다. 만약 이러한 단계 중 하나에서 발생한다면 말이다. 땅의 요소는 이러한 교훈을 우리 존재의 육체에 통합하는 데 도움이 된다.

AAM의 영향을 받은 5-SPR의 첫 번째 단계에서 언급했듯이, 우리는 자연계 속 계절들의 연속적인 흐름과 계절들의 자연적인 *elemental* 관계 속에 있다. 스스로 경험들의 통합을 통해 자연스럽게 흐르면서 금속과 관련된 개방적이고 감각적인 호기심과 각성을 일으키는 단계 안에서 보유된 잠재력으로 되돌아간다. 장애물을 극복하고 역경에서 살아남을 만큼 충분히 강하다는 것을 증명하는 데 성공, 승리 및 자부심을 음미하는 시간을 갖는다. 우리가 얻은 자신감을 인정한다. 이제 우리의 환경과 다른 사람들 그리고 우리의 완벽한 세계에서 발견하는 아름다움에 대한 호기심과 탐구하는 상태로 돌아갈 수 있다.

서양에서: 통합

경험을 통합하고 미래에 유사한 경험에 대응하는 방법에 대한 통찰력을 얻는다. 교감신경계의 각성과 부교감신경계의 회복 사이의 편안한 오르내림이 회복된다. 연동운동은 다시 소화기관으로 돌아간다. 우리가 배운 새로운 기술에 감사한다.

이러한 AAM의 오행이론과 서양의 생체 행동학적 관점의 통합은 외상성 스트레스의 영향을 탐색하고 작업하기 위한 동서양의 만남을 지향하는 것의 기초 역할을 한다.

다섯 가지 생존자 유형

생존자 유형에 대한 개념은 AAM의 오행 이론 그리고 진단과 치료에 대한 접근법으로서 체질적 초점(또는 요인)의 개념에서 비롯된다. 5-SPR에서 좌절된 단계와 이에 해당하는 AAM의 요소 사이를 연결하는 선을 그리면 서로 연관성을 공유하는 증상이나 현상의 집합을 구별하는 새로운 체계가framework 열린다.

특정한 체질을 가지고 태어났다는 생각은 AAM의 기반에 널리 퍼져 있다. 여러 차례에 걸쳐 체질에 대한 개념은 4중, 5중, 6중 구조로 제시되어 왔다. 우리는 JR 워슬리 박사가 서양을 위해 개발하고 정제한 오행의 방식을 사용하고 있다. 그의 모델은 육체와 정신 그리고 영혼에 초점을 맞추고 각 유형에 내재한 강점과 어려움 모두를 수용한다. 이 논의의 목적을 위해, 이 체질적인 유형이 유전되는지 아니면 초기 삶 경험의 결과인지를 답할 수 없는 질문은 보류할 것이다. 형제자매가 있거나 자녀가 둘 이상인 사람은 누구나 비슷한 유전적 배경에도 불구하고 고유하고 독특한 본성을 갖고 태어났다는 것을 쉽게 알 수 있다.

체질적 유형은 성격이나 본성의 표현으로 생각할 수 있다. 유형은 우리가 인생의 도전을 어떻게 헤쳐 나갈 수 있는지 뿐만 아니라 삶의 선물을 어떻게 수확하는지 알려 준다. 삶을 살아가면서 우리는 우리의 본성을 가장 가깝게 반영하는 요소(금속, 물 등)에 '걸리게 되는snagged' 경향이 있다. 대부분의 상황에서 장애물을 수리하고 삶의 순환을 계속해 나아갈 것이다. 그러나 문제에 너무 깊게 혹은 너무 자주 걸리면, 정신과 조직에 더 많은 영구적인 상처가 생기게 된다.

어떤 특정 미네랄이 부족한가? 진정으로 번성하기 위해서 더 많은 물, 더 튼튼한 새싹, 더 따뜻한 태양 또는 더 나은 토양이 필요한가? 이러한 필수 요소 중 정확한 비율로 제공되는 경우 우리의 전체 "식물"이 자라도록 지원하는 것은 무엇인가? 이 질문에 대한 답은 위험이나 생명 위협에 대응하는 방법을 포함하여 삶의 모든 측면에 영향을 미칠 수 있다.

워슬리의 오행 모델은 본성을 가장 많이 반영하는 특정 요소(그리고 그 요소가 포함하는 기관 시스템)에 대한 지원이나 조절 장애를 해결하는 데 초점을 맞추면 전체와 삶에 대한 이러한 다섯 가지 요건을 동시에 조절하는 데 도움이 될 것이라고 가정한다.

"유형"은 가장 큰 강점과 가장 큰 약점 사이의 이중적인 표현이다. 모든 오행은 모두에게 서로 역학적인 관계로 존재하며 각각은 정신적 외상의 경험에 영향을 받을 수 있다. 하지만, 하나의 특정 요소, 즉 체질적 본성을 가장 잘 반영하는 요소는 보통 우리가 5-SPR에서 어려움을 겪을 수 있는 부분을 나타낸다. 이것은 미완의 스트레스 반응이 우리의 몸-마음-영 어디에 어떻게 저장될 가능성이 가장 크다. 따라서 체화된 경험이나 경험에 대해 만드는 의미는 그것과 관련된 상황이나 사실보다 트라우마의 영향을 더 깊게 반영한다.

오행 모델이 도움되는 구조를 제공하지만 트라우마를 경험한 사람들을 범주화하는 것으로 이해하면 안 된다는 점에 유념해야 한다. 각자는 오행 중 하나에 대해 특정한 체질적 유사성을 가지고 있지만, 우리는 이러한 모든 요소를 다양한 비율로 포함하고 구현한다. 모든 오행은 우리 내부에서 서로 역동적인 관계로 기능하고 우리가 다른 사람들과 관계를 맺는 방식에도 영향을 미친다. 오케스트라처럼 관악기가 앞으로 나올 때도 있고 현악기나 호른이나 타악기가 나올 때도 있다. 모든 악기가 있지만 특정한 한 부분에서 한 섹션이 가장 크게 연주한다. 사람마다 상황에 대처하는 고유한 경험이 있다. 마찬가지로 생존자라는 용어를 사용할 때, 때때로 압도적인 어려움에 직면하여 계속 나아가려는 개인 노력의 근원이 되는 깊은 힘과 용기에 극도의 존중을 표한다.

오행의 진단 체계에 대한 탐구를 5-SPR에 대한 내담자의 경험으로 제한했으며, 이를 통해 AAM의 범위 안에서 기타 고유한 치료를 제공하도록 훈련된 제공자provider에게 다른 더 복잡한 진단 정보를 남겼다. 이 탐구가 다섯 가지 생존자 유형 중 어떤 것이 내담자의 외상성 스트레스의 영향과 경험을 가장 정확하게 설명하는 유형을 식별하는 데 도움이 될 것이라고 믿는다. 오행은 서로 공명하는 관계로 함께 모여있는 명백히 이질적인 증상 간의 연결을 이해하기 위한 틀을 제공한다. 그것들은 많은 트라우마 생존자들이 자주 경험하는 복잡하고 중복되며 압도적인 증상에(서양의 관점에서 봤을 때 무질서하거나 단절된 것처럼 보일 수 있는 증상) 질서를 제공한다. 그리고 복잡한 내담자에게 도움이 되는 개입intervention을 제공할 수 있다.

각 생존자 유형은 3부에서 살펴볼 것이다. 여기에서는 생존자 유형과 5-SPR 간의 상호 작용에 대한 간단한 개요를 제공한다. 이 요약은 또한 오행 모델의 기본 구조에 대해 감을 제공한다. 읽으면서 이 고대 학자들이 발전시킨 이미지와 은유와 의미가 어떻게 오늘날에도 계속해서 우리에게 이야기하고, 외상성 스트레스의 영향과 치유 방법에 대한 이해를 심화시키는지 주목하길 바란다.

금金속 유형: 정지/놀람 단계 – 각성 일으키기

금속 유형이라면 5-SPR의 정지/놀람 또는 각성을 일으키는 단계에서 방해를 받을 가능성이 더 크다. 결과적으로 새로운 환경에 지나치게 반응하는 경향이 있을 수 있다. 복도에서 들려오는 목소리나 쾅 하고 닫히는 문소리는 우리를 놀라게 하고 초조하게 만들 수 있고 진정하기 어려울 것이다. 일단 각성이 깨어나면 그 각성을 누그러뜨리고 진정시키기 어려울 것이다.

금속 요소에서 폐는 대장과 짝을 이룬다. 함께, 그것들은 받아들이고 내려놓는 것, 들이쉬고 내쉬는 것 사이의 균형과 연결을 지원한다. 금속의 요소가 건강할 때 폐는 호흡의 리듬을 조절하고 "하늘에서 오는 기"를 받도록 돕는다. 동시에 대장은 우리가 "인생의 불완전함을 내려 놓는데" 도움이 된다. 금속은 우리가 인생의 비극을 넓은 맥락에서 다룰 수 있도록 도와준다. 각각의 날숨이 각각의 들숨과 연결된 것처럼, 금속 요소는 불완전함이 필연적인 부분이자 본질적으로 완벽한 세계의 선물꾸러미라는 것을 상기시켜 준다. 금속은 사랑의 대가로 상실과 슬픔을 겪을 수 있음에도 불구하고 다른 사람들과 연결하는 우리의 수용력을 지원한다.

만약 영감을 받고 불완전함을 놓아버리는 능력이 손상되었다면, 우리는 슬픔으로 가득 차 있을 것이다. 슬픔을 경험해 본 사람이라면, 누구나 슬픔이 함께 살기에 가장 힘든 감정 상태 중 하나일 수 있다는 것을 안다. 우리는 삶의 새로운 장에 불어넣을 새로운 호흡을 찾기 위해 몸부림칠 수 있다. 숨을 들이쉬는 것, 즉 현재 순간에 얻을 수 있는 생명과 선물을 받는 것, 또는 숨을 내쉬고 과거를 놓아 버리는 것이 어려워진다. 우리는 자신의 가치와 타인과의 중요한 연결고리를 잃어버린다. 잃어버린 것을 새로운 현실로 대체하고, 도전적인 경험이나 상황 또는 사람을 놓아주는 것이 어려워진다.

슬픔과 상실을 변형시키고, 영감을 받고, 남은 것들을 흘려보내는 작업은 종종 우리를 에테르ethereal나 영적인 영역으로 인도한다. "사랑의 하나님이 어떻게 이런 선한 사람들에게 나쁜 일이 일어나도록 내버려두실 수 있습니까?"와 같은 심오한 실존적 질문은 우리를 괴롭힐 수 있다.

물水 유형: 방어적 정향 설정 단계 - 위협을 신호하기

물 생존자 유형이라면 5-SPR의 방어 지향 또는 위협을 신호하는 단계에서 방해를 받을 가능성이 더 크다. 신장/부신 시스템의 두려움이 위협 신호를 보낼 때 우리의 몸-마음-정신은 놀라게 된다. 이 기능을 조절하는 능력이 상실되면 임박한 위험에 대한 신호를 끌 수 없으며, 미래에 위협과 직면할 때 과잉 대응할 위험이 더 커질 수 있다. 두려움, 또는 두려움의 결핍이 세계관을 지배하고 사로잡을 수 있다.

가장 건강하고 균형 잡힌 상태에서 물 요소는 깊은 지혜의 원천이며, 자신과 다른 사람들의 내면에 대한 깊은 경청의 원천이다. 불편하거나 인정하기 두려운 정보를 듣고, 받고, 성찰할 수 있다. 물 유형은 삶의 도전에 대처하기 위해 상당한 정서적이고 육체적인 비축에 의지한다. 그들은 생존과 번영에 대한 풍부한 의지, 야망, 결의를 지니고 있다. 두려움을 극복하고 장애물을 넘어서는 이 힘은 물 요소에서 비롯된다.

물 요소가 균형을 잃으면 두려움을 효과적으로 또는 생산적으로 활용할 수 없다. 안전과 위협을 구별하는 데 어려움을 겪을 수 있다. 눈은 불안하고 두려워하며 주의를 끊임없이 살피며, 밤에 무슨 일이 일어날 것만 같은 두려움에 잠을 잘 수 없을 수도 있다. 지나치게 경계하고 두려워하거나 아니면 완전히 두려움이 없어 위험을 눈치채지 못한 채 위험한 상황에 부닥칠 수도 있다. 한쪽 끝에서는 광장 공포증이 있어 집을 떠날 수 없고 다른 한편에서는 앉거나 가만히 있을 수 없다. 깊숙이 잠수하여 깊고 어두웠던 삶의 경험에서 모래가 만들어 낸 진주를 발견하지 못하고 끊임없이 표면에서 허우적댄다. 다른 사람들로부터 진심 어린 안심 표현을 받기 어렵고, 주변의 안전한 경계를 찾거나 자신과 타인의 경계를 인식하기가 어렵다.

신장과 방광은 물과 관련된 기관이다. 신체적으로 소변과 기타 체액의 저장과 이동을 관리한다. 정신적으로는, 우리가 자신의 진실을 위한 중심anchor을 찾는 데 도움이 되며, 불안하고 두려운 상태를 피할 수 있도록 도와준다. 정서적으로는, 말문이 막힐 정도로 겁에 질리는 두려움을 수용할 수 있는 컨테이너를 만드는 데 도움이 된다. 영적으로는, 봄은 다시 온다는 것을 상상할 수 있게 필요한 믿음을 찾도록 도와준다.

나무木 유형: 구체적인 자기 보호 반응 단계 - 반응을 가동화하기

나무 생존자 유형이라면 구체적인 자기 보호 반응에서 방해를 받거나 5-SPR의 반응 단계를 동원할 가능성이 더 크다. 나무 요소의 본질적인 본성은 박애benevolence이다. 자신이나 타인을 적극적으로 보호하거나 방어하려는 노력이(싸우거나 회피함으로써) 좌절될 때, 우리는 화를 내거나(싸움) 자기주장을 할 수 있는 능력(도망가기)을 잃을 수 있다. 열려있기opening보다는 장애물을 보게 될 것이다. 상황에 어울리지 않는 끊임없는 좌절과 분노와 원한을 품고 살 수 있다. 또는 그 반대일 수도 있다. 지나치게 소심해서 자신을 보호하기 위해 방어하지 못할 수도 있다. 다른 사람들은 쉽게 처리할 수 있는 위협에 시달린다. 시간이 지나면서 방향 감각이나 목적 감각을 잃을 수 있다.

간과 담낭은 나무 요소의 장기 시스템이다. AAM에서 간은 전략적인 계획을 세우고, 장기적인 비전을 세우고, 강력한 행동을 실행하며 신체 보호를 담당한다. 담낭은 신체 시스템의 조절을 지원한다. 간은 우리가 장기적이고 전략적인 계획을 세우는 데 도움이 되며, 담낭은 이를 단계별로, 그리고 순간적으로 실행한다.

가장 균형 잡히고 건강한 상태에서 나무 요소는 새로운 시작을 계획하고, 미래를 상상하고, 훌륭한 결정을 내리고, 위협에 대한 전략적인 반응을 동원하고, 장애물을 빙 둘러 삶을 통해 원활하게 흐르도록 도와준다. 나무 요소가 균형을 잃었을 때, 우리는 분노에 의해 눈이 멀 수 있다. 정신적, 정서적 측면에서 은유적으로 성장기인 미래에 대한 희망을 찾을 수 없다. 우울하고 움직일 수 없으며 장애물을 피할 방법을 찾지 못한다. 지나치게 긴장하고 화를 내며 분개할 수 있다. 문이 잠겨 있지 않은지 확인하지도 않고 문을 부술 수도 있다.

불火 유형: 완료 단계 - 일관성 회복하기

불 유형이라면 5-SPR의 완료나 일관성을 회복하는 단계에서 중단될 가능성이 더 크다. 성공적인 생존의 체화된 경험을 통합하는 데 어려움을 겪는다. 본능과 능력을 신뢰하기 위해 발버둥 친다. 끊임없이 뭔가 잘못되었다고 느낀다. 5-SPR에서 만연한 실패감이 이 단계가 중단되는 특징이다. 기쁨은 착각이 되고, 공포감에 압도될 수 있다.

다른 모든 요소가 두 개의 장기로 구성되는 반면, 불 요소는 네 가지의 장기로 구성된다. 이 네 가지의 장기들은 함께 심장의 모든 일을 관리하는 하나의 팀으로서 기능한다. AAM에서 심장의 조절은 다른 모든 장기에 결정적으로 영향을 미친다.

고전적인 AAM 문헌에서 심心은 최고 관리자Supreme Controller라고 불린다. AAM은 몸의 전체 "왕국"의 안녕이 심장의 건강에 달려 있다고 상정한다. 심장은 AAM의 마음에 해당하며 그 기능은 신피질의 기능을 잘 보여 준다. 심장은 파트너인 소장과 함께 마음을 확장할 수 있도록 지원하고 함께 우리를 높은 의식, 즉 모든 인류가 하나로 뛰는 심장의 느낌으로 부르고 있다.

심막 또는 심포와 그 파트너인 삼초Triple Heater는 AAM의 두 개의 "기관"으로 서양 의학에서의 그 어느 것과도 일치하지 않으며 9장에서 이에 대해 더 자세히 다룰 것이다. 그것들은 우리와 다른 사람들과의 연결감, 특히 관계에서 우리의 가장 취약하고 친밀한 표현에서 기쁨과 즐거움을 찾는 능력과 관련이 있다. 불이 가장 균형잡히고 건강할 때 우리는 기쁨을 경험하고 쉽게 평화를 찾는다. 이 두 "기관"은 다른 사람들과 마음을 나누고 관계를 맺고, 고통받는 사람들에 대한 연민을 가지며, 성적인 표현을 즐기고 삶의 즐거움을 찾는 능력을 지원한다.

위협에 성공적으로 대응하면 심장은 규칙적인 심장 박동의 형태로 몸-마음-정신에 조절의 메시지를 보내 성공을 알린다. 음과 양의 균형이 회복되는데 이는 심장의 고르고 안정된 리듬으로 표현된다.

불이 불균형 상태일 때, 다른 사람들과 관계를 맺는 데 극도의 어려움을 겪는다. 눈과 감정은 김이 빠진 것 같이 느껴진다. 자기 자신과 연결할 수가 없다. 불안해하고 초조해하거나 생기와 반짝임이 부족할 수 있다. 다른 사람들과 연결할 수 없고 사회적으로 어색함을 느끼고 장난을 받아들일 수 없다. 관계에서 취약하다고 느끼고 안전하다고 느끼는 것은 어려운 일이다. 신뢰할 수 없는 사람들을 친구로 선택할 수도 있다. 성에 대해 관심이 거의 없을 수도 있다. 또는 반대로 너무 들떠있고 쾌활하며 과하게 성적인 터치에 관심이 있다고 느낄 수 있지만 그 관계는 기계적이거나 학대적이며 친밀감과 마음이 결핍되어 있다. 공황 발작을 일으키기 쉬우며, 심장이 불규칙하거나 기억력과 인지능력이 제기능을 못 할 수 있으며, 안전과 위험 사이의 미묘한 차이를 구분해야 하는 상황에서 통제하기가 어려울 수 있다.

흙土 유형: 통합 단계 – 어려운 경험을 소화하기
땅 생존자 유형이라면 5-SPR의 통합 또는 요약 단계에서 중단되었을 가능성이 더 크다. 생명을 위협하는 경험에 내재된 교훈을 통합하는 데 어려움을 겪을 수 있다. 그러한 경험을 되풀이하고 그로부터 의미와 의의를 필사적으로 얻어내려 노력해야 한다고 느낄 수 있다. 인생의 힘든 부딪힘knock에서 얻은 교훈을 소화해 내지 않으면 미래의 위협에 더 취약해진다. 뜨거운 난로에 손가락을 데거나 길을 건너기 전에 양쪽으로 보고 건너지 못하는 것에서 교훈을 얻어 통합할 수 없다면, 삶을 헤쳐 나가는 데 어려움을 겪을 것이다. 동정심이 많은 양육을 갈망하고 이해받고 싶어 할 수 있다. 또는 반대로 도움을 주겠다는 제안을 거부할 수도 있다. 땅 생존자 유형은 자신을 피해자로 본다.

비장과 위는 흙 요소의 장기이다. 위는 자양분을 받고 비장은 이를 기와 혈액으로 바꾸어 몸의 전체에 분배한다. 비장과 위는 함께 받는 것과 주는 것 사이에 역학적인 균형을 만든다. 성공적인 5-SPR에서 비장과 위는 생명이 위협받았던 경험을 쪼갠다. 다루기 쉬운 한입 크기의 조각으로 변환하고 경험에 내재된 교훈을 흡수하거나 소화하는 데 도움을 준다. 그들은 삶이라는 스튜에서 "어려운 경험을 소화"하고 그 스튜에 내재된 영양분을 거둬들인다. 흙 요소는 기반과 안정감을 찾는 데 도움을 준다.

공명을 일으키는 체계로 오행의 대응

『트라우마의 도Tao of Trauma』의 3부는 장기, 신체 조직, 감정, 심리적 주제, 영적인 어려움을 포함하는 현상들과 서로 공명하거나 에너지 관계를 공유하는 5-SPR의 단계들을 포함하는 오행의 대응 네트워크에 대해 알아본다. 서양의 패러다임에서는 관련이 없어 보일 수 있지만 AAM의 기에 대한 이해를 통해 역동적이고 미묘한 관계로 연결된다. 이러한 대응은 치료사가 보이지는 않지만 체화된 기억에 남아 있는 5-SPR의 특정 단계에 다가가고 완료할 수 있도록 안내하는 데 도움을 줄 수 있다. 특정 5-SPR 단계와 관련된 대응 네트워크의 한 측면에서 정상적인 조절을 회복하면 내담자의 생리적, 심리적, 정신적인 소중한 내적 자원을 확보할 수 있다.

고대의 치유 전통의 개념적 틀에서, 각각의 대응은 모든 생물이 가지고 있는 에너지인 기를 어떻게 스스로를 표현하고 최적의 건강을 지원하기 위해 사용할 수 있는지를 이해하기 위한 중요한 뼈대를 제공한다. 아래에서 각 요소(그림 3-4)와 5-SPR에서의 역할 그리고 이에 해당하는 감정 및 장기 시스템을 보여 주는 대표적인 오행 차트를 찾을 수 있다.

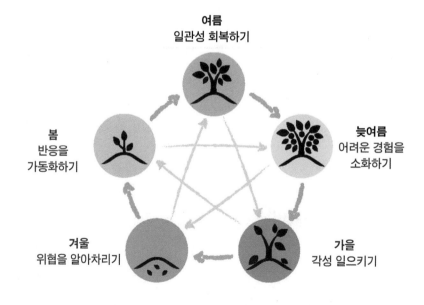

그림 3-4 5-SPR와 대응 관계를 가진 오행 주기

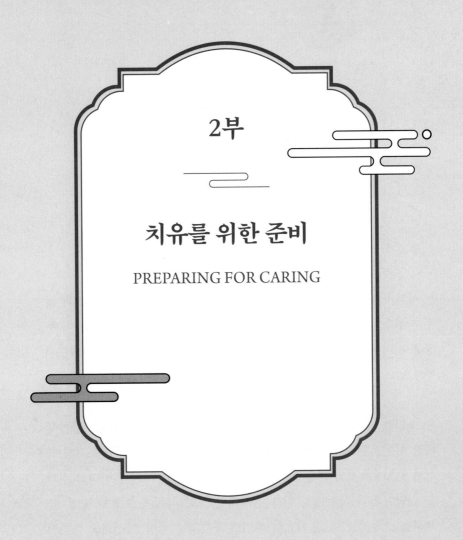

2부

치유를 위한 준비

PREPARING FOR CARING

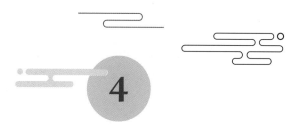

터치와 일관성 그리고 공명

본 장과 이어지는 장에서는 모든 생존자 유형의 작업을 위한 이론과 실무 지침을 소개한다. 이미 터치에 대한 많은 경험이 있는 독자는 이 두 장을 건너뛰고 각 생존 유형에 적합한 구체적인 해결책이 제시되는 3부로 넘어갈 수 있다.

우리는 트라우마 생존자를 치료하기 위한 상향식의 에너지 방향에 대한 이론적인 방향과 개념적인 틀로 시작하고 다양한 신체 조직의 특성과 5-SPR에서의 역할에 대해서도 탐구한다. 5장에서는 이러한 원칙을 내담자와의 작업에서 더욱 실제적인 고려 사항에 포함할 방법, 즉 세션을 구성하는 방법, 치료의 페이스 조절하는 방법, 안전하고 윤리적으로 터치를 임상에 포함하는 방법에 중점을 둔다. 또한 이 접근법이 다양한 분야에 통합될 방법과 임상의 범위 그리고 이미 트라우마 생존자에게 희망을 주고 있는 통합적 의학의 여러 가지 방법을 탐색한다.

이 책에서 소개하는 많은 치료법에는 터치가 포함된다. 터치는 음식만큼이나 우리의 존재에 중요하다. 터치는 우리가 발달시키는 최초의 감각이고, 우리의 최초이자 가장 원초적인 의사소통 방법이며, 이것이 없다면 우리가 생존할 수 없는, 유일한 감각이다. 많은 트라우마 생존자들은 터치나 물리적 친밀감이 불편함을 줄 수 있음에도 불구하고 안전하고 영양가 있는 터치에 굶주려 있다.

터치는 유아기나, 어린 시절의 터치 부족, 잘못된 터치 또는 다른 트라우마적인 경험으로 인해 지체되거나 저해된 뇌 기능의 의존적 성숙의 경험을 구축하는데 언어를 넘어서는 힘을 가지고 있다. 트라우마로 인해 성적 친밀감, 신체적 근접성 또는 정서적 친밀감이 어렵다고 느끼는 사람들에게는 자양분이 되는 터치를 경험할 수 있는 안전한 사람이 없을 수 있다. 생존자들에게 안전한 터치와 안전한 관계를 제공하는 것은 이 같은 최초의 인간 의사소통에 다가갈 수 있는 능력을 회복하고 오래전에 생존을 위한 극도의 요구로 인해 방해를 받았을 수 있는 발달 기능을 회복할 수 있다.

우리는 터치라는 용어를 다양한 임상적인 개입을 의미하는 데 사용한다. 신체적인 터치는 신체에 갇히고 방해되는 에너지를 작업할 때 세심하게 손을 움직이는 것뿐만 아니라 목적의식이 있는 손의 배치를 포함하는 다양한 유형의 물리적 터치를 사용하는 것이다. 신체적인 마음 챙김은 실제 물리적 터치를 포함하지 않더라도 또 다른 유형의 터치이다. 여기에서 임상가는 신체 인식과 유도된 주의력을 활용하여 내담자의 내면 과정에 대한 관찰과 이해를 향상시킨다. 이러한 인식력을 사용하여 임상가는 내담자 스스로 경험을 체화하는 것을 향상하도록 도울수 있다.

터치는 트라우마 생존자들을 위한 안전하고 안심할 수 있으며 존중하는 "관계의 장relational field"의 생성을 지원할 수 있다. 이 관계의 장은 언어가 발달하기 전에 첫 번째 트라우마가 발생한 사람들과 압도적이고 반복적인 트라우마를 경험한 성인들을 위해 중요하다.

임상에서 물리적 터치는 금지될 수 있다. 이를 염두에 두고 우리는 물리적 터치를 포함하지 않는 몇 가지 신체 지향적인 방법을 제시한다. 내담자와 터치를 사용할 계획이 없는 임상가도 있다. 외상성 스트레스의 생체-생리학에 대한 더 깊은 이해와 인식의 이점 즉, 어떻게 신체에서 치유가 일어나는지, 어떻게 내담자가 경험하는지, 터치를 포함하는 임상가에게 의뢰하는 것이 어떻게 내담자의 과정을 향상시키거나 촉진할 수 있는지에 대한 이해를 얻을 것이기 때문에 터치에 대한 논의를 읽기를 권한다.

터치와 인간의 경험

2장에서 설명했듯이(9장과 10장에서 더 자세히 논의할 예정) 영유아는 나이가 들고 스스로 진정할 수 있는 능력이 더 완벽해질 때까지 외부의 부교감신경계 역할을 해 줄 양육자가 필요하다. 불필요한 교감신경의 과다 각성을 완화하는 데 도움이 되는 영아의 배쪽 미주신경은 출생 시 완전히 수초화되지 않고, 수초화는 생후 첫해에 빠르게 발생하지만, 청소년기 후반까지 완전하게 기능하지 않는다. 따라서 영아는 스스로 진정하거나, 스스로 조절하거나, 스스로 부교감신경의 휴식이나 소화 상태에 들어가는 생리학적 능력이 부족하다. 영아는 양육자와 공동 조절함으로써 자신을 조절하는 법을 배우는데, 주로 애정이 어린 안전한 터치를 통해 이루어진다.

터치는 영유아와 양육자 간의 주요한 의사소통이다. 영유아 애착의 역학에 대한 존 보울비의 대표적인 연구는 유아기에 충분한 터치와 애정 어린 관심을 받지 못한 사람들의 장기적인 영향을 설명한다. 그의 이론은 아이들이 안전한 애착을 형성하고자 하는 본능적이고 생물학적인 욕구가 있으며 영유아와 양육자 모두 생리학적으로 만지기 위해 타고났다고 주장한다. 진화론적 관점에서 볼 때, 울고 웃을 때 양육자와의 근접성과 터치가 보장된 아기는 생존할 가능성이 더 높고, 따라서 자녀를 낳을 가능성이 더 크다. 애착을 갖고 세심한 양육자는 보호하고 주의를 기울이며 아이가 괴로움과 각성 상태에 있을 때 위안을 준다. 보울비는 또한 최초의 양육자에 대한 애착이 미래의 모든 애착에 영향을 미치며 이러한 애착의 붕괴disruption는 특히 성인기에 사교적인 행동과 건강한 관계의 발달에 중대한 결과를 초래할 수 있다고 주장한다.

의식적이고 안전한 터치는 세계 문화 전반에 걸쳐 광범위한 감정을 전달한다. 그것은 일련의 화학 반응을 움직임으로 보낸다. 연구에 따르면 터치 치료는 코르티솔, 도파민, 옥시토신 및 세로토닌 수치에 도움이 되는 영향을 미칠 수 있으며, 그 결과 부모-유아 유대, 관계적인 만족도, 그리고 우울증에도 마찬가지로 긍정적인 영향을 미칠 수 있다. 또한 공포증과 감각 통합 장애sensory integration disturbance 그리고 경계의 파열boundary rupture로 인해 발생하는 것과 같은 내부수용감각의 메시지 처리에 대한 인식을 높이는 데 도움이 될 수 있다. 내부수용감각이라는 용어는 신체 상태에 대한 우리의 주관적인 인식을 나타낸다.

깊은 생리학적, 관계적인 영향 때문에 터치는 트라우마 생존자에게 양날의 검이 될 수 있다. 위협에 대한 인식을 유발하거나 안전을 위한 중요한 컨테이너를 제공할 수도 있다. 트라우마 생존자와 터치를 사용하는 것은 초기 인간이 불을 이용하는 것과 유사하다. 부적절하게 사용하면 해를 입힐 가능성이 있는 강력한 힘이지만, 적절하게 이해하고 사용하면 생명을 유지하고 자양분을 공급하기도 한다. 시간이 지남에 따라 불을 관리하고, 추운 겨울에 생존하고, 음식을 요리하고, 사회를 발전시키는 법을 배운 우리 조상들처럼 우리도 생명을 유지하고 일관성을 구축하는 도구로 터치를 사용하는 법을 배울 수 있다.

터치가 부족하거나 "안전하지 않은" 터치를 경험한 생존자에게 터치 작업을 하는 것은 생존자의 몸과 마음에 플래시백, 버팀bracing 또는 붕괴를 유발할 수 있다. 적어도 치료 초기에는 터치를 사용하는 것이 항상 적절한 것은 아니다. 동시에, 올바르게 사용되면 터치는 말로 표현할 수 없을 정도로 안전과 연결의 원초적이고 체현된 상태를 만드는 것을 지원할 수 있다. 이것이 지적이고, 현명하게, 의도를 가지고 터치하는 법을 배우는 것이 중요한 이유이다.

생존자에 대한 모든 개입과 마찬가지로 터치의 사용은 받는 사람이 어떻게 경험할지에 대한 깊은 이해와 함께 이루어져야 한다. 많은 트라우마 생존자들은 터치와 부정적인 연관성을 가지고 있다. 그것은 그들을 학대하는 데 사용되었을 수도 있고, 고통스러운 치료 과정의 일부였을 수도 있고, 이미 생리적으로 과도하게 자극되었을 때 촉각 정보에 대한 처리량을 압도했을 수도 있다. 터치할 때 주의를 기울이고 내담자가 매 순간 어떻게 터치를 받는지 호기심을 유지한다.

일관성은 우리 장기와 신체 조직의 심장 조절이다

두려움이 목전에 닥친 생명의 위협을 알릴 때, 심장은 모든 장기와 세포에 이 위협을 알리기 위해 모든 경보음을 울린다. 9장에서 더 자세히 설명하겠지만, 이 높은 불협 화음의 진동은 우리의 몸과 마음, 그리고 영혼에 깊은 영향을 미친다. 모든 장기와, 세포 그리고 신체 기능은 점점 더 빠르게 뛰는 심장 박동에 의해 전달되는 같은 경보 메시지에서 작동한다. 우리의 진정한 본성인 도Tao의 조절된 파동에 대한 접근이 차단 된다.

임상가의 임무는 내담자가 이 근본적인 물결과 다시 연결되도록 돕는 것이다. 균형과 조절의 회복을 돕기 위해 항상 사용할 수 있다. 한 인간이 다른 인간에게 행하는 그 어떤 것도 자연nature에서 발견되는 부교감신경계와 교감신경계, 음과 양 사이의 근본적이고 일관적이며 역동적인 긴장에 영향을 미칠 수 없다. 해가 뜨고 지는 것, 달이 차고 지는 것, 그리고 겨울에서 여름으로, 다시 겨울로의 움직임은 깨질 수 없다.

1장에서 설명한(그리고 6장과 8장에서도 설명할 것임) 회복탄력성의 영역 안에 안전하게 있을 때 우리 몸의 모든 시스템은 설계된 대로 작동하고 서로 쉽게 소통한다. 음과 양, 부교감신경계와 교감신경계 사이의 역동적인 움직임은 균형 잡히고 유동적이며 조화로운 파동으로 작용하고 있다. 우리의 몸, 마음, 감정, 영혼의 모든 측면에 걸쳐 전체와 통합과 연결의 감각이 있다. 우리는 일관성과 결합을 느낀다.

외상성 스트레스는 반드시 우리를 정상적이고 균형 잡힌 기능의 영역에서 벗어나 다양한 생존과 관리 전략을 지원하는 정상을 넘어선 반응으로 이끈다. 만약 위협이 사라진 후 회복탄력성의 영역으로 돌아갈 수 없고 대신 과다 각성 또는 과소 각성 상태에 익숙해지면, 우리의 전체 시스템에서 일관성 부족이 증가하는 것을 경험하게 된다.

일관성이라는 용어는 물리학에서 사인sine 파동과 같은 파동에서 전력의 정렬된 분포를 설명하기 위해 물리학에서 유래되었다. 우리의 장기와 신체 조직은 물리학자들이 연구하는 사인 파동과 유사한 기/에너지의 리듬과 패턴을 통해 서로 소통한다. 심장 박동이나 호흡의 증가와 하락과 같은 파동은 신경 생리학에서 발생하여 생화학에 영향을 미치고 생리적, 심리적 기능에 정보를 제공한다. 그것들은 생체 적응(3장에서도 논의되는 안정성을 유지하기 위해 여러 신체 시스템에 스트레스를 분산하는 방법)이 발생하는 피드백과 상호 작용 시스템의 기반이다.

우리의 임상 경험은 이 물리 법칙을 확증한다. 인간, 자동차 또는 직장과 같이 시스템이 높은 일관성을 가질 때 내부적 갈등이 적으며 기능은 더 효율적이다. 우리는 공동체에서와 마찬가지로 우리 몸에서 일관성 있는 질서와 조절을 경험할 때 기분이 좋아진다. 우리 몸은 시스템 전체에 걸친 끊임없는, 그리고 고도로 상호 작용하는 진동식 의사소통이다. 우리는 이러한 의사소통을 통해 내부의 균형과 안정성을 유지하면서 복잡하고 끊임없이 변화하는 사회와 환경의 요구사항에 적응할 수 있다. 이러한 파동이 더 질서 있고 조화로울수록 스트레스에 대한 반응의 유연성에 기여하고 인지기능의 명료함과 감정 상태의 유동성이 높아진다. 예를 들어, 호흡의 리듬은 혈액의 이산화탄소와 산소 수준을 조절하며, 이는 차례로 혈압, 심박출량, 신경과 근육의 흥분성에 영향을 미치고 또한 정신 기능과 집중력에도 영향을 줄 수 있다.

심장은 진동식 상호 작용의 주요한 생성기이다. 박자에 따른 리듬의 가변성은 마음의 평화에서 비참한 공포에 이르기까지 모든 것을 전달한다. 이러한 기의 진동은 우리 뇌의 전두피질과 시상과 편도체 그리고 다른 뇌 구조와 소통의 특정한 선line을 가지고 있고, 따라서 그들은 공포의 조건화와 기타 기능들뿐만 아니라 우리의 면역, 내분비, 신경 그리고 대사 시스템을 포함한, 우리 몸 전체의 조절에 영향을 미친다. 일관성 있는 심장 박동은 리듬의 질서, 안정성 그리고 조화가 특징이다.

이것은 인지적 수행 능력과 감정적인 경험 그리고 잘못된 맥락에서 분노나 공포와 같은 반사회적일 수 있는 원초적 충동을 조절하거나 억제하는 능력에 긍정적인 영향을 미친다.

심장이 가장 크고 가장 영향력 있는 진동을 하는 장기인 반면, 우리의 모든 장기와 신체 조직은 서로에게 정보를 제공하고 조화롭게 유지하기 위해 진동식 의사소통과 협력 시스템을 사용한다. 우리의 심장 리듬이 더 일관성이 있거나 조절될수록 다른 모든 기관들 사이의 일관성 또는 전달하는 것entrainment에 대한 동기화와 메시지가 더 커진다. 물리학자들은 이것을 교차-일관성cross-coherence 이라고 설명한다. 즉, 두 개 이상의 파동이 시간이 지남에 따라 다른 리듬을 동기화하는 방식이다. 예를 들어, 호흡의 리듬과 심장의 리듬은 서로 조화를 이룬 다음 혈압, 뇌 또는 뇌파 리듬과 같은 다른 신체 시스템을 지원하여 일관성 있는 시스템 전체의 기능에 합류한다.

우리가 어느 한 신체 조직이나 기관에서 더 많은 일관성을 경험할수록 우리의 모든 조직과 기관 사이에 교차-일관성의 가능성이 더 커진다. 특히, 심장 시스템의 일관성이 높을수록 심장과 신체의 나머지 부분 사이에 일관성 있고 조절된 상태를 생성할 수 있는 능력이 향상된다. 우리의 목적을 위해 심장의 리듬이 더 일관적일수록 신체 조직의 기억에 내재된 외상성 스트레스 패턴을 조절하는 능력이 향상된다.

대인 관계 차원에서도 마찬가지다. 어디에서나 조절은 모든 곳에서 더 큰 조절을 뒷받침한다. 일관성이 높을수록 다른 사람들과의 관계에서 공명 상태를 만들기가 더 쉽다. 그리고 우리가 다른 사람들과 공명할 때 더 큰 공감과 이해와 연민을 줄 수 있고 갈등 관계를 맺을 가능성이 줄어든다.

9장에서 설명한 것처럼 AAM은 생리학적 일관성에서 심장의 중심 역할과 뇌와 마음의 기능에서 심장의 역학적인 역할에 대한 서양의 연구를 잘 보여 준다. 사실 심장과 마음은 같은 한자로 표현되어 이 문화의 언어로 서로 연결되어 있다. AAM은 우리가 심장에 문제가 생기면 마음에도 문제가 생기며 그 반대도 마찬가지임을 이해해야 한다. 심장의 일관성에 대한 서양의 연구와 마찬가지로 AAM은 최고 관리자가 평화로울 때 우리 몸 또는 "왕국"도 평화롭다고 단언한다.

우리가 신체 조직에서 안전함을 느낄 때 이 진동은 우리 몸의 왕국에 영향을 미치는 일관성을 전달한다. 일관성은 우리의 신체 조직과 장기의 심장 조절이다.

일관성은 시스템 간의 공명을 구축한다

일관성과 공명은 서로 관련된 용어이다. 일관성은 시스템 내의 질서 또는 통일성을 나타낸다. 공명(라틴어로 resonantia, "echo" 또는 resonare, "resound")은 한 시스템이 다른 시스템과 진동하는 방식을 나타낸다. 내적(개인적)인 수준 또는 미시적인 수준에서 공명은 다양한 장기나 신체 조직의 진동이 다른 장기들에게 어떻게 영향을 미치는지 설명한다. 사회적인, 또는 거시적인 수준에서 공명은 개인의 조화로운 진동이 대인 관계, 나아가 가족과 공동체 또는 직장에서 어떻게 영향을 미치는지 설명한다.

공명이라는 용어는 음향학에서 유래했다. 음악가들은 바이올린의 현을 연주하면 주변 현도 자극을 받아 함께 진동하여 소리를 생성하는 것을 관찰했다. 물리학자들은 공명을 진동 주파수가 그 자체와 동일하거나 거의 동일한 외부 자극에 반응하여 나타나는 진동이라고 말한다.

따라서 공명은 서로 반응할 수 있는 능력을 갖춘 시스템 간의 일관성의 표현이다. 시스템 내의 일관성은 다른 유사한 일관성이 있는 시스템과의 공명의 가능성을 허용한다.

리차드 래논, 패리 아미니, 토마스 B. 루이스는 자신들의 책인 보편적인 사랑의 이론A General Theory of Love에서 인간의 공명 기능에 대해 매우 설득력 있게 서술했다. 그들은 어떻게 뇌과학과 신경계가 우리의 친밀한 관계에 의해 영향을 받는지, 어떻게 정서적인 건강과 성격 발달에 영향을 미치는 방식으로 서로 동기화하는지 그리고 어떻게 부정적인 패턴이 어떻게 변형되고 치유될 수 있는지 분석한다. 그들은 분명하게 말한다. "우리의 신경계는 독립된 것이 아니라 우리가 가까운 관계를 공유하는 주변 사람들과 분명히 조화를 이룹니다." 그들은 포유류가 다른 사람의 내부 상태와 조화를 이루고 주고받는 이 독특한 능력을 변연계적 공명Limbic resonance 이라고 부른다.

『마음이 아플 땐 불교심리학The Wise Heart』이란 책에서 불교 교육자인 잭 콘필드는 서양의 심리학에 대한 이러한 발견과 불교사상을 연관 짓는다. "우리가 다른 사람을 만나 그들의 존엄성을 존중할 때마다 우리는 우리 주위에 있는 사람들을 돕는 것이다. 그들의 마음은 마치 퉁겨지지 않은 바이올린의 현이 근처에서 연주되는 바이올린 소리와 함께 진동하는 것과 똑같은 방식으로 우리와 공명한다. 우리가 사랑과 존경심을 가지고 다른 사람들을 만날 때, 그것은 우리 둘 모두에게서 고조된 공명상태를 만들어 낸다."

인간은 마치 우리가 하나의 일관된 몸인 것처럼 하나의 무리와 같이 작용하도록 프로그램되어 있다. 우리의 생존은 우리 부족의 다른 사람들이 현재 상황에 어떻게 반응하는지 알고 정확하게 해석하는 데 달려 있다. 진화는 수풀에서 검치호랑이를 알아차리고 이 신호에 공명할 수 있었던 다른 부족 구성원에게 두려움을 전달할 수 있는 조상을 위해 선택되었다. 안전과 위협의 메시지를 주고받는데 모두의 생존이 위태로웠다. 지속적이고 비언어적이며 공명적인 서로의 연결을 위한 능력은 우리 조상의 진화적 선물이다.

우리는 대인 관계의 공명을 위한 이와 같은 능력으로 현대 집단의 안전감과 위협감을 전달한다. 임상 제공자는 자신의 세션에 스스로 일관성을 가져옴으로써 치료실에서 대인 관계의 에너지적인 의사소통을 사용할 수 있으며, 이로써 내담자를 위한 더 큰 조절의 체현된 경험을 만드는 데 도움이 된다.

당신은 내담자가 마음과 호흡에 규칙적인 리듬으로 존재하고, 평화롭고, 열중하며, 관계적임을 느낄 때 내담자의 일관성을 알아차릴 것이다. 개입의 속도를 적절하게 조정하고 작업을 수위 조절하려면 더 큰 일관성으로의 움직임이나 더 큰 일관성으로부터의 움직임을 관찰하는 것이 중요하다.

자신의 트라우마를 갖고 있는 임상가는 자신의 내적 프로그래밍에 의해 내담자의 위협 표현에 공명하거나 동조할 수 있다. 임상가의 임무는 내담자의 각성과 활성화에 참여하지 않는 능력을 개발하는 것이다. 즉, 내담자와의 관계를 유지하고 그들의 활성화에 반응하여 일관성과 안정을 공명하는 능력을 개발하는 것이다. 이것은 중요한 치료실 treatment-room 기술이다. 우리가 건강에 해로운 표현에 가담하지 않고 관계를 유지할 때 내담자가 집단에 대한 소속감을 회복하고 근본적인 인간성을 확인하도록 도울 수 있다.

자신의 시스템이 일관성을 벗어났을 때를 인식하고 평정으로 돌아갈 수 있는 임상가는 모든 내담자에게 매우 귀중한 자원이다. 불안하고 동요하는 사람은 평화로운 상태에 있는 사람과 함께 있을 때 연결하고, 공명하고, 안정할 것이다. 우리가 내담자의 이야기나 경험에 의해 활성화되거나 촉발되는 시점을 알고 활성화를 관리하는 데 도움이 되는 자원resource 상태를 키우는 것은 모든 임상가의 도구 상자에서 중요한 도구이다. 동료들은 자신이 각성 상태에 있다고 느낄 때 더 큰 내적 일관성으로 돌아가도록 지원하는 여러 가지 방법을 알려 준다. 발바닥을 바닥에 놓음으로써 스스로를 안정화하고, 마음챙김적인 호흡과 기도문을 외우고, 영적인 스승의 존재를 초대하고, 그들의 일을 사랑하고 지지하는 사람들을 떠올리게 한다. 명상, 기공, 태극권 또는 요가와 같은 지속적인 마음챙김 수행과 개인적인 침술, 신체 작업 또는 심리치료는 삶에 대한 개인적인 경험과 제공할 수 있는 전문적인 기여도를 깊어지게 할 것이다.

마음챙김 터치는 시스템 간의 일관성과 공명을 지원한다

마음챙김적인 터치(사려 깊고, 목적이 있고, 존중하고, 참여하며, 현존함이 함께 있는 터치)는 내적 일관성과 다른 사람들과의 대인 관계 공명 능력의 개발을 지원한다. 모든 개인의 일관성을 구축하면 가족과 이웃 그리고 동료와의 공명 관계, 즉 더 큰 공감과 연민과 이해를 특징으로 나타내는 관계의 가능성이 구축된다. 이러한 공명 관계는 결과적으로 모든 당사자 대인 관계의 조화를 지원한다. 우리 사회의 건강과 공동체의 활력에 이보다 더 필수적이고 중요한 역할을 하는 것은 없다.

우리의 눈과 손으로 내담자가 조절과 균형을 회복하는 과정을 주의 깊게 지켜볼 때, 우리는 그들의 변화 과정을 지원하게 된다. 내담자의 내적 상태와의 공동 조절은 그가 조절을 회복해 나가는 동안 자신의 신체적이고 체현된 경험에 집중하는 능력을 향상시킬 것이다. 이러한 주의와 인식은 또한 내담자가 자신의 신체 상태를 이해하고 다양한 상황에서 자신의 조절을 지원하는 방법을 배우고 자신의 조화를 더 잘 이해하는 데 도움이 될 수 있다.

신체 조직의 에너지 특성

그러나 우리의 초점을 어디에 두어야 하는지 어떻게 알 수 있을까? 어떤 장기나 신체 조직에 관심이 필요할까? 특정하고 독특한 내담자에게 최대한의 일관성을 유지하는 데 도움이 되는 터치의 특성quality은 무엇일까? 오행의 관점을 통해 내담자의 현재 증상과 에너지의 상태를 내담자의 이야기와 우리의 직감을 바탕으로 평가하여 선택을 돕는다.

내담자의 스트레스 패턴을 가장 명확하게 가지고 있는 장기나 신체 조직을 발견하는 것은 우리가 이전 장에서 논의한 바와 같이 내담자의 생존 유형, 내담자가 사용하는 관리 전략, 트라우마의 성격에 따라 달라진다. 대응 관계 도표(부록 1 참조)는 각 생존자 유형에 대해 초점을 맞춰 신체 조직과 터치가 가장 강력한 위치를 찾아내는 데 도움이 된다.

외상성 스트레스 반응은 신체나 조직 기억에 저장된다(그림 4-1). 우리가 외상적 기억을 되살릴 때, 우리의 피부나 내장이나 근육은 우리가 원래의 사건에서 경험했던 감각을 깨우고 경고 메시지를 뇌에 보낸다. 다른 신체 조직과의 물리적 터치는 신체 기억에 있는 외상성 스트레스 반응에 접근하는 데 도움이 될 수 있고 버티는 반응의 이완을 돕거나 축 늘어지거나 붕괴된 반응에 탄력을 가져올 수 있다. 다른 신체 조직은 다른 고유한 특성이 있다. 생존자는 이러한 다양한 조직을 무의식적으로 사용하여 광범위하게 다양한 경험을 관리하거나 억제 또는 통제할 수 있다. 다른 조직과 터치함으로써 임상가는 내담자의 신체기억에 있는 외상성 스트레스 반응에 접근할 수 있다.

다양한 신체 조직의 특성을 이해하면 이러한 차이점을 의도적으로 사용할 수 있다. 예를 들어 피부와 체액의 결합조직은 몸 전체이자 전반적인 조직인 반면 뼈는 시작과 끝이 명확하다. 근육도 뼈와 마찬가지로 국부적인 특성이 있지만 뼈와는 달리 근육은 또한 뼈에서 다른 뼈로 또는 관절을 가로지르는 연결 기능을 가지고 있다. 힘줄과 인대도 마찬가지다.

내담자가 전반적인 조직을 다룰 때 매우 각성되고 불안해한다면 근육이나 뼈로 주의를 옮기면서 내담자가 더욱 중심을 잡고anchored 단단하고 안정적인 느낌을 찾는 데 도움이 될 수 있다. 전반적인 조직에서 국부적인 조직으로 주의를 이동한 뒤 다시 돌아오면 내담자의 회복탄력성 영역 안에서 역동적인 파동의 복귀를 지원할 수 있다.

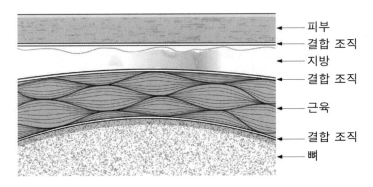

피부
결합 조직
지방
결합 조직
근육
결합 조직
뼈

그림 4-1 신체의 층들

피부는 비교적 전체적이다. 우리 몸에서 가장 큰 장기이자 몸 전체를 담는 그릇 역할을 한다. '나'와 '내가 아닌 것'을 구분하는 데 도움이 되는 지능형 경계 시스템이다. 피부는 외부 세계의 감각을 전달한다. 그것은 각성과 활성화를 현명하게 구별한다. 예를 들어 간지럼의 쾌감이 침략이나 침해의 느낌으로 바뀌는 순간을 알 것이다. 임상가로서 내담자의 피부와 터치할 때 의도에 따라 피부를 경계 구조로 사용하는지 또는 전체적인 구조로 사용하는지 구별할 것이다. 때때로 우리는 내담자가 자신의 피부에 보호적이고 제한된 "갑옷"의 감각을 회복하도록 돕고 싶을 것이고, 때로는 내담자의 피부에 저장된 위협에 대한 광범위하고 전체적인 경험에 조절을 가져오고 싶을 것이다. 내담자가 아직 전반적인 위협 경험을 과도한 각성이나 압도감 없이 통합할 수 있는 충분한 기본 조절 능력을 갖추지 못했다면, 이는 매우 중요한 구분이 될 수 있다. 피부는 금속Metal 요소에 해당하며 내수용성 감각을 지원한다. 6장에서 더 깊이 살펴볼 것이다.

근육은 시작과 끝이 명확하다. 또한 관절을 가로질러 연결을 형성하므로 생존자가 자신이나 다른 사람과 연결하는 역할을 할 수 있다. 근육은 좌절된 자기방어의 경험을 가지고 있으며 자신이나 타인을 보호하지 못하는 것과 관련된 경험에 대해 강한 감정을 갖는 경향이 있다. 근육은 우리의 내적인 경험에서 오는 감각을 전달한다. 피부, 체액 또는 결합조직보다 더 국한되어 있는 근육은, 더 전신적인 조직들처럼 에너지를 온몸으로 분산 시킬 가능성이 낮다. 근육은 흙Earth 요소에 해당한다. 근육의 탄성과 활력은 장의 건강 상태와 음식과 음료로부터 살을 만드는 능력에 관해 우리에게 정보를 준다. 근육은 10장에서 더 깊이 살펴볼 것이다.

근육과 마찬가지로 인대와 힘줄도 시작과 끝이 명확하며 근육과 뼈, 뼈와 뼈를 연결한다. 이들 역시 관계나 대인 관계 트라우마 경험의 생존자가 자신이나 다른 사람과 연결하는 능력을 회복하는 역할을 할 수 있다. 자기수용신경은 힘줄에 내장되어 있으며, 이는 우리에게 운동 감각 정보와 자기수용 정보를 제공하여 장애물이나 위협 주변의 항해navigation를 지원한다. 힘줄과 인대는 나무Wood 요소에 해당한다. 이들의 기능은 적극적인 자기 보호 반응 중에 신체 부상으로 방해를 받을 수 있으며 이와 같은 경험의 기억을 전달할 수도 있다. 우리는 8장에서 그것들을 더 깊이 살펴볼 것이다.

결합조직은 전체적인 조직이다. 결합조직은 모든 세포, 근육, 뼈, 장기와 혈관 구조를 덮는다. 결합조직을 제외하고 신체를 구성하는 모든 것이 제거되어도 당신은 여전히 온전하게 자기 자신처럼 보일 것이다. 결합조직은 신체의 모든 곳에 있다. 결합조직은 체액과 강한 연관성이 있다. 결합조직은 이러한 체액을 위한 그릇을 만들고, 체액 시스템은 결국 결합조직에 의해 생성된 세포막을 가로질러 메시지를 전달한다. 결합조직의 전반적인 특성은 높은 강도의 전신 외상성 스트레스를 전달할 수 있는 능력을 포함한다. 적절한 시기와 적절한 속도로 결합조직에 마음챙김적인 터치 작업을 하면 생명의 위협을 받는 생존자들에게 몸 전체의 균형과 조절을 회복시킬 수 있다. 결합조직은 불Fire 요소에 해 당한다. 우리는 9장에서 더 깊이 살펴볼 것이다.

뼈는 모든 조직 중에서 가장 국소적이다. 뼈에는 명확한 시작과 끝이 있다. 뼈는 연결된 근육과 체액과 힘줄 사이의 긴장과 압력의 역학에 의해 제자리에 고정된 별개의 요소로 공중에 떠 있다. 우리는 골격을 하나의 구조로 생각하지만 실제로는 건강할 때는 서로에게 전혀 닿지 않는 개별적인 뼈로 구성되어 있다. 뼈는 우리 몸에서 가장 밀도가 높은 조직이다. 뼈를 만지는 것은 두려움이 압도적일 때 중요한 중심anchor이나 자원이 될 수 있다. 뼈는 물Water 요소에 해당한다. 우리는 7

장에서 이것을 더 깊이 살펴볼 것이다.

체액은 모든 조직 중에서 가장 포괄적이다. 체액은 모든 세포와 모든 기능에 사용된다. 체액의 포괄적인 특성을 보여 주는 모든 오행은 유동적인 신진대사와 움직임과 체제service에서 독특하고 뚜렷한 역할을 한다. 우리의 체액 시스템은 독성물질을 섭취하거나 과도한 전류에 노출되면 심각한 영향을 받는다. 우리는 이것을 10장에서 자세히 살펴볼 것이다.

오행의 대응은 일관성에 기반한 패러다임을 만든다. 예를 들어, 8장에 자세히 설명된 간은 나무 요소와 반응을 동원하는 것과 분노 감정의 유무와 관련이 있다. 이러한 연관성 외에도 힘줄과 인대, 눈, 혈액, 희망을 찾고 자비를 느끼는 능력과도 관련이 있다. 힘줄과 인대의 자기수용의 층을 마음챙김적인 터치로 작업하는 것은 적극적인 동원 반응이 좌절된 생존자를 돕는 한 방법이다. 이 충동을 완료할 수 있도록 돕는 것은 힘줄과 인대의 물리적 기능을 지원하고, 이 조직에 저장된 더 희망적인 미래를 보지 못하게 만드는 분노를 방출할 수 있도록 도움을 주는 것이다. 이는 간의 모든 기능을 지원할 것이다.

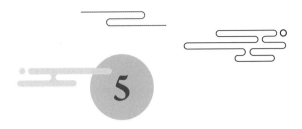

임상에서의 원리

내담자를 치유하는 임상에서 우리는 시스템 전체의 일관성을 회복하는 것에 집중한다. 내담자의 내면이 큰 혼란 상태에 있기 때문에 많은 증상들과 특정 불만들이 나타나기는 하지만, 가장 효과적인 개입은 좌절되거나 불완전했던 자기 보호 반응 단계를 완료하도록 이끌어 심장의 일관성과 전신 조절로의 복귀를 지원하는 방향으로 이루어진다.

생존자가 가진 증상들은 대체로 서로 얽혀있을 별개의 현상으로 구분하기란 거의 불가능할 경우가 많다. 트라우마 생존자를 치료하는 일은 '나무 블록 빼기pick-up sticks(역주: 쌓아 올린 나무 블록에서 무너지지 않도록 하나씩 빼내는 놀이)' 게임과 비슷하여 나머지 증상을 방해하지 않으면서 한 가지 증상에 집중하기는 어렵다. 그렇게 여러 증상이 혼재된 상황에서 어디에 그리고 어떻게 초점을 두고 개입해야 최상의 결과를 얻을 수 있을까? 단일 신체 시스템이나 한 가지 범주의 증상만을 전문으로 하는 제공자는 시스템 간의 역학만이 아니라 내담자 전체의 몸과 전인적 경험을 이해하는 데 중요한 조절 장애를 간과할 위험이 있다.

'나무 블록 빼기' 게임 차원에서 보면, 5-SPR에서 특정 내담자의 완료되지 못한 단계와 가장 밀접한 막대기를 선택해야 한다. 그러면 내담자의 전체 시스템에 더 큰 혼란이 아니라 더 큰 일관성을 높일 수 있을 것이다. 오행 모델 차원에서 보면, 제공자는 5-SPR에서 좌절되거나 완료되지 못한 단계가 내담자의 신체 기억에 강력한 흔적으로 남은 조직이나 장기, 기능을 찾아 작업할 수 있다.

캐시 케인과 스티븐 테럴이 명명한 '가짜 창faux window' 구조는 발달 트라우마나 복잡한 트라우마에서 살아난 생존자를 이해하고 이들과 함께 작업하는 데 따른 어려움을 이해하는 데 유용하다. 이 '가짜 창(그림 5-1)'은 극심한 조절 장애에도 불구하고 기능적으로 괜찮은 느낌 또는 조절이 잘되는 느낌을 줄 수 있는 고도로 발달된, 그렇지만 (생존자와 그의 공동체 모두에게) 종종 보이지 않는, 일련의 대응 전략이나 관리 전략에 의해 지원된다. 그러면 생존자가 외적으로는 삶을 쉽게, 잘 관리하면서 살고 있는 것처럼 보이지만 그 내적으로는 회복탄력성의 범위를 벗어나 있는 것이다.

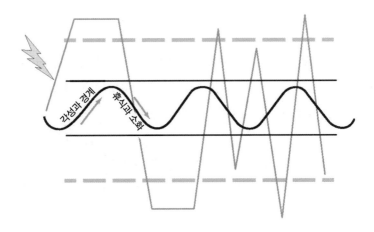

그림 5-1 인내의 가짜 창

가짜 창밖에서는 조절 장애의 극단적 끝만 보이지만 그 창의 점선 안에는 상당한 혼란이 있다는 것을 주목해야 한다. 어쩌면 취업 면접이나 사교 행사에 버번 한 잔이 도움 될 수도 있고, 또는 주말 내내 혼자 고립된 채 지냄으로써 월요일에 출근해 사무실에서 상호 작용을 할 수 있게 되거나 아니면 직장 상사에게 스트레스를 받아 퇴근한 후에 아이스크림을 2리터나 먹을지도 모른다. 이러한 행동이나 활동은 불안을 관리하는 데 도움이 되지만, 건강과 웰빙에 대한 대가는 상당하며, 그것을 통해 얻은 안정감도 일시적이다.

가짜 창 안에서 삶을 관리하면 가족과 동료에게 자신이 꽤 잘하고 있다는 느낌을 준다. 그리고 그 조절의 겉모습 때문에 의료 제공자들이 오해할 수도 있다. 당신의 내담자가 조절의 겉모습을 유지하기 위해 얼마나 많이 노력하고 있는지 한번 자문해 보라.

6장과 8장에서 더 자세히 논의할 텐데, 이 가짜 창은 트라우마 생존자가 무의식적으로 개발한 관리 전략을 다루기 위한 개념적 틀을 제공한다. 이 전략은 조절장애를 위장하는 데 매우 효과적이어서 치료자가 쉽게 현혹될 수 있다. 치료자는 내담자가 실제보다 더 안정적이라고 잘 못 평가할 수 있으며, 그 결과 어긋난 조율과 과잉 치료, 큰 혼란을 초래할 수 있다. 그렇지 않으면, 치료자는 기저에 숨어 있는 조절장애를 놓치고 개입을 위한 중요한 기회를 놓칠 수 있다.

숙련된 치료사들도 가짜 창의 왜곡으로 인해 진단과 치료 계획을 불명확하게 할 수 있다. 그들은 트라우마 생존자를 치료하는 과정에서 트라우마 반응의 특성과 그 후유증을 놓치기 쉽고 정확하게 파악하기 어려워 증상을 악화시키기 쉽다. 생존자의 전반적인 생리는 외상성 스트레스에 의해 왜곡될 수 있다.

서양의학 모델은 전문성이 커지는 길로 발전해 왔다. 전문화는 더 잘 조정된 해답을 제공하기 위한 것이지만, 또한 눈을 멀게 하거나 시야를 좁히는 결과를 초래할 수 있다. 그렇기에 한 분야의 지식이 풍부한 전문 실무자는 그 특정 분야로 시야가 좁아져 있을 수 있고 또 트라우마 스펙트럼 반응 선상에서 나타나는 장애가 불러일으키는 다중상적인multi-symptom 영향과 다차원적인multidimensional 치유 반응을 잘 숙고하지 못할 수도 있다.

트라우마 스펙트럼 반응은 그 복잡한 특성 때문에 개별적 증상이나 신체 시스템에 집중하는 접근방식이 아니라 가장 근본적인 조절 장애를 치료하는 접근방식이 필요하다. 사람을 전체적으로 고려하지 않은 채 개별적인 증상만을 치료하는 것은 취약해져 있는 생존자의 균형을 더 약화시킬 위험이 있다. 예를 들어, 종합적인 통증 프로그램의 밖에서 만성 통증을 치료하기 위해 마약성 진통제opiods를 사용하는 것은 실제로 전반적인 조절을 방해하는 역학을 만들어 낼 수 있다. 통증은 완화될 수 있지만 이미 취약한 시스템과 기능은 조절장애를 더 일으킬 위험이 있다. 마약성 진통제는 소화와 배출뿐만 아니라 인지능력과 기억력에까지 부정적인 영향을 미치는 것으로 알려져 있다. 또한 생존자들을 중독이라는 큰 위험에 처하게 하여 고립감을 악화시키고 사회적 참여 시스템에 어려움을 준다. 이 모든 것은 균형과 조절을 회복하는 데 중요한 요소인데 말이다.

세션 구성하기

훌륭한 농부처럼, 공급자는 씨앗을 심기 전에 밭을 준비해야 한다. 외상성 스트레스는 그 특성상 "너무 많이, 너무 빨리" 경험되곤 한다. 참여 속도를 늦추는 것이 우리가 해야 할 첫 단계다. 시간을 가지고 내담자와의 관계를 돈독히 하고 안전성과 관련된 기반을 견고히 구축해야 한다. 내담자가 이해하고 수용할 수 있는 방식으로 개입을 구성하면, 우리가 제공하는 것을 사용할 수 있도록 내담자를 준비시키는 데 도움이 될 것이다. 다음 소개되는 원칙들은 다섯 가지 유형의 생존자들과 작업하는 임상가에게 유용할 것이다.

신장/부신 시스템에서
안전과 위협을 인식하는 역량을 구축하기

안전과 위협을 구별하는 능력을 키우기 위해 신장/부신 시스템의 역량을 구축시키는 일은 모든 트라우마 생존자를 위한 첫 번째 단계이다. 3장에서 생명을 위협하는 신호가 신장/부신 시스템에서 발생한다는 점에 주목해 자기 보호 반응의 다섯 단계를 알아보았다. 신장/부신 시스템과 관련된 것 중에는 위협을 느꼈을 때 보이는 초기 반응만이 아니라 두려움이라는 감정도 있다. 내담자 중 일부는 위협에 너무 익숙해져 있는 바람에 그들의 신경학적 기반이 두려움에 지속적으로 물들어 있을 수 있다.

따라서 첫 번째 단계는 내담자가 안전감을 찾을 수 있도록 지원하는 일일 것이다. 위협을 알리는 공포의 일차적 역할 때문에, 안전감 함양은 다섯 가지 유형의 생존자 모두와 함께 작업할 수 있는 토대가 될 것이다. 안전과 관계, 조절, 수용력에 대한 경험이 확실히 자리 잡을 때까지 그들이 하는 구체적인 이야기들은 큰 의미가 없다. 내담자들로 하여금 방 안에서 어디에 앉을지, 치료사가 앉은 자리에서 얼마나 떨어져 앉을지를 선택하게 한다. 그리고 그들이 안전하다는 느낌을 알아차리고, 탐색하게 하며, 체화할 수 있도록 돕는다. 아주 작은 것에서부터라도 특히 관계의 맥락에서의 안전감에서 시작하는 것이 중요하다. 이 부분은 7장에서 더 자세히 다룰 예정이다.

신장/부신 시스템의 역량을 구축하면 생존자는 안전을 인식하고 위협에 더 명확하고 유능하게 대응하게 된다. 이는 위협을 관리하고 회복탄력성의 영역을 넓힐 수 있는 전신의 멀티 시스템의 능력을 향상시킬 것이다. 또한 그것은 배측 미주(VV)를 포함한 신경학적 플랫폼에 접근할 수 있는 기회를 만들어 내고, 거기에 더하여 질병률과 사망률의 상당한 개선뿐만 아니라 의미 있는 관계들을 비롯해 놀이와 인지능력의 향상과 신중하게 선택할 수 있는 삶을 창출한다. 신장과 심장 그리고 물과 불은 다시 관계를 맺을 것이다.

신장이 위협 신호를 보내는 동안 몸에 반응하라는 명령을 내리는 것은 심장이라는 것을 기억해야 한다. 우리는 위협만이 아니라 안전에 대한 정확한 메시지가 심장에 전달되도록 신장/부신 시스템의 역량을 구축해야 한다. 몸 전체의 일관성은 회복탄력성 영역 안에 뛰고 있는 심장으로부터 발생한다. 심장은 언제 안전한지 알아야 한다. 이것에 대해서는 9장에서 더 자세히 살펴볼 예정이다.

다섯 가지 생존 유형에 따라 내담자를 평가하라

안전과 관계를 발전시킬 때, 당신과 내담자의 연결을 활용해 내담자의 현존과 정서, 스토리, 증상들을 탐색하면 다섯 가지 생존자 유형 중에서 어떤 유형이 그 내담자를 가장 잘 묘사하는지 결정하는 데 도움이 될 것이다. 내담자의 생존 유형을 식별하면, 당신은 자신의 다양한 능력과 임상 범위에 적합할 뿐만 아니라 내담자에게 가장 접근하기 쉽고 유의미한 접근방식을 선택하게 된다.

세션 사이에 내담자로 하여금 인지적으로 그리고 내수용성 감각 interoceptivesense, 內受容性感覺을 이용해 무엇을 알아차렸는지 보고할 수 있도록 초대한다. 어떤 혹은 모든 차원에서 일관성을 향한 움직임을 찾되, 퇴행이나 지속적인 혼란도 있는지도 살펴본다. 올바른 '요소Element'로 작업하는 것은 가능하지만 과잉 치료를 하거나 불충분한 치료를 하면 부정적인 치료 반응이 생길 수 있다. 치료 현장에서 당신은 내담자의 반응을 살펴보고 그 반응에 따라 치료를 조정하는 감각을 개발하게 될 것이다. 당신이 내담자를 더 잘 알게 되고 또 내담자가 조절 능력을 향상시키면 그 결과 내담자는 진정한 본성을 더 명확히 드러내게 되어 다른 요소로 넘어갈 수 있다.

지속적으로 동의하는 과정을 가지기

지속적으로 동의하는 과정을 하게 되면, 안전과 유대의 감각이 확립될 것이다. 내담자가 경험을 말할 때, 당신은 자신이 내담자를 이해하고 있는지 확인해야 한다. 당신이 생각하고 있는 중재에 대해 또 그 중재를 선택한 이유에 관해 설명한 다음에 그것이 말이 되는지 내담자에게 물어보면, 내담자가 말한 것을 당신이 정말로 이해하고 있는지 바로 알 수 있을 것이다. 매번 내담자의 동의를 구해야 한다. 치료를 시작할 때 동의서에 서명을 받는 것이 자격 위원회의 법적 요구 사항이기도 하지만, 트라우마 생존자를 치료하는 윤리의식에 따라 진행 중인 과정에 대해 동의를 받아야 한다. 유해한 수치심toxic shame(역주: 자신을 스스로 무가치한 존재라고 생각했을 때 느끼는 강한 수치심)과 인지적 혼란과 해리는 복잡한 트라우마를 가진 생존자가 가질 법한 증상이어서, 진실로 약속된 사전 동의에 혼란스러워할 수 있다. 더욱이 그 분야의 '전문가'로서, 동의 과정에서 생존자를 무시하기란 쉬운 일이다. 안전을 미약하게나마 경험할 기회가 상실되고 동의 과정이 무시되면서 신뢰가 무너지면, 내담자와 당신의 치료적 관계는 심각한 위험에 처할 것이다. 속도를 늦추고 교육하고 정보를 전달하고 경청하고 내담자의 참여를 확실하게 한 다음, 개입을 실시해야 한다.

회복탄력성 영역 내의 파동을 회복하기 위해
틱톡Tick-Tock 연습하기

세션을 진행하면서 틱톡 접근 방식을 사용해라. 먼저 내담자가 안전과 안도감을 느낄 수 있게 도와야 한다. 7장에 나오는 터치식 또는 비터치식 접근 방식을 내담자에게 적절하게 활용하면서 안전의 닻을 공고히 하는 것부터 시작해 본다. 그 작업은 시간이 소요되거나 여러 번의 세션을 필요로 할지도 모른다. 여기서부터, 당신은 적당한 흥분을 포함하는 경험 또는 기억의 바깥 가장자리로 틱톡 접근 방식을 사용할 수 있다. 내담자의 주의를 안전에 대한 구체화된 경험에서 가벼운 각성으로 부드럽게 돌린다. 그런 다음 안전에 대한 경험으로 다시 주의를 돌린다. 이렇게 각성했다가 다시 이완되는 경험을 하게 한 다음에 내담자를 틱톡의 다음 라운드로 초대한다. 당신이 사용하는 틱톡 진자는 매우 좁고 다루기 쉬운 범위에서 흔들려야 한다. 당신은 내담자의 몸이 회복탄력성 영역 안에서 상승하고 하강하는 것으로 조절되기를 원할 것이다.

음과 양 사이의 역동적이면서 생명을 주는 움직임을 비롯해 관계 및 긴장을 회복하고 있다.

내담자의 회복탄력성 영역 안에 살아 있는 두 상태, 즉 안정 및 이해의 상태와 깨어있음 및 각성의 상태 사이가 자연스럽게 밀려왔다가 나가는 상태를 계속 지지하고 관찰한다. 이 밀물과 썰물은 기와 생명 그 자체의 움직임이다. 교감신경의 각성은 부교감신경의 붕괴를 녹일 힘을 준다. 외상성 스트레스 반응에서 비롯된 조절장애를 변용시키기 위해서는 각성과 안전이 모두 허용되고 지지받아야 한다.

일관성을 향한 변화인지 아니면 일관성에서 벗어나는 변화인지를 알아내고, 그에 따라 적절히 개입해야 한다. 내담자의 교감신경이 흥분하는 과다 각성을 향해 가는듯 하다면 내담자의 주의를 안전의 경험 쪽으로 바꿔야 한다. 예를 들어, "겉에서 보기에 당신의 턱이 조이는 것 같아요. 가장 편안하거나 지지적이라고 느껴지는 의자의 부분에 주의를 기울이면 당신의 턱에 무슨 일이 일어날지 궁금해지네요." 하고 당신은 물어볼 수 있다. 아니면, 내담자가 부교감신경의 붕괴 쪽으로 간다면 호기심을 불러일으켜라. "당신의 눈빛이 멍해 보이는군요. 주의를 다시 방 안으로 돌려서 초록색을 찾아보면, 초록색인 물건들을 얼마나 많이 찾을 수 있을까요? 초록색을 찾아볼 때 당신 안에서 어떤 일이 일어나는지 궁금하네요."

가장 효과적인 치료는 적당한 안전과 적당한 각성이 음양의 양식으로 짝을 이룰 때 온다. 이 짝에서는 회복탄력성 영역 내부의 파동이 조절돼 지원된다. 즉, 조절장애의 상태는 조절 상태로 바뀌고 일관성(응집성)이 회복된다. 압도된 상태이거나 과다 각성인 상태는 음/양 방식으로 붕괴 및 얼어붙음과 유사하게 짝을 이룬다. 만약 과다 각성이 유발되면 큰 붕괴로 변할 수 있다. 우리는 적절한 회복을 지원하기 위해 적절한 각성으로 일해야 한다. 틱톡 방식을 사용하여 좁고 적당한 범위 안에서 한 번에 한 단계씩 조절을 구축해야 한다.

모든 것이 도에서 나오지만 그렇다고 모든 것이 짝을 이루는 것은 아니다. 즉, 모든 것이 자연적으로 변용되는 것은 아니다. 적당한 시기와 조건을 갖추면 알은 병아리가 되지만, 돌이 아무리 완벽한 조건을 갖춰도 병아리가 될 수는 없다. 자연적으로 짝지어지지 않은 것들은 변용될 수 없다. 예를 들어, 모든 밝은 전조등을 자신이 당한 자동차 사고와 연결하는 트라우마 생존자는 밤에 운전하는 동안 자신의 경각심을 변화시킬 수 없을 것이다. 사실상 그는 서로 연결되지 않은 것들을 사고 때문에 남아 있는 두려움과 트라우마로 생긴 것들을 연결하고 있다. 그것들이 연결돼 있다고 느끼지만 실제로 그것들은 한 쌍의 짝으로 연결되지 않은 것들이다. 사고 현장의 전조등과 오늘 밤의 전조등을 분리하지 않으면, 중단되었던 생존 반응은 완성과 통합으로 나아가지 못할 것이다.

반대로, 또 다른 트라우마 생존자는 실제로 매우 유사한 상황들 사이에서 자연스럽게 나타나는 관련성 및 연결성을 알아보는 데 어려움을 겪을 수 있다. 비록 내담자가 공격적이고 위험한 개에 대한 경험이 있을지라도, 지금의 개는 과거에 내담자를 물었던 개와 전혀 닮지 않아 지금의 개의 공격적인 행동이 내담자에게는 명료하게 인식되지 않는다. 위험 평가의 측면에서, 개의 공격적인 행동과 개에게 물릴 수 있는 가능성 사이의 자연스러운 연결이 보이지 않게 된 것이다. 내담자는 계속해서 스스로를 위험에 빠뜨리고 있으므로 이러한 경험을 짝지을 수 있게 도움이 필요하다.

적절한 조건이 갖춰지고 또 적절한 시기가 되면 알이 병아리가 되는 것처럼, 우리의 내적 상태도 짝을 이뤄야 하는 것들을 이루지 못하게 역학적으로 방해하는 것들이 해소되면 자연스럽고 건강하게 발현될 수 있을 것이다. 패턴의 재정립은 8장에서 더 자세히 설명할 것이다.

내수용성 감각 interoceptivesense, 內受容性感覺을 활용해 신체 조직과 장기에서 기氣를 구현하기

틱톡 방식을 활용해 비교적 안전한 상태와 적절히 각성된 상태 사이를 왔다 갔다 하게 하도록 안내한 다음, 우리는 내담자로 하여금 내수용성 감각의 기능을 활용해 주의 깊은 인식을 하게 함으로써 조절 상태가 되는 것을 닻으로 확립하게 해야 한다. 무언가를 경험할 때마다 체험하는 신체적 감각과 인식을 내수용성 감각을 이용해 정확히 평가할 수 있다. 이를 통해, 우리는 자신이 어떠한지, 심지어 자신이 누구인지에 대해 내면의 신체적 목소리가 하는 말을 해독할 수 있게 된다. 이러한 능력은 소매틱 익스피어리언싱Somatic Experiencing(SE), 몸-마음 센터링Body-Mind Centering, 감각 운동 심리 치료Sensory-Motor Psychotherapy, 하코미 Hakomi, 안구운동 민감손실 및 재처리요법(EMDR) 등 외상성 스트레스 치유를 위한 다양한 심신 접근법의 기초가 된다. 또한 일부 전통에서는 내수용성 감각을 신체적인 마인드풀니스somatic mindfulness 또는 감각 느낌felt sense이라고도 부른다. 내수용성 감각은 몸의 현재 상태에 대한 생생한 신호를 우리에게 제공한다. 예를 들어, 매우 엄격하거나 독재적인 가정에서 자라서 내면의 신념과 충동을 인식할 시간이 없었거나 그렇게 하도록 지원을 받지 못했을 경우, 성인이 되어 권력이 남용되는 상황에 취약할 수 있다. 즉, 상사가 동료를 학대하는 것을 보고도 이를 말하지 않거나 동료를 옹호하지 못한 것에 대해 깊은 도덕적인 상처를 입는다면 도덕적 나침반을 잃게 될 수도 있다.

외상성 스트레스를 경험한 사람들 중 대부분은 내수용성 감각이라는 인식능력에 문제가 있을 수 있다. 내부 상태가 잘못 표현되거나, 또는 신체 신호와 뇌의 평가 및 해석, 그 신호들이 예측하는 의미 사이의 불일치는 불안과 우울증을 포함한 광범위한 정신적 건강의 진단과 강한 상관관계가 있다.

이와 같이 내수용성 감각 능력이 부족할 경우 생존의 위험에 빠질 수 있다. 반대로 내수용성 감각 능력이 크면 클수록, 우리는 삶을 성공적으로 살아갈 가능성이 높아진다. 스티븐 포지스는 내수용성 감각을 육감sixth sense이라고 부르며 그것이 '신체적, 심리적, 사회적 발달의 기반'이라고 주장한다.

과거의 어느 시점에서 심장의 과다 각성을 멈추기 위해 등쪽 미주신경을 사용해야 했다면, 결과적으로 반드시 신체 감각에 무감각해졌을 것이다. 심장을 제어하는 거대한 장치는 감각적 인식을 제어하는 제동 장치를 포함하고 있다. (또한 고통에 무감각해지게 하고 자아와 신체로부터 단절되는 느낌이 들게 하는 엔도르핀과 다른 물질들도 분비하고 있다) AAM의 관점에서, '기'가 거의 움직이지 않을 정도로 막혀 있다고 말할 수 있다.

그러나 건강을 오래 유지하려면, 내수용성 감각의 인식에 구체화된 우리의 '기'가 세포조직들의 조절 상태를 유지할 수 있어야 한다. 트라우마를 겪은 후 후유증으로 압도된 상태에서는 무슨 일이 일어나는지를 잘 알지 못한다. 그러나 안전감을 구체적으로 체험함으로써 고통을 자주 크게 느끼는 취약한 상태에서 벗어나고 신체적 인식도 잘 구축해 회복할 수 있게 된다. 모든 경험을 하나로 뭉뚱그려 합치는 것보다 두 현실, 즉 '거기 그때'와 '지금 여기'를 구별할 수 있게 된다. 내면의 앎에서 오는 내재된 신호, 즉 먹거나 자거나, 믿거나 믿지 않거나, 목소리를 높이거나 침묵을 지켜야 한다는 내재된 신호를 인식하는 능력이 절실히 필요하다. 임상가의 임무는 질서 있고 응집된 '기'를 되돌리도록 지원하는 것이다. 다시 말해, 몸과 마음에서 기가 막혀 있지 않고 잘 흐르도록 지원하는 일이다.

내담자에게 틱톡이라는 탐험을 안내할 때, 당신은 내담자로 하여금 치료를 받을 수밖에 없게 만들었던 경험들과 동시에 일어났던 내수용성 감각의 경험을 추적하도록 도와야 한다. 내담자가 자신의 경험을 나눌 때, 내수용성 감각을 촉진하는 데 도움이 되는 질문은 다음과 같다. "그것을 당신의 몸 어디에서 알아차리나요?" 매우 주의 깊게 경청해야 한다. 주의 깊게 의도를 가지고, 어쩌면 터치를 통해서, 그 위치로 이동한다. 긴장돼 있던 신체 조직이 이완되거나 또는 쇠약해 있던 조직이 활기를 찾는지를 관찰해야 한다. 이렇게 체화된 인식을 지원하면, 내수용성 감각의 전반적인 역량을 향상시키는 것에도 도움이 된다. 이는 기가 잘 조절되고 일관되게 흐르게 회복시킨다.

적정titration
– 벽돌을 한 번에 하나씩 쌓듯이 기반을 견고하게 구축하기

적정titration은 화학 분야에서 쓰이는 개념으로, 과다 각성 상태의 내담자를 위한 치료 계획을 세울 때 매우 중요한 개념이다. 화학적으로 말하면, 부식을 일으키는 산이 똑같은 부식성의 염기와 갑자기 합쳐지면 폭발이 일어날 것이다. 그러나 염기를 산에 한 방울씩 적정하게 넣으면, 그 화합물은 잠시 지글거리겠지만 폭발하지는 않을 것이다. 그리고 실제로 소금으로 변할 것이다. 마찬가지로 내담자들도 '한 번에 한 방울씩' 치료를 진행된다면, 부식성이 높은 상태가 변형되는 것을 경험할 수 있을 것이다.

껌을 뽑는 기계Gumball machine를 생각해 보자. 껌 하나가 아래로 떨어지면 다른 껌들도 그에 맞춰 위치가 조금씩 조정된다. 마찬가지로 어떤 장기나 신체 조직이 조절의 방향으로 미묘하게 나아갈 때, 내담자의 전신은 그 새로운 조절 상태에 적응해 나갈 것이다. 우리는 껌이 모두 동시에 빠져 내려가는 것을 원하지 않는다. 그것은 통합하기에 너무 압도적인 상태이기 때문이다. 두 손으로 쏟아지는 껌을 모조리 잡을 수 없으며 껌들이 바닥에 흩어지면 걸려 넘어질 위험도 있게 된다! 따라서 한 번에 하나의 경험치의 "껌"만 내려가는 것이 중요하다. 또한 껌이 하나씩 빠져 내려가고 그에 따라 다른 껌들이 움직일 때마다 내담자가 그 경험을 통합할 수 있도록 공간을 남겨야 한다. 그것에 도움이 되는 말은 다음과 같다. '호흡할 때 그 외 부분에서 무슨 일이 일어나는지 알아차리세요.' 또는 '트림을 나오면 무엇을 알아차리나요?'

적정을 통해, 우리는 내담자가 관리할 수 있는 범위 내에서 틱톡의 진자가 흔들리게 도울 수 있다. 틱톡의 진자가 안전을 향해 너무 멀리 나아가면, 이는 필연적으로 각성을 향해서도 크게 흔들릴 것이다. 그러면 우리는 내담자가 폭발할 수 있다는 위험을 감수해야 할 것이다. 그냥 적당히 '지글지글'하는 대신에 말이다.

'기'의 파동이 회복탄력성의 영역 안으로 돌아오면 균형과 조절의 통합이 일어나는데 그렇게 되도록 지원하는 것이 중요하다. 틱톡 사이의 공간이 넓어지는 것을 허용하면, 벽돌을 한 번에 한 개씩 쌓아 기반을 견고히 구축하는 것에 도움이 될 것이다. 회반죽의 첫 번째 층이 아직 마르기 전에 벽돌을 한 층 더 쌓으면 압도당하거나 무너질 위험에 처하게 될 것이다. 일관성을 추구하거나 벗어나는 움직임을 찾아라. 그런 다음 그에 맞춰 적절히 개입해야 할 것이다.

'이런!'이라는 감탄사가 튀어나올 때

생존자들은 너무 취약하고 조절이 잘되지 않는 에너지 몸energy body 때문에 불안정한 상태를 경험한다. 생존자의 시스템은 작동이 빠를 수 있다. 강하게 반응하기도 하고 치료 중에도 특이한 반응을 보일 수 있다. 치료받을 때 보이는 자신의 반응을 잘 이해하면 내담자는 치유 과정에 더 깊이 참여할 수 있을 것이다. 이렇게 할 수 있도록 내담자를 돕는 일은 매우 중요하다.

미국 동종 요법의 아버지인 콘스탄틴 헤링은 1830년대에 '치료의 법칙Law of Cure'을 개발했다. 그 법칙은 치료를 받는 도중에 발생하는 증상의 의미를 해석할 수 있도록 동종 요법 이외의 다양한 치유 방식에 적용되었다. '치료의 법칙'은, 치유가 진행됨에 따라 여러 증상들이 자연스럽게 발생해 몸-마음body-mind에서 방출된다는 것이다. 사실상 그 법칙에 따라 일어나는 증상들은 치유의 징후이지 악화 반응이나 해제 반응abreaction(역주: 억압에 의해 무의식화된 감정이 의식화, 외면화되는 반응)이 아니다. 그 증상들은 보통 24시간에서 48시간 지속되며, 불편하지만 그래도 '괜찮다'는 내면 감각을 동반한다. 견딜 수 없는 경우를 제외하고는, 피부 발진용 스테로이드 크림과 같은 약물을 써서 그 증상들을 막아서는 안 된다.

헤링의 법칙에 따르면 치유가 진행됨에 따라 세 가지 원칙에 따라 증상이 나타난다.
- 증상은 내적인 것에서 외적인 것으로 변화돼 경험될 것이다. 내담자는 감정적 증상들이 좋아지지만, 관절에서 통증을 느낄 수 있다. 또 천식은 호전되는데 피부에 발진이 일어날 수 있다. 단호히 말하지만, 이런 증상들은 모두 자연치유의 방향에서 일어나는 것들이다. 즉 그 증상들은 문제가 아니라 축하해야 할 것들이다.

- 최근 증상부터 오래된 증상까지 치유된다. 최근의 증상이 먼저 해결된다. 증상이 오래된 것일수록, 치유의 시간은 더 많이 걸릴 것이다. 어제 탈수증으로 생긴 두통은 어릴 때 생긴 습진보다 더 빨리 치유될 것이다. 치료 후반부에 24시간 동안 가벼운 습진이 나타났다가 사라지면 깊은 치유가 일어난 것으로 해석할 수 있다.
- 몸의 가장 윗부분에서 아랫부분으로 치유가 일어난다. 무릎 통증을 호소했던 내담자가 그 통증이 치료된 후 다시 발목 통증을 호소한다면, 그것은 치유의 방향이기 때문에 걱정할 이유가 없다. 만약 내담자가 고관절 통증을 보고할 경우, 그것은 해제 반응이고 걱정거리가 된다.

한편, 트라우마 생존자들의 조절되지 않는 에너지 몸energy body이 그들을 과잉 치료나 부정확한 치료에 취약하게 만드는 것도 사실이다. 내담자들 중 일부가 해제 반응을 경험하는 것은 불가피하다. 그들은 이전에 경험했던 증상이 재발하거나 악화되는 것을 경험하거나 새로운 증상을 경험하기도 한다. 그럴 때 이렇게 말하는 것이 옳다. "이런! 당신이 고통받는 건 절대 제 의도가 아닙니다." 많은 생존자들이 여러 해 동안 많은 치료자들을 방문했다. 그들은 많은 해제 반응을 경험해 왔다. 그들에게는 당신과의 경험이 처음이 아니다. 그러나 실수를 저질렀음을 인정하는 것이 그들에게는 처음일 수 있으며, 정직과 성실은 지속적인 신뢰를 구축하는 데 큰 도움이 될 것이다.

치료 적정의 핵심 원리와 신장/부신 시스템에서 안전이라는 핵심 의식을 확립하는 것의 중요성으로 다시 돌아가자. 당신이 관여하는 속도를 늦추고 또 신장/부신 시스템의 위협에 대한 신호 센터의 조절을 회복하고, 생존자의 유형에 대한 인상을 다시 생각해 본다. 자기 보호 반응에서 누락된 단계를 정확히 평가해 그것을 반영하는 치료법을 사용하고 또 적정하고 유용한 속도로 제공하는 치료법을 사용하는 것이 가장 중요한 임상 조언이다.

터치를 활용하는 것에 대한 안내

트라우마 생존자들에 대한 다른 모든 개입과 마찬가지로, 터치의 사용은 받는 사람이 어떻게 경험하는지에 대해 예리한 이해를 바탕으로 활용해야 한다. 트라우마 생존자 중 상당수는 학대 과정에서 터치를 경험했을 수도 있고, 고통스러운 의료 절차의 일부였거나 또는 이미 생리 기능이 과도하게 자극되었을 때 촉각 정보 처리 능력이 압도되었을 수도 있는 등 터치에 대해 부정적인 연관성을 가지고 있다. 바로 이런 이유로 우리는 터치를 활용하는 방법과 터치의 위치에 대해 항상 인식하고 깨어있어야 한다.

당신은 터치를 활용하는 개입을 시작할 때 내담자에게 어디를 터치할 것이고 그것을 통해 무엇을 얻을 수 있는지 미리 설명해야 한다. 내담자의 승인과 동의를 얻어야 한다. 내담자가 기꺼이 허용할 때만 터치를 해야 한다. 내담자가 당신의 기분을 좋게 하기 위해서 또는 거절하는 것에 대한 부끄러움을 피하려고 동의하게 해서는 안 된다. 내담자가 자신의 안전에 대한 감각을 소홀히 여기지 않게 하는 것은 매우 중요하다.

터치하려는 내담자의 신체 부위와 똑같은 당신의 신체 부위로 주의를 집중하면서 터치의 개입을 시작해야 한다. 그렇게 하면 마음을 차분히 하고 집중시키는 데 도움이 될 것이다. 그런 뒤, 터치할 내담자의 신체 부위를 머릿속으로 떠올려 보라. 그렇게 하면 내담자와 당신은 공명이 되어 더 깊이 연결될 것이고, 당신은 치료의 의도 및 집중을 설정하는 데 도움이 될 것이다. 내담자의 반응을 유심히 살펴야 한다. 긴장하는지, 이완하는지, 표정이나 호흡에 변화는 없는지 잘 살펴야 한다. 내담자가 당신의 터치를 환영하고 있다는 느낌이 드는가? 그 초대의 느낌이 들 때까지 기다린다. 그런 느낌이 생길 때 비로소 주의 깊고 정중하게 터치하는 것이 옳다.

터치는 고요한 상태에서 진행되어야 한다. 내담자의 내면에서 일어나는 일을 손으로 '보거나 들으려면' 당신은 시간을 갖고 조용히 집중해야 할 것이다. 손을 부드럽고 조심스럽게 움직여라. 그렇게 터치하면, 마음이 진정된 내담자는 자연스럽게 이완할 것이다. 그렇게 하지 않으면, 내담자는 팽팽히 긴장하거나 자리를 '벗어날지'도 모른다. 당신은 터치의 강도를 적절히 조절할 줄 알아야 한다. 틱톡의 원리와 내수용성 감각적 인식을 향상시키는 전략을 함께 사용하면서 적절한 터치가 어떤 것인지 탐색해야 할 것이다.

터치가 적절하고 안전하며 윤리적으로 적용되면, 애착에 생긴 균열을 회복시키고, 내수용성 감각적 인식이 더 건강하고 정확하게 생기게 하고, 안전감과 연결감을 조성하며, 공동 조절과 자기 조절 모두에 대한 더 나은 접근을 지원하는 데 유용할 수 있다. 터치는 내담자가 적절한 경계를 식별하고 더 충분히 발전시키게 할 수 있으며, 언제, 어떻게, 어떤 유형의 터치가 발생할지 결정할 때 주체적인 느낌을 경험하도록 도울 수 있다. 만약 초기 발달 단계에서 건강한 터치를 경험하지 못했다면, 내담자는 치료적 터치를 통해 초기 발달 단계에서 경험하지 못했던 건강한 터치를 일부 경험하기 시작할 수도 있다.

소매틱 치료를 하지 않는 치료사들은, 터치가 있건 없건 간에, 소매틱 작업이 때때로 극단적으로 복잡한 전이의 역학을 일으킬 수 있다는 우려를 표명했지만, 연구 결과에 따르면 이러한 우려는 사실이 아니다. 심리치료 조건에 터치를 포함시키는 것에 대한 연구에 따르면, 내담자들은 치료사를 개입에 능숙하고 자신들의 내력과 필요를 더 잘 이해하는 것으로 경험한다고 한다. 소매틱 접근 방식이 본질적으로 복잡한 전이와 역전이를 초래하지는 않지만, 임상가들은 더 많이 깨어 있고 주의를 기울여야 한다.

내담자와의 터치를 적정titrate하게 시도할 때 우리 몸 중에서 뒷면이 앞면보다 덜 예민하다는 것을 아는 것은 유용하다. 매우 민감한 내담자에게는 내담자의 손과 팔의 앞면이 아닌 뒤쪽을 먼저 터치하는 게 좋다. 손의 앞면보다는 손등을 사용할 수도 있다. 가슴이나 복부처럼 더 부드럽고 민감한 부위를 터치하기 전에 먼저 등이나 어깨처럼 신체에서 가장 덜 민감한 부분부터 시작하는 것이 좋을 것이다. "제가 여기를 터치할 때, 당신은 어떤가요?" 하며 내담자의 의식을 유도한다.

임상 범위

'트라우마의 도'의 원리와 실행은 다양한 치료 환경에 적용될 수 있다. 우리의 목표는 정신 건강 치료자를 신체 건강 치료자로 변화시키거나 그 반대로의 변화를 꾀하고자 하는 것이 아니다. 다양한 면허증을 가진 치료자는 자신의 전문적인 분야의 지침 내에서 이러한 재료들을 사용할 수 있다. 심리치료사는 터치를 세션에 통합하는 일과 관련해 면허위원회와 상의하는 것이 좋다. 심리치료에서 터치를 활용하는 것에 관한 법률이나 공동체의 기준이 매우 다양하기 때문이다.

신체에 부상을 입은 내담자에게 터치 작업을 주요한 개입으로 하는 경우, 촉진과 평가를 비롯해 부상을 바로잡는 기술을 제공하는 신체 치료 시스템에 대한 훈련은 반드시 필요하다. 그와 같은 훈련으로는 물리치료나 마사지 요법, 카이로프랙틱 치료와 같이 정식으로 허가를 받는 과정도 있기는 하지만 오소-비오노미Ortho-Bionomy나 펠든크라이스Feldenkrais, 바디-마인드 센터링Body-Mind Centering, 바이오다이나믹 두개 천골 요법Biodynamic Craniosacral Therapy, 임상적 혈위지압Clinical Acupressure, 제로 밸런싱Zero Balancing 등 다른 양식의 유용한 기술들도 있다.

만약 터치를 다른 치료적 개입의 보조 수단으로 사용한다면, 상세한 해부학적 지식과 촉진 기술이 반드시 필요한 것은 아니다. 당신은 터치를 적절히 사용하는 법을 알아야 하고, 그것이 치료적이고 치유적인 관계에 미치는 영향에 대해 이해해야 한다. 마찬가지로 물리치료사이거나 침구사인 경우, 당신은 전문 영역 내에서 적절한 경계를 유지할 수 있어야 하고, 이 정보를 통합할 때 심리 치료 개입에 관여하지 말아야 한다. 당신의 실행 범위에 대해 생각할 때 다음 질문을 고려하라.

- 내담자가 지닌 증상들의 주된 역학관계는 신체적, 정서적, 발달적, 심리적, 관계적 증상 또는 이것들이 복합적으로 작용하는 것 중 무엇인가?
- 당신의 업무 범위가 내담자의 주요 장애 영역 내에서 적절히 작업할 수 있도록 허용하는가? 즉, 내담자의 주요 증상이 심리적인 경우, 당신의 업무 범위에는 해당 내담자와 심리적으로 작업할 수 있는 법적, 윤리적 권리가 포함되어야 한다. 그렇지 않으면 내담자의 요구에 맞는 적합한 전문 영역을 가진 다른 전문가에게 의뢰해야 한다.
- 당신의 전문 영역은 수퍼비전이나 다른 치료 제공자와의 협력을 통해 내담자에게 필요한 치료의 요소를 제공할 수 있는가? 당신

과 내담자는 적절한 전문 영역의 경계boundary를 어떻게 결정할 것인가?

- 물리치료 제공자: 당신은 몸을 통해 내담자의 증상에 다가갈 수 있는가? 아니면 심리 치료나 영적 지도와 같은 다른 형태의 개입이 필요한가? 내담자의 증상과 반응은 심리 치료적 언어가 아닌 신체 치료적 언어를 사용하여 적절히 논의될 수 있는가?

- 정신건강 서비스 제공자: 심리치료 관계의 맥락에서 내담자의 증상에 적절하게 접근할 수 있는가? 아니면 당신의 전문 영역을 벗어난 다른 형태의 개입이 필요한가(예: 부상이나 신체장애에 대한 신체적 치료)? 심리 치료적, 소매틱 언어를 사용하여 내담자의 증상과 반응을 적절히 논의할 수 있는가? 아니면 신체적 치료의 언어가 필요한가? 치료를 제공하는 사람들에게, 이 모델은 내담자의 증상을 이해하고 치료 옵션을 확장하는 데 도움이 되는 또 다른 잠재적 관점을 준다. 이는 의료 종사자에게 도움이 될 것이다.

다양한 임상 분야에 대한 지침

신체 심리치료사Somatic psychotherapist

신체 지향적 심리치료의 성공적인 실천은 부분적으로는 내담자의 신체적 의사소통을 이해하는 데 있어 치료사의 역량에 의존한다. 심리치료사는 내담자의 내면 경험을 이해하기 위해 감각에 의존하며, 그들은 단순히 내담자의 말뿐만 아니라 특정 단어의 부재에도 귀를 기울인다. 또한 내담자의 정서, 말투, 자세, 제스처에도 주의를 기울인다. 그러나 때로는 내담자의 경험이 주로 미세한 조직 변화로 전달되기도 하며, 이를 이해하기 위해서는 손을 통해 듣는 독특한 방식이 필요하다. 임상 환경에서 터치가 허용될 경우, 이러한 접근은 내담자의 내면 현실을 이해하는 또 다른 수단이 될 수 있다.

오행 모델을 탐구하면 지난 15년에서 20년간 정신 건강 분야에 혁신을 가져온 다양한 신체 지향적 프레임워크에 대한 정신건강 전문가의 이해와 실천에 또 다른 차원을 더할 수 있다. 이는 유진 젠들린 Eugene Gendlin이 설명한 '감각 느낌felt sense'의 활용과 하코미 메소드 Hakomi Method, 소매틱 익스피어리언싱Somatic Experiencing(SE), 감각 운동 심리 치료Sensorimotor Psychotherapy(SP), 안구운동 둔감화 및 재처리 요법 (EMDR)과 같은 신체 지향적 치료법의 통합을 포함한다.

침구사*Acupunctuirsts*

트라우마 생리학에 익숙하지 않은 침구사는 부주의하게 조율에 실패하거나 과도한 치료를 제공하여 내담자의 증상을 악화시킬 수 있다. 트라우마 생존자를 치료할 때, 종종 침술 교과서의 사례 연구에서 보여 주는 것과 같이 일관되고 예측할 수 있는 긍정적인 결과를 기대하기는 어렵다. 이러한 내담자들의 생리학은 다른 내담자들과 동일하지 않다. 트라우마로 인한 스트레스는 예측할 수 없고 비정상적인 생리 현상과 임상 결과를 유발하는데, 이는 침술 교육 프로그램에서 흔히 다루어지지 않는 부분이지만, 실제 침술 클리닉에서는 흔하게 접할 수 있다.

트라우마 생존자는 침술 바늘에 대해 역설적인 반응을 보일 수 있다. 내담자의 기氣의 양vector이 회복 탄력성의 영역을 벗어나 교감신경계의 각성으로 이동하는 경우, 침구사는 내담자가 침 시술을 받기 전 조절과 긴장의 완화가 이루어지지 않는다면, 과도한 자극으로 인한 고통과 과다 각성을 유발할 위험이 있다.

반면에 내담자의 기氣의 양vector이 회복 탄력성의 영역을 벗어나 부교감 신경계의 붕괴로 이동하는 경우, 조절과 긴장의 회복이 이루어지지 않으면 침을 놓는 것이 효과적이지 않다. 기氣는 체화된 인식과 함께 이동하며, 동결freeze이나 해리dissociation를 대처 전략으로 사용했던 생존자에게는 그 기氣가 충분히 존재하지 않아 침술의 효과가 미치지 못한다.

이러한 경우에 내담자는 첫 세션에서 바늘이 너무 고통스럽고 혼란과 활성화를 초래했거나 전혀 효과가 없었다고 느껴 재치료를 받으러 오지 않을 수 있다. 생존자가 침술의 이점을 견디거나 활용할 수 있기 전에, 치료사는 자신의 존재감, 언어, 태도, 또는 터치를 통해 조절을 향한 움직임을 유도할 필요가 있을 수 있다.

이 책에서 제시하는 오행 상응 관계를 지침으로 한 비침술 기법은 생존자의 체화된 인식과 기氣의 회복을 지원하고, 조직 내의 조절을 충분히 구축하여 침이 에너지 체에 더 효과적으로 접근할 수 있도록 하며, 침술 치료가 전반적인 조절을 회복하는 데 더 견딜 수 있고 효과적으로 작용하도록 도울 수 있다.

이러한 접근법은 또한 침구사가 진단 정보를 수집하고 치료 계획을 수립하는 데 도움이 될 수 있다. 긴장된 외상성 스트레스의 비활성화는 종종 경락 경로를 따라 미세한 반짝임이나 파동으로 나타나는데, 이러한 움직임을 침, 뜸, 또는 지압으로 지원하는 것은 더욱 깊은 해방을 촉진하는 데 도움이 될 수 있다. 내담자의 내면 경험의 층이 그의 조직에서 드러남에 따라, AAM 장기 시스템이나 기능의 역할을 밝히는 미묘하고 섬세한 의미, 이미지, 또는 감각이 종종 나타나며, 이는 침술 치료 계획에 중요한 정보를 제공할 수 있다.

신체 치료사Physical Care Providers

조직 및 자율신경계 조절을 지원하는 데 숙련된 신체 치료사는 트라우마 생존자의 건강과 웰빙에 매우 중요하다. 많은 생존자는 고도로 발달된 대처 전략을 갖고 있어 치료사가 내담자의 과거 및 인생 경험에 대한 인식을 흐리게 할 수 있다. 최근 연구에 따르면, 트라우마 경험에 신체적 손상이 포함된 경우, 외상성 스트레스 반응이 발달할 가능성이 더 높다는 것을 알 수 있다.

이러한 생존자들이 경험한 부상과 관련된 스트레스는 중추신경계에 신경 염증 변화를 일으킬 수 있으며, 이는 체성신경계(중추신경계와 골격근, 피부, 감각 기관 사이에 신경 자극을 전달하는 시스템)뿐만 아니라 자율신경계에도 영향을 미칠 수 있다. 이러한 중추신경계의 이상은 칼슘 신호 전달을 방해하여 신체적 통증뿐만 아니라 인지와 심리에도 영향을 주며, 이는 트라우마 스펙트럼 반응의 다중 증상 범위에 기여한다. 일부 증상은 즉각적으로 나타날 수 있지만, 우울증과 불안과 같은 증상은 시간이 지남에 따라 악화될 수 있다. 이는 신경 구조에 대한 염증의 영향이 가족, 직장 또는 지역사회 생활에서 발생하는 스트레스와 함께 생존자의 점차적으로 기능 장애를 보이는 반응에 더해지기 때문이다.

이러한 역학은 심각한 신체적 상처를 입은 생존자들에게 나타나는 복잡하고 다중 증상의 질병 기저에 있다. 신체적 치료 제공자는 외상성 스트레스가 내담자의 증상 발현이나 반응에 예측할 수 없거나 혼란스러운 영향을 미칠 수 있다는 점을 탐구함으로써 이점을 얻을 수 있다. 많은 임상가와 내담자들은 자신의 신체 증상과 삶의 경험이 생리학에 미치는 영향 사이의 연결을 인식하지 못할 수 있다. 이 모델은 신체적 치료 제공자들이 치료 접근 방식을 재고하는 데 도움이 될 수 있다.

만약 당신이 주로 사람들을 이완시키거나 운동 범위를 늘리는 데 중점을 두는 신체적 치료 제공자라면, 『트라우마의 도The Tao of Trauma』는 치료실에서 가능성을 확장시켜 줄 것이다. 신체적 회복이나 이완을 넘어, 신체적 치료 제공자는 다음과 같은 것들을 지원할 수 있다.

- 더 큰 체화, 향상된 신체적 마음챙김, 그리고 이완되었지만 경계 상태의 형태 지원
- 내담자의 존재, 정서, 조직에서 나타나는 활성화와 붕괴 인식
- 붕괴한 조직에 탄력을 회복시키고, 경직된 조직의 탄력을 부드럽게 하는 지원
- 신체 시스템 또는 조직 간의 일관성 구축
- 자기 보호 반응의 완성 지원
- 성공적인 생존에 대한 신체적 경험의 통합 지원
- 내담자의 신체 인식 능력을 향상시키고 건강한 내부감각 인식을 지원
- 내담자의 자율신경계 반응의 조절 지원

의료 전문가Medical Practitioners

AAM(아시아 전통 의학)은 증상에 대한 이해, 복잡하고 상호 연관된 장애에 대한 대처, 그리고 정서적·영적 상처로부터의 회복 지원 측면에서 현대 서양 의학에 많은 것을 제공할 수 있다. 미국 질병통제예방센터(CDC)에서 실시한 유년기 역경 경험Adverse Childhood Experiences (ACE)에 대한 획기적인 연구는 정신에 가해진 상처가 신체적 증상을 유발한다는 것을 분명히 보여주고 있다. 자동차 사고와 이후 발생하는 PTSD 간의 관계에 대한 최근 연구는 신체적 경험이 심리적 및 정서적 건강과 밀접한 관련이 있음을 더욱 확증하고 있다.

신체 증상이 내담자의 신체적 건강의 지표인 동시에 정서적 고통의
표현일 수 있는 내담자를 치료하는 의료 전문가들에게 이 모델은 내담
자의 증상을 이해하고 치료 옵션을 확장하는 데 도움이 되는 또 다른
잠재적 관점을 제공한다. 이를 통해 의료 전문가는 다음과 같은 이점을
얻을 수 있다.

- 새로운 관점에서 진단 정보를 수집한다.
- 통합 의학 관점에서 치료 옵션을 고려한다.
- 통합 의학 전문가에게 적절하게 의뢰한다.
- 환자집단에 대한 치료 가능성을 향상한다.
- 매우 민감한 내담자와 복잡하고 다증상적인 사례를 가진 내담자
  와 더 효과적으로 작업한다.

『트라우마의 도, *The Tao of Trauma*』의 3부에서는 관계, 맥락, 움직임에
대한 AAM의 고대적이고 역동적인 시각이 임상 응용에 대한 탐구에서
생생하게 살아난다. 우리는 이러한 도교 철학의 개념을 스티븐 포지스
Stephen Porges의 다미주신경 이론과 피터 레빈Peter Levine이 설명한 자기
보호 반응의 단계로 설명된 신경생리학적 플랫폼과 통합한다. 우리의
목표는 동서양의 지혜를 결합하여 임상가들이 내담자와 우리가 공유하
는 세계의 균형과 조절을 회복하는 데 도움이 되는 통합적 토대를 구축
하는 것이다.

3부의 다섯 개의 각 장은 독자들에게 오행 중 하나를 소개할 것이
다. 각 장에서는 자기 보호 반응에서 각 요소가 수행하는 역할, 해당 역
할을 수행하는 장기 시스템, 그리고 생식 순환과 제어 순환이 어떻게
반영되는지를 설명할 것이다. 또한, 각 요소가 균형을 잃었을 때 나타
날 수 있는 증상과, 무엇보다도 균형과 조절을 회복하는 방법에 대한
치유책을 제시할 것이다.

우리는 독자들에게 잠시만이라도 서양의 생리학과 문자적 사고를 내려놓고, AAM의 은유와 이미지의 세계에 들어갈 것을 권한다. 이 자연에서 온 이미지들을 문자적이거나 직선적인 의미를 요구하지 않고 자유롭게 떠다니게 하라. 시간이 지나면, 고대 중국인들이 자신과 자연 세계를 관찰하며 몸이 어떻게 작용하고 치유되는지에 대해 얼마나 깊이 이해했는지를 여러분도 알아차리고, 어쩌면 그 지혜를 감상하게 될 것이라 믿는다.

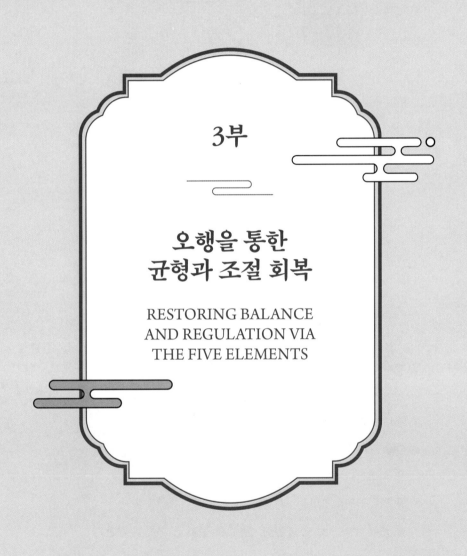

3부

오행을 통한
균형과 조절 회복

RESTORING BALANCE
AND REGULATION VIA
THE FIVE ELEMENTS

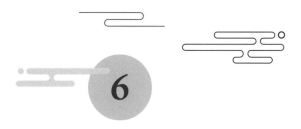

6

금속(金)과 가을:
각성 일으키기

자기 보호 반응의 다섯 단계

1. **정지/놀람—각성은 탐색적 정향에서 깨어나게 한다. 금속.**
2. 방어적 정향 – 공포 신호가 위협을 알린다. 물.
3. 구체적인 자기 보호 반응 – 가동화 반응이 시작된다. 나무.
4. 완료 - 성공적인 방어를 했거나 위협이 더 이상 없는 경우 일관성을 회복한다. 불.
5. 통합 – 어려운 경험을 소화하고 교훈을 얻는다. 흙.
   주기가 금속으로 돌아가며, 탐색적 정향 능력이 회복된다.

금속의 *계절*은 가을이다. *성장기는 끝나고 빛은 희미해지고 있으며 이제 새로운 성장은 없을 것이다. 모든 자연이 죽음의 단계로 접어들고*

있다. 슬픔은 이 계절의 주된 감정으로 떠오른다. 슬픔의 본성은 인생의 가장 큰 질문에 대한 영적인 답을 찾도록 우리를 부른다. 가을의 맑은 공기는 하늘과의 연결감을 확장시키고 답할 수 없는 인생의 질문들에 대해 신비롭고 초월적인 해답을 찾는 데 도움을 준다.

가을의 상쾌하고 맑은 공기는 우리 존재의 모든 차원을 채운다. 우리는 '영감'을 느끼는 경험을 만끽할 수 있다. 편안한 호흡은 체화된 인식을 감각하게 한다. 이 본능적이고 열려있는 호기심이 잠재적 위협에 사로잡히면 숨을 쉴 수 없게 될 수도 있다. 끊임없는 위협에 익숙해지면, 현재의 삶과 주어진 선물들을 받아들이거나, 어제의 경험을 놓아버리며 숨을 내쉬기가 어려울 수 있다. 슬픔이 우세하면 영감이 억제될 수 있다.

슬픔이 만연하면, 금속 생존자 유형은 극도로 원초적으로 셧다운을 느낄 수 있다. "사랑의 하나님이 어떻게 선한 사람들에게 나쁜 일이 일어나도록 내버려두실 수 있습니까?" 호흡은 얕아지고 영혼 깊숙한 곳에서 살아있는 것에 대해 죄책감을 느낄 수도 있다.

내담자와 작업할 때, 트라우마 반응의 정지/놀람 또는 각성 일으키기 단계에서 그들이 혼란에 빠질 가능성이 있는지 없는지를 평가하기 위해 아래의 질문들을 고려해 보라.

- 내담자가 복도나 창밖의 소리와 같은 예상치 못한 소리에 쉽게 놀라는가? 편안하고 깊은 호흡으로 그리고 현재의 마음챙김 상태로 되돌아가는 것이 어려운가?
- 내담자는 슬픔 때문에 숨이 막힐 것 같은가?
- 내담자는 숨을 들이쉬기 힘들 보일 만큼 가슴이 답답해 보이는가?
- 내담자는 자신의 삶에 새로운 장을 열어줄 영감을 갈망하는 것 같

은가?

- 내담자는 칭찬을 받아들일 수 있는가? 아름다움을 볼 수 있는가?
- 과거에 남겨두는 것이 가장 좋을 사람이나 상황을 애도한 다음 놓 아줄 수 있는가?

자기 보호 반응에서 금속(金) 요소의 역할

요소	금속
계질	가을
신체 기관	폐, 대장
감정	슬픔, 영감
성공적인 자기 보호 반응의 역할	호기심을 회복하기, 각성 일으키기, 내수용성 감각 인식의 기반 마련
성공적이지 못하거나 완료하지 못한 자기 보호 반응	과다 각성: 불안, 초조, 빠른 호흡 과소 각성: 얕은 호흡, 멍하거나 '공허한' 표정, 피로
발생	위협에 대한 신호
제어	위협에 대한 가동화와 정향
신체 조직	피부, 체모
가치	정의
저장	기/에너지, 호흡
정신 기능	포(po) 또는 동물의 영혼
원형적인 질문들	숨이 스며들 수 있도록 놔둘 수 있을까요? 불완전함을 참을 수 있을까요?
조절을 강화하기 위한 실습들	내수용성 감각 깨우는 것 보호적인 컨테이너로 그 역할을 하는 피부의 체화된 인식을 생성하는 것 외상성 스트레스 후 횡격막 시스템의 조절을 회복하는 것

도입: 금속(金) 요소의 특성

금속 요소의 본질과 각성 시스템에 잠재적 위협을 알리는 금속의 역할을 이해하면, 자기 보호 반응에서 본능의 역할과 우리의 본질적인 동물적 본성도 이해하게 될 것이다. 이러한 이해는 외상성 스트레스로 인해 신체와의 연결성을 못 느끼거나 해리된 내담자가 체화된 자아감각을 회복하는 데 도움이 되는 맥락을 치료사에게 제공한다. 또한 생존자들은 자신의 미래에 영감을 줄 수 있는 신선한 숨결을 찾게 되고, 더 이상 도움이 되지 않는 과거로 남겨져야 할 것들을 버릴 수 있게 된다.

금속 요소는 가을과 관련이 있고, 성장기의 활력이 사라지는 것과 관련이 있다. 남아 있던 늦여름의 습기가 말라가면서 공기는 건조해지고 가볍고 맑아진다. 나무는 잎이 떨어지기 전에 자신의 아름다움을 온전히 표현한다. 땅에 떨어진 낙엽 덕분에 토양은 소중한 미네랄을 확보하여 다음 생육기를 풍요롭게 할 것이다. 떨어지는 도토리는 성장기의 첫 단계이자 마지막 단계로서 휴식을 상징한다. 눈에 띄게 빛이 줄어든다. 슬픔이 공중에 떠돌고 있다.

정원사는 계절마다 있는 단점(비가 너무 많이 내리거나 적게 내리는 것, 더위, 한파, 진딧물이 만연한 것 등)에 대해 불평하지만, 계절의 순환과 이동은 절묘하고 절대적으로 완벽하다. 그것의 본질적인 특성은 질서와 조절, 균형이다. 농경 달력은 우리에게 자양분과 경이로움으로 가득 찬 이로움을 제공하여 이는 우리를 삶의 기초를 제공하는 활동과 휴식의 리듬으로 안내한다. 성장의 계절이 끝나감에 따라 우리는 이 복잡하고, 역설적이며, 생명을 주는, 거대한 주기의 완벽함을 기리고 싶다는 강렬한 느낌을 받는다.

도는 본질적으로 모든 창조물이 서로 연결되어 있다고 말한다. 금속 요소는 도에서 볼 수 있는 연결의 본질에 대한 지혜의 깊이를 보여 준다. 도토리를 생각해 보라. 도토리는 가을이 되어 땅에 떨어져도 참나무와 연결되어 있다. 그뿐만 아니라, 도토리에는 도토리를 탄생시킨 태양과 비, 공기, 땅의 흔적도 고스란히 담겨 있다. 놓아버리는 본질적인 행위를 통해 도토리는 삶의 모든 측면과 연결된다. 중요한 것은, 놓아버리고 공空으로 떨어질 때, 과거에 집착하지도 않고 미래에 무엇이 될 것을 예상하지도 않는다는 것이다. 작은 도토리가 떡갈나무가 될지 아니면 그냥 부패해서 썩어 없어질지 모른 채 놓아버리는 그 모습은, 인간에게 무엇이었고 무엇이 아니었는지에 대해 후회 없이, 무엇이 될 것인지에 대한 기대 없이, 그리고 어떤 집착도 없이 놓아주는 이 순간의 신성함에 대해 많은 것을 가르쳐 준다.

금속 요소와 가을은 우리에게 기대나 판단 없이 호기심과 열린 마음으로 탐구의 지점에서 현재의 순간을 살아갈 수 있도록 도와준다. 들숨과 날숨 사이의 신성한 공간에서 우리는 과거나 미래에 대한 집착 없이 도토리처럼 자유낙하 경험을 하면서 완벽하게 균형 잡힌 삶을 살아간다. 이곳에서 슬픔은 우리의 호흡을 앗아갈 힘을 잃게 된다.

놓아버리는 가운데 연결이라는 것을 보여 주는 도토리의 모습을 통해, 집착이나 판단 없이 현재 순간에 절묘한 아름다움 속에서 살아가는 것에 대해 일깨워 줄 수 있다. 이는 우리도 놓아주라는 부름을 받고 사랑의 값비싼 대가를 치러야 할 때 찾아오는 슬픔을 대처하는 데 도움이 될 수 있다. 삶에서 우리가 소중히 여기는 사람들이나 경험의 실체적 존재를 어쩔 수 없이 잃게 될 때도, 우리의 금속은 우리가 이러한 보석들과 계속 연결되도록 도와준다. 우리는 호흡의 순간에 체화된 경험으로 돌아갈 수 있으며, 우리의 마음이 단지 초대하면 된다.

폐는 금속에 해당하는 두 개의 장기 중 하나이다. 그 장기들은 '하늘의 순수한 기'를 받아 몸과 마음과 영혼의 모든 차원에 퍼뜨림으로써 생명을 살린다(역주: 肺主氣라고 함. 폐가 기와 호흡을 주관한다는 한의학 용어). 그 장기들 덕분에 우리는 상실 후에도 새롭게 시작할 수 있는 영감을 얻거나 호흡을 다시 할 수 있게 된다.

모든 요소는 영혼의 측면을 담고 있다. 금속의 영혼은 포 또는 동물의 영혼이라고 한다. 포는 우리에게 생기가 도는 느낌을 준다. 그것은 가장 원초적이고 본능적인 본성에 영감을 주고 우리에게 체화된 인식 능력을 준다. 폐에 있으며 호흡과 함께 이동한다. 포는 몸의 모든 차원에 생생한 경험을 제공한다. 그것은 날아오는 물체로부터 보호하기 위해 손을 올리는 것처럼 본능적이고 즉각적인 신체적 반응을 지원한다. 호흡에 초점을 맞춘 영적인 수행들은 포를 함양한다.

AAM은 호흡에 집중력을 고정하고 마음을 안정시키며, 인지적으로는 알 수 없는 '하늘의 순수한 기'에 대한 보편적인 갈망을 담아내는 도구로 보는 많은 영적 전통에 합류한다. 중국인들은 하늘을 별이 비치는 구멍이 뚫린 거꾸로 된 금속 그릇으로 묘사하곤 했다. 그 이미지를 통해 우리는 중국인들이 별을 신성한 빛으로, 금속 요소가 천상 빛의 통로로, 폐 투과성의 이미지를 은유적인 방식으로 이해할 수 있다.

금속과 관련된 다른 장기는 바로 대장이다. 대장은 '찌꺼기를 배출하는 일'을 담당하고 있다. 대장은 후회를 내려놓고 슬픔과 상실을 극복할 수 있게 도와준다. 이는 가장 잘 정화되어야 할 사람이나 경험을 놓아주는 어려운 과제를 지원한다. 그러한 경험들은 영적인 변비처럼 내면에서 막히거나 더러움을 남겨놓은 것이다.

폐와 대장은 보기에는 매우 다르게 보이지만 신기하게도 생명의 가장 중요한 역학 관계에서 서로 반대쪽 끝에 위치한다. 폐는 삶의 풍부한 경험에서 영감을 얻는 것을 돕지만 대장은 더 이상 삶에 도움이 되지 않는 경험이나 사람들을 놓아주어 새로운 장을 시작할 수 있는 공간을 만들어 준다. 폐는 새롭고 신선하고 천상의 것을 받아들이고 대장은 오래되고 독성이 있고 더러운 것을 놓아버려 폐가 다시 순수한 것을 받을 수 있는 공간을 만든다.

이처럼 폐와 대장은 일을 받아들이고 놓아주는 복잡한 역학관계 때문에 서로를 필요로 한다. 놓아줌으로써 공간을 만들어 내지 않고서는 받을 수 없다. 또한 행동할 수 있게 힘을 실어줄 영감 없이는 놓아줄 수 없다. 폐와 대장은 음양의 반대쪽에 있으면서도 연결된 쌍으로 밀접하게 연결되어 있다.

금속이 균형적일 때, 우리는 폐를 통해 하늘의 영감을 받고 대장을 통해 삶의 불완전함을 내려놓을 수 있다. 넓은 맥락에서 인생의 비극을 고찰하게 되고 불완전함을 본질적으로 완벽한 세계의 일부로 생각하게 된다. 우리는 사랑하는 사람과의 삶 자체가 상실과 슬픔을 포함하고 있음을 알고 있음에도 불구하고, 다른 사람들과 쉽게 연결된다. 우리 자신이 보석임을 알고 있으면 다른 모든 사람의 보석 같은 본성을 존중할 줄도 안다.

금속이 균형을 잃었을 때, 우리는 자신의 가치와 타인이 가진 보물을 보지 못한다. 사람이나 사물, 경험을 내려놓기 어려워하기 때문에 신선한 호흡을 하지 못하고 새로운 현실도 창조하지 못하게 된다.

폐와 대장은 흠잡을 데 없이 질서정연하기도 하고 완전히 잔인하기도 한, 우주의 조용하고 수정같이 맑은 아름다움을 포기하는 것과 받아들이는 것을 함께 지원한다. 불완전한 삶 속에서도 완전한 세상을 찾고 경험할 수 있도록 도와준다.

맥락: 자기 보호 반응에서 금속(金) 요소의 역할

금속 요소는 처음과 마지막 호흡을 통해 생명의 시작과 끝을 정의한다. 이는 생명의 알파와 오메가, 그리고 그 사이의 모든 움직임을 통합하며 우리의 자기 보호적 반응도 포함된다. 금속 요소는 내수용성 감각이나 신체 인식 시스템에서 5-SPR의 시작과 끝을 알리는 역할을 한다. 앞서 언급했듯이 AAM에서 이 태고의 감각 기반의 신체 인식 시스템은 폐에 있으며 포po라고 불린다.

만약 숲에서 캠핑하다 어둠 속에서 나뭇가지가 부러지는 소리가 들린다면 우리는 교감신경계가 각성되는 경험을 할 가능성이 많다. 숨이 가빠지고 시야가 좁아지며 소리가 나는 쪽으로 감각기관들이 예민하게 향하게 될 것이다. 우리는 잠재적인 위협의 이 체화되고 감각적인 경험에 대응하기 위해 본능적으로 움직인다. 언제, 어디로, 얼마나 빨리 움직여야 하는지를 생각할 시간을 가지지 않고 본능적으로 반응한다.

교감신경계가 그렇게 다소 각성되는 조건 아래서 피부와 체모, 호흡과 배설 시스템을 포함하는 금속과 관련된 대응 요소들이 깨어난다. 호흡이 거칠어지고 열린 호기심의 느낌이 멈춰지고, 피부에 소름이 돋고, 목덜미의 털이 쭈뼛쭈뼛 서고, 대장에서 무언가 '이상하다.'라는 느낌이 있을 수 있다. 생존을 보장하기 위해 각성 시스템이 작동할 준비를 하고 있다.

우리가 그렇게 본능적으로 반응할 수 있는 것은 모두 포po덕분이다. '하늘의 기'를 몸의 가장 표면까지 내보내는 폐의 기능 때문에 우리는 호흡을 통해 미세하고 먼 곳으로 감각적 인식을 전달할 수 있다. 포의 활력은 환경에서 새로운 것을 본능적이고 감각적으로 대응하고 잠재적인 위협에 대해 각성을 일깨우는 능력의 토대를 제공한다.

5-SPR이 마무리 단계에서, 호흡이 편해지면서 감각적이고 열린 호기심으로 돌아가는 것을 경험하게 된다. 우리는 자신의 진정한 색깔을 되돌아봐야 할 것이다. 가을에 햇살이 약해질 때 아름다움을 완전히 드러내는 나뭇잎처럼, 5-SPR을 성공적으로 완료함으로써 우리의 기술과 자원만이 아니라 그 경험을 관리하는 데 도움을 준 독특한 특성들을 인정할 수 있게 된다. 새롭게 발견된 회복탄력성 덕분에 자기 가치감을 더욱 확장하게 된다. 우리는 보석과 같은 자신의 본성을 알아가고 소중히 여기게 된다.

금속(金) 유형의 일반적인 증상: 폐와 대장

자기 보호 반응의 모든 단계를 시작해 성공적으로 완료하면, 호흡을 통해 볼 수 있는 교감신경계와 부교감신경계의 완만한 상승과 하강이라는 특징을 지닌 탐색적 정향 능력을 충분히 발휘할 수 있게 된다. 과하게 활성화하지 않고서도 복도에서 나는 문소리나 큰 목소리를 알 수 있을 것이다. 살짝 각성됐다가 다시 편안한 상태로, 현재의 이 순간으로 쉽게 돌아올 것이다. 삶에서 일어나는 비극을 더 넓은 맥락에서 다룰 수 있고, 본질적으로 완벽한 세상 속에서의 불완전함의 존재를 허용할 수 있다. 상실과 슬픔이 사랑의 대가임을 확실히 알고 있음에도 불구하고 타인과 연결하는 위험을 기꺼이 감수한다.

5-SPR의 각성 일으키기 단계에서, 우리 몸의 가장 먼 곳까지 호흡을 분배하는 폐의 역할이 방해를 받으면, 내수용성 감각의 인식 시스템은 제대로 작동하지 못할 수도 있다. 감각을 통해 들어오는 정보를 정확하게 해석해야 하는 어려움을 겪을 수 있다.

내수용성 감각 인식 능력은 삶을 살아 나가는 데 있어 매우 중요하다. 무엇보다도 언제 배가 고프고, 언제 자야 하는지, 쉬어야 하는지, 누구를 믿어야 하는지, 언제 안전한지를 알려 준다. 배고픔의 신호를 보냈는데도 젖을 먹지 못한 영아와 같이 각성 시스템이 제대로 작동하지 않는 것을 반복적으로 경험한 트라우마 생존자는, 제대로 된 신호가 오더라도 내수용성 감각 시스템을 신뢰하지 못할 것이다. 그리고 그것이 지속적이고 만성적인 경험이라면, 그 생존자는 배고픔에 대한 내수용성 감각 인식을 차단하거나 끌 수 있다. 생명을 위협하는 방치의 경험이 배고픔의 경험보다 더 압도적이었기 때문에 생존자는 끊임없는 과다 각성의 경험을 하지 않으려고 배고픔의 신호를 꺼버렸다. 성인이 되면, 먹는 것을 잊어버리거나 건강에 어떤 영향을 미치는지 고려하지 않은 채 음식을 먹을지도 모른다. 생명을 위협할 정도로 심각한 영양실조나 비만, 소화 장애로 고통받을 수도 있다. 그 사람의 몸은 그러한 인식 능력을 잃어버렸을지도 모른다. 정확한 내수용성 감각 능력이 생명을 위협할 정도로 손상된 것이다.

내수용성 감각 신호는 다양한 감각 경로를 통해 뇌에 전달된다. 연구에 따르면 우리의 내적 상태에 대한 잘못된 평가나 몸의 신호와 그 신호에 대한 뇌의 해석 사이의 단절은 섭식 장애와 공황 발작, 불안, 우울증과 같은 트라우마 생존자가 경험하는 많은 증상들의 기초가 될 수 있다. 외상성 스트레스의 과거력이 있는 사람들은 몸을 인식하는 신호의 전달과 이를 알아차리는 인지 사이의 격차가 높으며, 이는 그들의 감소한 내수용성 감각 인식의 기초가 된다.

금속 요소와 두 장기의 다른 기능들도 상당히 타격을 입을 수 있다. 폐의 본질적인 역할인 '하늘의 순수한 기'를 받는 기능이 손상되기도 한다. 우리는 호흡이 얕아지고 숨이 쉽게 가빠지며 전반적으로 쇠약해졌다고 느낄 수 있다. 타인과 연결되는 데 필요한 기가 없는 것이다. 우리는 더 이상 아름다운 것들이나 과거에 우리를 풍요롭게 했던 신성한 경험들로부터 영감을 받지 못한다고 느낀다.

피부는 금속 요소와 관련된 신체 조직이다(역주: 肺主皮毛, 폐가 피부와 털을 주관한다는 한의학 용어). AAM은 피부를 '제3의 폐'로 간주하고 천식과 습진 사이의 일반적인 임상적 연관성에 주목한다. 우리의 피부는 실제로 매우 지능적인 신체 기관이다. 우리의 가장 큰 장기이자 기본적인 갑옷이며 필수 용기다. 또한 피부는 가스와 영양소, 노폐물을 교환하기 위한 매개체의 역할도 한다. 폐는 피부 바로 아래와 몸 전체에 '하늘의 순수한 기'를 분배하는 역할을 한다.폐는 우리로 하여금 피부를 촉촉하고 탄력적으로 유지할 수 있게 하며 감염이나 독성이 있는 화학물질의 영향으로부터 보호하는 기능을 적절히 수행할 수 있도록 도와준다. 피부 기능이 손상되면 감기나 독감에 걸리기 쉬우며 피부가 건조해지거나 약해지기 쉽다. 또 삶의 역경으로부터 우리 자신을 보호하기 위해 필요한 갑옷을 가지고 있지 않다고 느낄 수도 있다. 게다가 피부는 보호적인 경계로써의 역할을 한다. 그것은 내부와 외부, 자아와 비자아, '나'와 '나 아닌 것'을 구별한다.

영적인 수준에서, 금속은 우리의 진정한 본질이 보석임을 알도록 도와준다. 금속이 손상되면, 우리는 자신의 가치를 알아보기 힘들고 삶을 잘 관리하고 있다는 자신감이 부족할 수 있다. 우리는 내면의 깊은 구명을 채우기 위해 외부의 인정과 승인을 찾아다니기도 한다. 슬픔이 우리를 소모시켜 다른 사람들과 새롭고 의미 있는 관계를 만들 수 없게 할 수도 있다. 잃어버린 것을 대체할 수 있는 새로운 현실을 상상하는 것이 사실상 불가능해 보일 수 있다.

대장은 '찌꺼기 배출기'로서 음식물로부터 수분과 영양을 최종적으로 흡수하고 노폐물을 제거하는 역할을 담당한다. 이 기능이 손상되면, 피부나 머리카락의 상태는 물론, 생각의 명료함과 삶에 대한 근본적인 태도에서 볼 수 있는 내면의 오염을 나타낼 수 있다.

각성 단계에서 좌절된 반응이 가장 큰 영향을 미치는 것은 내수용성 감각적 인식능력이다. 이 기능이 손상되면, 내면의 세계가 덜 안정적으로 느껴져 부상의 위험에 더 많이 노출된다. 머리 쪽으로 날아오는 공을 피하려고 손을 들거나 얼어붙은 계단에서 발이 미끄러질 때 난간을 잡는 것과 같은 본능적이고 자기 보호적인 반응이 손상될 수 있다. 사실, 5-SPR의 모든 후속 단계를 성공적으로 완료하는 것은 바로 이와 같은 장애로 인해 영향을 받는다.

금속(金) 요소의 조절 능력을 회복하기 위한 요법

금속 생존자 유형에 대한 임상가의 주요 임무는 포 또는 영혼의 동물적인 기능을 회복하여 본능적이고 체현된 감각적 인식을 제공하는 것이다. 스티븐 포지스는 우리의 내수용성 감각을 육감이자 생명을 구하는 중요한 기능이라고 말한다. 그것이 없으면, 환경이 주는 상황에 반응하여 우리의 내면에서 발생하는 신호를 평가하고 안내받을 수 없을 것이다.

내수용성 감각이 회복되는 방향으로 나아가는 측면에서, 가이드된 이미지를 사용하여 내수용성 감각을 초대하고 깨우는 접근방식으로 시작하는 것을 제안한다. 그런 다음, 금속과 관련된 보호 갑옷으로서의 피부에 마인드풀하게 터치할 수 있는 방법을 탐구한다. 마지막으로, 우리는 호흡이 어떻게 격막을 통해 움직이는지, 또 우리가 생명의 위협을 겪은 후에 어떻게 격막이 크나큰 감정을 억제하는지, 격막 시스템을 탐구할 것이다.

내수용성 감각적 인식을 구축하는 과정은 모든 요소와 5-SPR의 각 단계에서 균형과 조절을 회복하는 측면에서 관련성이 있다. 책의 나머지 부분에서 이 주제로 돌아가서 반응 주기의 차후 요소에 대해 논의할 것이다. 몸 전체에 생기를 전달하는 포의 기능은 생존자의 시스템이 5-SPR의 어느 시점에서나 최고의 관리 전략으로 해리를 선택했을 때 체화된 인식의 내수용성 감각을 회복하는 기초가 된다.

내부감각에 대한 가이드 된 연습

내수용성 감각은 내부 환경에 대한 정보를 제공하는 감각 인식의 한 측면이며, 우리는 그것을 자신의 상태만이 아니라 외부 환경 및 사람들에 대한 우리의 경험을 평가하는 데 사용한다. 그것은 우리가 환경의 위험이나 위협만이 아니라 안전과 보안을 해석할 수 있도록 직감적으로 도와준다. 심장이 가라앉거나 부풀어 오를 때, 배가 조이거나 풀릴 때, 숨이 가빠지거나 커질 때, 우리의 몸은 주변에서 일어나는 일에 대하여 자신의 반응이 어떠한지 알려 준다. 이는 우리가 적절한 선택이나 조치를 하도록 안내해 준다. 우리 몸이 경험하는 것에 대해 뇌에 신호를 보낼 수 있는 모든 조직은 이러한 내수용성 감각 기능을 가지고 있다.

AAM에서 금속 요소는 포를 통해 우리가 주변 환경을 감지하는 데 중요한 역할을 한다. 트라우마 생존자를 내수용성 감각 인식을 탐색하도록 초대하는 것은 해리로써 생명의 위협을 관리하는 신체의 선택에서 알아차림이 남겨진 숨은 주름과 틈새로 이동하도록 허용하여 포를 돕는 일이다. '그 기억을 나눌 때 몸에서 무엇을 알아차리나요?' 또는 '방금 당신의 배에서 꼬르륵 소리가 났는데 그 후에, 내면에서 뭐가 달라졌나요?'와 같은 질문을 할 때, 제공자는 몸과 마음, 감정, 영혼을 인식하는 것과 다시 연결하는 중요한 작업을 하는 것이다. 이것은 생존자들이 자신의 내면을 인식하는 감각을 개발할 수 있는 조건을 만든다. 조직의 진실과 신뢰할 수 있는 의사소통을 바탕으로 우리 자신과의 관계를 발전시키는 것은 트라우마 치유의 중요한 부분이다.

대부분의 사람들은 압도적인 경험을 하는 동안 필연적으로 몸에 대한 인식에서 벗어나게 된다. 이것은 그 당시 생존에 도움이 되었고 중요했지만, 치유를 위해서는 신체 조직을 인식하는 일이 필요하다. 비록 내담자가 자신의 몸에서 감지한 것을 말로 잘 표현할 수 없더라도, 내담자의 내수용성 감각적 인식을 불러일으키는 것(즉, 그 신호에 주의를 기울이는 것만으로도)은 기의 움직임을 회복하는 데 도움이 될 것이다.

3장에서 간략하게 설명하고 5장에서 더 자세히 설명한 것처럼, 내담자가 자신의 감각을 추적하고 안전과 적당한 각성 사이에서 주의와 인식을 번갈아 가며 틱톡 접근법을 사용하여 각성을 적정titrate할 수 있도록 이 세 가지 연습을 안내하는 것이 좋다. 편안함을 느끼는 감각부터 키우기 시작해라. 내담자가 가장 자기 자신답게 느낄 수 있는 곳을 찾아보도록 초대한다.

당신이 가장 자기 자신처럼 느껴졌거나 그렇게 느끼고 싶었던 때를 기억할 수 있는지 한 번 보세요. 아마 자신의 진짜 모습을

깊이 느꼈거나 그 모습을 사랑했을 것입니다. 어쩌면 당신 자신의 특별한 본성에 대한 독특한 무언가를 받아들였을지도 모르죠. 진정한 자신처럼 느껴지는 그 경험에 푹 빠져보세요. 그 멋진 상태에서 호기심을 가지고 충분한 시간을 가지세요.

내담자가 자신의 내수용성 감각적 인식을 탐색할 수 있는 시간을 충분히 주어야 한다. 내담자가 '가장 자기 자신답다'라는 감각적 경험을 실제로 어떻게 느낄 수 있는지 알아차리도록 초대한다. 의자에 앉았을 때 체중의 느낌과 호흡이나 내장의 움직임, 안락함이나 편안함을 내담자는 어떻게 경험하고 있는가?

내담자가 이러한 상태에 잘 정착했다면, 작지만 관리하기 쉬운 작은 도전 과제를 소개하도록 초대한다.

이제, 어떤 도전이나 어려움을 겪었던 적을 한 번 떠올려보세요. 그것은 당신 자신이나 주변 환경과 힘겹게 싸웠던 때일 수도 있습니다. 성공적으로 극복하고 그 결과 당신이 성장한 상황일 수도 있습니다. 당신은 그 경험을 통해 지금 더 나은 사람이 됐다는 것을 알고 있을 겁니다. 그때를 떠올리며 자신의 현재 상태와 마음 상태를 스스로 탐색해 보세요.

내담자가 그 사건의 내용을 공유할 필요는 없다. 하지만 원할지도 모른다. 중요한 것은 내담자가 그 평범한 활성화의 기억 속에 있는 자신의 내수용성 감각적 경험을 알아차린다는 것이다. 그에게 그 기억과 관련된 어떤 자극도 오르락내리락할 수 있도록 시간을 주고, 그 결과로 생겨난 개인적 성장과 확장된 능력을 감각적으로 경험할 수 있도록 충분한 시간을 주어야 한다.

다음으로, 내담자가 계속 문제가 되는 상황이나 걱정거리의 가장자리를 살펴보라고 초대한다.

이제 다른 경험을 해 보겠습니다. 폭풍의 눈 안으로 들어갈 필요는 없습니다. 하지만 당신을 지속적으로 괴롭히는 것을 기억해 보십시오. 그 문제에 살며시 접근해 마음에 떠올렸을 때 어떤 일이 일어나는지 알아봅니다. 너무 불편하면 가장 자기답다고 느껴진 그곳에서의 경험을 이용해 각성된 기분을 조절해 보세요. 그 기억 속에서 당신의 존재 상태와 마음 상태를 탐색해 보세요. 무엇이 다른지 알아봅니다.

내담자가 경험하는 감각을 추적할 수 있도록 도와야 한다. 숨이 가빠지고 심장이 빠르게 뛰고, 달리거나 발로 차거나 주먹을 휘두르고 싶은 충동을 느낄 수도 있다. 속도를 줄이고 첫 번째 기억을 통해 경험했던 것보다 조절된 상태를 활용하여 이 어려운 경험의 속도를 관리하도록 격려해야 한다. 내담자는 초기의 '리소스 상태'를 사용함에 따라 횡격막이 이완되고 호흡이 깊어지고 심장이 느려지거나 근육이 부드러워지는 것을 느낄 수 있다. 당신은 내담자의 체화된 인식을 격려하고 내담자가 자신의 감각에 계속 머무를 수 있도록 도와야 한다.

각성의 파동이 적절한 범위 내에 머물러 있는 한, 그 물결 뒤에는 해결의 파동이 따라온다는 것을 믿어야 한다. 만약 내담자의 교감신경계가 너무 빠르게 과다 각성되는 것처럼 보인다면 부교감신경계의 회복을 위한 닻으로써 가장 자기답다고 느꼈던 내담자의 경험을 활용해야 한다.

마지막으로 내담자가 가장 자기 자신답다고 느꼈던 곳이나 가장 느끼고 싶어 하는 곳으로 다시 데려간다.

시간을 충분히 갖고 자신이 가장 자기 자신처럼 느꼈던 곳으로 한 번 돌아가 보세요. 그리고 그 경험에 푹 빠져보십시오. 몸을 인식해 보시고 알아차려 봅니다. 몸이 어떤가요? 무거운가요? 아니며 가벼운가요? 호흡이나 심장박동의 변화는 있나요? 의자에 앉아 있는데 자신의 몸무게가 다르게 느껴지나요?

이처럼 내담자가 더 좋은 조절 상태를 경험할 수 있도록 도와야 한다.

내담자 사례

샘은 1차 걸프전과 이라크 해방작전에 참전한 참전용사다. 그는 스마트폰의 모든 알람을 이용해 약속과 약 먹을 시간을 기억한다. 머리 부상과 전쟁 트라우마를 입기 전에는 마음이 했던 일들을 이제는 그 알람들이 대신해 주고 있다. 샘은 만성 두통과 근골계의 통증을 앓고 있을 뿐만 아니라 심신을 쇠약하게 만드는 불안과 불면증까지 앓고 있다.

톰은, 다양한 방법으로 내수용성 감각적 인식을 함양하기 위해 한 달간의 주간 세션 후에, 딸을 보기 위해 주말 동안 뉴욕으로 갔다. 지하철을 타고 가고 있는데 갑자기 그가 탄 칸에 사람들이 너무 많이 들어와 사람들로 꽉 찼다. 참전용사들 대부분은 많은 군중 속에 있으면 트라우마가 활성화된다. 샘은 보통 플래시백 현상을 겪곤 했다. 과거에는 그 같은 상황에서 톰은 폭력적으로 변해 자신이 한 일을 의식하지 못한 상태가 되곤 했다. 나중에 의식을 되찾고 보면, 수갑을 차고 감옥에 갇혀 있었다. 피가 어디서 어떻게 묻었는지 알 수 없었다. 또 어떻게 그곳에 왔는지도 기억나지 않았다. 그런데 이번에는 기차가 다음 정거장에 멈췄을 때 샘은 그냥 내렸다.

체화된 인식을 실습하는 세션을 몇 차례 받은 후, 샘은 자신의 트라우마가 활성화됐다는 것을 알아차릴 수 있었고 본능적인 반응을 피할 수 있었다. 그는 활성화된 조건에서 벗어날 수 있었다. 각성과 본능적인 반응 사이에서 숨 쉬는 공간을 발견했다. 그 소중한 순간에, 샘은 어렸을 때 부모님이 가르쳐 준 가치들을 생각해 내고 신중한 선택을 할 수 있는 자기 능력을 발견했다. 그가 자신의 시스템이 안정되도록 허용하는 동안 다음 기차가 왔고 그 기차는 사람들로 가득 차 있지 않았다. 샘은 자신이 괜찮아질 것을 알고 있었다. 기차에 올라탄 그는 십 대 딸을 만나기 위한 여정을 무사히 마칠 수 있었다. 딸은 이야기를 듣지도 않고 그에게 "오, 아빠 멋져요! 대단해요!"라고 말했다.

그 토요일 뉴욕에서 샘은 오래된 상황에 새로운 진동을 불어넣었다. 그리고 그는 혼자의 힘으로 새롭게 반응할 수 있었다. 그리고 샘의 딸과 기차 안의 모든 사람들, 뉴욕 경찰이 그것의 혜택을 받았다. 한 번의 마음챙김 호흡 덕분에 샘은 익숙한 상황에서 다르게 반응할 수 있었다. 아주 오랜만에 처음으로 자신이 자랑스러웠다. 자신감이 커졌고, 과거의 방식과 다른 삶으로 변화하고 발전하는 자신의 모습을 상상할 수 있었다.

마인드풀 터치:
보호하는 컨테이너로써 피부에 대한 체화된 인식 만들기

우리는 피부를 통해 다양한 감각을 느끼고, 피부가 원하는 터치의 성질과 위치, 성격, 종류에 대해 풍부하고 강한 감각이 있다. 침구사는 피부에 침을 꽂고, 물리치료사와 다른 의료 서비스 제공자들은 세션마다 내담자의 피부를 터치한다. 가장 큰 장기인 피부는 존중받아 마땅하고, 우리는 피부가 하는 말에 귀를 기울여야 한다! 우리가 내담자의 피부를 어떻게 대하는지 염두에 두는 것은 매우 중요하다.

피부는 흥분과 위협을 구분하는 중요한 기능을 하는데, 이는 트라우마 생존자들에게 매우 중요하다. 예를 들어, 피부는 간지럼이 재미있을 때와 그렇지 않을 때, 즉 통제력의 상실이나 주제성을 상실하는 순간을 정확히 알려 준다. 성적인 친밀감을 느끼는 동안 비슷한 장소에서 비슷한 강도로 터치할 수 있으며, 우리는 그것을 애정 어리거나, 기계적인 것으로 느끼거나 기분 좋은 것 혹은 위협적인 것으로 느낄 수 있다. 피부는 위험과 기쁨을, 연민과 착취를 확실하게 구분할 줄 안다.

피부의 감각신경 말단 덕분에 우리는 외부 세계의 조건과 변화에 주의를 기울일 수 있게 된다. 외부 현실을 감각적으로 경험할 수 있는 능력 때문에 우리는 언제, 어디서 열린 탐험의 세계로 돌아갈 수 있는지 알 수 있다. 피부의 감각 능력이 탁월하고 외부 세계와 터치하는 첫 통로이기 때문에, 피부는 트라우마의 경험을 저장하고 구분하는 기능을 할 수 있다. 피부는 트라우마 경험을 신체적인 기억으로 갖고 있기도 한다. 다양한 신체 조직의 역할에 대한 자세한 내용은 5장을 참조하라.

피부는 어디에서는 접근할 수 있다. 내담자가 무엇을 선호하는지에 주의를 기울여야 한다. 내담자가 어느 곳에서 터치를 안전하게 경험하는지, 피부를 직접적으로 터치하는 것을 좋아하는지, 아니면 옷 위에서 터치하는 것을 좋아하는지 주의를 기울인다. 어떤 것이 적절한 터치인지 하나씩 알아가려면, 먼저 손등을 사용해 내담자의 등을 터치해 본다. 팔다리의 안쪽보다는 바깥쪽을 먼저 터치해 본다. 즉, 취약하다고 느끼는 신체 부위는 피하는 것이 좋다.

피부가 주요 혈관이나 신경과 같은 중요한 구조물에 대해 더 민감하다는 것을 주목하는 것은 중요한 일이다. 이는 곧 서혜부와 복부, 얼굴, 눈꺼풀, 손가락 끝과 같이 우리 몸의 가장 연약하고 민감한 부위의 피부뿐만 아니라 무릎과 팔꿈치 안쪽의 접히는 부위의 피부가 가장 예민하고 반응적이라는 것을 의미한다. 허리처럼 더 튼튼한 부위는 덜 민감하고 감각 반응의 정상적인 부분으로서 감각을 조금 덜 전달한다.

치료 중 내담자의 피부에 터치할 때 목표는 다음과 같아야 한다.
• 유연하고 연속적인 '컨테이너'인 내담자의 감각을 지원해야 한다.
• 내담자가 불안정한 상태에 있고 강렬한 감각을 느낄 때라도 현재에 머물면서 안정감을 유지할 수 있는 능력을 키울 수 있게 도와야 한다.
• 내담자가 '나'와 '내가 아닌 것'을 구분하는 데 도움이 되는 촉각 인터페이스를 만든다.
• 내담자의 피부와 다른 장기 및 신체 조직 사이의 일관성을 구축하라.

피부 질환을 치료하고 있는 것은 아니라는 점을 명심해야 한다. 안전하고 유연한 경계를 가진 내담자의 감각을 탐구하고, '피부'에 저장돼 있을 수 있는 과다 각성이나 과소 각성의 상태를 조절하려고 피부를 이용하고 있다.

AAM의 경락 이론을 이용하여 피부 어디에 접근할지 선택할 수 있다. 폐경맥과 대장경맥은 어깨로부터 엄지와 검지까지의 통로를 말하는데, 대장 통로는 어깨 바깥쪽에 위치한 팔의 삼각근을 가로지른다. 여기에 주의를 기울이면 안전한 경계나 용기에 대한 감각을 느낄 수 있다. 이 통로는 시작하기에 좋은 장소가 될 수 있다.

치료자로서 우리는 문화마다 터치에 대해 서로 다른 관점을 가지고 있다는 것을 기억해야 하고, 또 피부의 다양한 감각이 가지는 의미를 똑같이 이해하고 있지 않다는 것도 기억해야 한다. 예를 들어, 북미 문화는 세계의 다른 문화와 비교했을 때 터치를 훨씬 적게 한다. 라틴 문화와 중동 문화는 대부분 사회적 상호 작용에서 일상적으로 풍부하게 터치하므로 대화하는 동안 터치가 없는 것을 이상하게 여기기도 한다.

게다가, 어떤 사람들은 통제와 지배 또는 고통스러운 의료 시술과 같이 터치가 학대적이거나 불편하고 두려운 방식으로 사용되는 것을 경험한 전력이 있을 수 있다. 따라서 일반적인 문화나 임상가와는 다르게 터치의 의미를 다르게 이해할 수 있다. 터치를 사용하는 모든 임상 전문가는 이러한 잠재적 차이를 고려하여 터치를 개입과 치료에 통합할 때, 내담자의 교육과 동의에 주의를 기울이는 것이 중요하다. 5장에서는 임상 환경에서 터치를 사용할 때의 다양한 이점과 주의 사항에 대해 더 자세히 다룬다. 전문적인 분야에서 터치를 사용하는 것이 익숙하지 않다면 5장을 먼저 읽을 것을 권한다. 그런 다음에 생존자 유형에 관한 각각의 장에서 설명된 구체적인 터치 실습을 읽는 것이 좋을 것이다.

다음은 피부와 관련하여 터치 사용을 시작하는 데 사용할 수 있는 기본 프로토콜이다.

- 내담자에게 피부의 특성과 터치의 사용법을 탐구하는 것이 도움이 될 것이라고 당신이 생각하는 이유를 알려 준다. 터치해도 되는지 내담자에게 허락을 받고, 터치의 위치와 압력의 정도 등을 합의한다. 몸에서 덜 민감한 곳에서부터 터치를 적정titrate하게 시작한다.
- 내담자의 피부에 주의를 기울여야 한다. 내담자에게 피드백을 요청하고 호기심을 가져야 한다. 내담자도 호기심을 갖게 하는 것

이 좋다. "어떤 것이 더 좋으세요? 한 손이요? 두 손이요? 오른쪽부터 시작할까요? 아니면 왼쪽부터 할까요? 손등이 더 좋으세요? 아니면 손바닥이 좋으세요?"

- 경계의 기관이자 안전한 갑옷의 구조물로서 피부에 주의를 기울인다. 먼저 주의를 손바닥 바로 아래에 준다. 일단 내담자와 당신 자신이 안정된 관계를 맺어야 한다. 그런 다음에, 당신은 아직 손을 움직이고 있지 않지만, 관심을 전신의 피부로 서서히 확장해 나가리라는 것을 내담자에게 알려 주어야 한다. 관심을 가지는 위치와 범위를 확장해 나가면서 내담자도 내수용성 감각을 이용해 인식하도록 초대한다. 내담자의 피부는 가장 원초적인 보호 갑옷이라는 인식을 유지해야 한다. 당신의 의도는 내담자가 피부 경험에 대한 인식을 불러일으킬 것이다.

- 내담자에게 당신의 손과 컨테이너로써의 피부가 존재하는 것에 대하여 내수용성 감각적으로 인식할 수 있도록 초대한다. 손 바로 아래의 국소 부위에서 경계 기관으로써의 피부를 전체적으로 경험하는 것까지 당신의 인식과 주의를 이동시키며 틱톡 연습을 하라. 그러한 당신 의식의 변화를 내담자가 내수용성 감각적으로 인식할 수 있도록 초대하라. 내담자의 피부에 대한 전반적인 관심이 너무 활성화되면, 당신의 손 바로 아래 국소 부위로 주의를 돌려 의식의 범위를 좁혀야 한다.

- 내담자가 어떤 경험을 하는지 의식을 놓치지 말고 집중해서 관찰해야 한다. 만약 당신의 마음이 방황했을 경우, '나는 방황했지만, 다시 돌아왔다'라고 마음속으로 주의를 환기한다. 이것은 내수용성 감각 측면에서 피부와의 관계가 손상된 내담자에게 특히 중요하다. 그뿐만 아니라 내담자가 터치 경험에 집중하고 필요한 피드백을 하려면, 당신은 집중적으로 관심을 쏟아야 할 것이다.

내담자 사례

내가 베트남 참전용사인 앤드류를 처음 만났을 때, 그는 "제가 왜 침구사를 만나야 하나요? 그 누구도 제게 침을 꽂을 순 없어요!"라고 말했다.

우리는 침을 쓰지 않을 것이라고 앤드류에게 말했다. (침에 긴장하는 사람들에게 침을 맞으라고 강요하고 싶지 않았다. 사실 침을 사용하는 일은 이 책에서 다루는 내용을 벗어난다.)

나는 앤드류를 테이블 위에 앉게 한 다음, 그냥 터치만 할 텐데 그 터치를 앤드류가 편안하게 느낄지 아닐지 확인했다. 앤드류는 터치에 동의했다. 내가 그의 팔을 잡았을 때, 그 팔 안쪽으로 나 있는 깊고 어두운 흉터가 보였다. 그의 두 발은 심하게 부어있었다. 앤드류는 "당신이 본 게 다가 아닙니다." 하면서 종아리를 보여주었다. 종아리의 피부는 부어 있었고, 뾰루지가 나 있었으며, 딱딱하고 부풀어 오른 자국들이 가득했다. "고엽제에요. 고엽제 때문에 제 피부는 독살됐어요. 제가 괴물 같아 보이죠?"

앤드류는 테이블 위에 모로 누웠다. 내가 터치를 팔뚝 뒤쪽부터 시작하겠다고 말하자 그도 동의했다. 내 안에서 이 남자에 대한 애정이 가득 차올랐다. 앤드류는 친절이나 위로, 보살핌의 터치를 거의 받아본 적이 없었던 것 같았다. 처음 도착했을 때 그가 느꼈던 불안함은 사라졌다. 그의 호흡은 커지고 심장 박동은 느려졌다. 몸이 이완되는 것이 느껴졌다. 시간이 잠깐 흐른 뒤, 앤드류는 나를 올려다보고 "손 좀 보여주세요"라고 말했다. 나는 그에게 손을 보여주었다. 그는 "너무 부드러워요"라고 말했다. 한참 조용히 있던 앤드류는 "다음에는 침을 사용해도 됩니다. 이제 저는 당신을 신뢰해요"라고 부드러운 목소리로 말했다.

그 후 3~4개월 동안 지속된 치유 과정에서 앤드류는 나를 더욱더 신뢰하게 되었다. 나는 터치와 침을 이용해 그가 내수용성 감각적 인식을 더 많이 할 수 있도록 유도했다. 앤드류는 몸과의 치유적 관계를 더 발전시켰다. 앤드류는 활기차게 이야기했고 그 내용도 더 실질적이었고 덜 공허해졌다. 그는 다른 사람이 자신을 '고쳐야 한다.'는 수동적인 태도에서 벗어나 스스로의 역할을 받아들이기 시작했고, 그런 후부터 앤드류는 인생을 즐기기 시작했다. 몇 년 만에 처음으로 동네를 산책했고 기분이 좋았다. 치료에 오기 전에 샤워를 하고 면도도 했다. 고기와 감자를 요리해 아내를 위한 저녁 식사를 차렸다. 그는 압박 스타킹을 착용하고 보청기를 사용하기 시작했다.

앤드류는 내수용성 감각적 인식을 더 많이 하면서 삶을 더 온전히 받아들이게 됐고, 그가 맺은 자신과의 관계 그리고 아내 및 세상과의 관계가 더욱더 발전했다.

외상성 스트레스 후
횡격막 시스템의 조절력regulation 회복하기

우리는 금속 요소의 맥락 안에서 이를 소개한다. 호흡 횡격막은 격막 시스템에서 중심적인 역할을 하고 몸 전체에 인식과 기를 나누어주는 일을 하는 폐와 특별히 연결되어 있기 때문이다. 신체 격막 시스템은 정골의학에서 차용한 개념이다. 호흡기의 횡격막이 유일한 진정한 격막이지만 우리 몸을 분리하고 포함하는 역할을 하는 추가 구조들이 이 모델에 포함돼 있다. 이것은 트라우마 생존자들의 에너지 신체에서 움직임, 보호, 붕괴를 다루는 데 유용한 개념적 틀이 될 수 있다. 호흡기

195

횡격막이 격막 시스템에서 중심적 역할을 하고 몸 전체에 인식과 기를 분배하는 역할을 하는 폐와 특별한 관련이 있기 때문에 금속 요소의 맥락에서 이를 소개한다.

격막 시스템은 줄에 달려 있는 일종의 종과 같은 기능을 한다. 종 하나가 진동하면 다른 종들도 공명해 진동하기 시작한다. 따라서 격막 하나의 긴장과 붕괴 상태는 다른 격막으로 전달되며, 그 사이에 있는 장기와 조직의 기능에 영향을 미친다. 모든 장기가 격막 사이에 있기 때문에, 그 어떤 요소나 장기 시스템이나 어떤 생존자 유형의 장애와도 작업하는데 격막 시스템을 사용할 수 있다.

이 시스템에서 각 격막들은 종과 용기 구조의 시스템으로 다음 가장 가까운 격막과 관련된다. 아래 그림 6-1에서 볼 수 있듯이 일곱 개의 기본 격막들은 모두 다음과 같은 유사한 형태를 공유한다.

1. 정수리Crown: 전두골과 후두골 그리고 정수리뼈 아래에 있는 경막dura 부분. 이 격막은 두개골 상단의 반구dome 안에 포함되어 있다.
2. 천막Tentorium: 이것은 소뇌와 후두엽을 분리한다. 두개골의 중앙 부분에 있으며 눈 뒤에서 머리 바닥 근처의 두개골 뒤쪽의 융기 부분까지 확장된다.
3. 두개골 기저부Cranial Base: 두개골 바닥에 있는 경막dura의 부분. 두개골 바닥에서 머리 뒤쪽에 붙어 머리 바닥에서 용기를 형성한다.
4. 어깨Shoulder: 가슴 상단에 뚜껑을 만드는 구조물. 폐의 정점apex, 상부 흉추와 쇄골, 종격동mediastinum의 상부 경계를 포함한다. 어깨 거들의 아치를 포함한다.

1. 정수리Crown

2. 천막Tentorium

3. 두개골 기저부Cranial Base

4. 어깨Shoulder

5. 호흡기respiratory

6. 골반 용기Pelvic Bowl

7. 발바닥Plantar

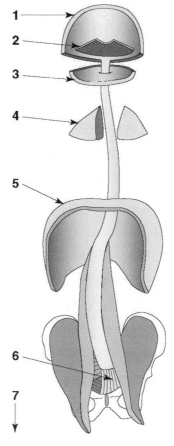

그림 6-1 기본 격막들

5. 호흡기respiratory: 흉곽 기저부에 부착된 근육질의 반구dome로, 가슴둘레 전체에 걸쳐 있다. 유일한 진정한 횡격막이다. 우리 몸의 흉강과 복강을 분리하려 흉강 내에 진공을 제공하여 폐에서 공기를 끌어들이고 배출하는 데 도움을 주는 완전한 밀봉 장치이다.

6. 골반 용기Pelvic Bowl: 방광과 대장 그리고 자궁을 지탱하는 골반의 뼈 구조에 연결된 일련의 근육 띠이다. 복압을 유지하고 요도와 항문 괄약근의 억제력을 유지하는 데 도움이 된다

7. 발바닥Plantar: 족저근막은 몸의 아래쪽과 위쪽에 컨테이너가 있

어, 즉 머리부터 발끝까지 시스템의 균형 감각을 만들어 내기 위해 이 이론적 틀에 포함하였다. 격막 시스템을 전신 공명 시스템으로 간주하고 있기 때문에, 하지도 그 공명 시스템에 포함시키고자 한다.

외상성 스트레스 상황에서 격막의 역할은 극심한 위협적인 경험에 대해 참을 수 없는 감정과 반응을 담고 있는 것이다. 압도적으로 생명을 위협하는 경험 속에서 우리는 격막의 도움으로 기억하는 것 자체가 쉽지 않은 것들을 담을 수 있게 한다.

잠재적인 위협의 첫 징후가 포착되면, 호흡기 횡격막이 꽉 조여지고 숨이 막힌다. 어렸을 때 '다 큰 남자애(또는 여자)는 울지 않는다.'는 말을 반복적으로 들었다면, 우리는 울고 싶은 충동을 수없이 많이 호흡기 횡격막에 저장했을 수 있다. (울지 않기 위해 횡격막을 조였고, 그 경험은 호흡기 횡격막의 조직 기억에 저장된다.) 실제로 공포를 경험하는 것보다, 또는 두려움을 경험하는 것과 울지 말라고 하는 양육자의 요구 사이의 불협화음을 경험하는 것보다, 호흡기 횡격막을 수축시키고 눈물을 멈추고 숨을 참는 것이 훨씬 낫다.

호흡기 횡격막은 움직임을 통해 들숨과 날숨을 일으킨다. 우리 몸의 가장 먼 곳까지 기와 인식과 호흡을 내보내는 폐의 기능과의 독특한 관계 때문에, 호흡기 횡격막은 보통 전체 격막 시스템과 함께 작동하기 위한 주된 위치에 있다.

눈물을 참는 데 익숙해지면 호흡기 횡격막의 수축이 격막 시스템을 통해 신체의 나머지 부분에 '줄에 달린 종'의 비유처럼 에너지적으로 전달될 수 있다. 이러한 신체적 전략은 자기 조절을 위한 대체물이 된다.: 마치 내가 이것을 관리하고 있다는 느낌을 만들 수 있다. 내가 억누른 채 느끼지 않는다면 나는 두렵지 않을 것이다.

목적을 생각해 보면, 횡격막은 정서 및 활성화의 조절기로 볼 수 있다. 그것은 강렬한 과다 각성으로 인해 발생할 수 있는 통제 불능 상태가 된 후 때때로 압도적인 붕괴로 이어질 수 있는 반응을 억제하는 데 도움이 된다. 1차 격막들은 몸 전체로 공포를 경험했을 때 나타나는 감정들을 담아내는 중요한 컨테이너 역할을 한다. 그것들은 폭발이나 토네이도에 휩쓸리거나 전쟁터에서 반복적이고 압축된 공포 경험에 대응할 수 없을 때와 같이 우리 몸 전체에 반향을 일어나는 것들을 담아낸다. 그런 경험에서 가장 심각한 손상을 입는 것은 핵심 장기들과 뇌이며, 우리는 1차 격막들로 그러한 기관들의 각성을 억제하려고 시도한다.

높은 열이나 출생 시 저산소증, 불가피한 수술, 아동학대의 경험같이, 생명의 위협을 받는 일이 벌어졌을 때 싸움이나 회피 반응을 성공적으로 동원할 수 없는 유아들도 마찬가지로 공포감을 억누르기 위해 그 역학적 시스템을 사용할 수 있다. 이런 어린 시절의 경험은 성인으로서 상황적 트라우마에 대응하는 능력에 영향을 미칠 수 있으며, 이 역학적 시스템을 더욱 손상시킬 수 있다.

생존을 위협하는 근원이 무엇이든 간에, 우리의 격막 시스템은 홍수를 막아주는 댐 같은 역할을 한다. 견딜 수 없는 경험의 해로운 영향으로부터 우리를 보호해 준다. 절망적인 공포는 반드시 담겨 견뎌낼 수 있는 것으로 되어야 한다. 격막 시스템은 모든 것이 괜찮은 것처럼 느껴지는 내적 경험을 만드는 데 도움이 된다. (실제로는 그렇지 않은 경우에도 말이다). 우리는 '이것을 느낄 수 없는' 상태에 도달하기 위해 할 수 있는 모든 것을 할 것이다. 이것이 바로 생명을 위협하는 경험을 겪은 생존자들이 얼어붙음이나 조임 상태에서 벗어날 수 있게 도우려면 격막 작업이 매우 중요한 이유다.

내담자의 체질에 따라 생존자의 격막은 과긴장(단단히 조이고 고정된 상태)으로 남아 있거나 저긴장(붕괴되고 이완된 상태) 상태가 되어 있을 수 있다. 격막이 과긴장되거나 수축되어 있는 것이 일반적인 상태이다. 이러한 생존자들은 몸과 마음, 감정, 영혼이 딱딱하게 굳어져 있는 것을 보여 준다.

저긴장 유형은 장기적으로 더 큰 위험을 수반한다. 내담자의 몸뿐만 아니라 정신과 영혼에도 전체적으로 탄력이 부족할 것이다. 이 생존자는 호흡하는 능력이 억제되거나 근골격계의 긴장도를 유지하지 못하거나 소화 능력이 부족해 영양을 흡수하는 능력이 손상되어 영양실조의 위험에 처할 수 있다.

신체 부상이나 수술을 받은 후에도 우리의 격막 시스템에는 건강에 심각한 영향을 줄 수 있는 조임이나 붕괴가 있을 수 있다. 이러한 조임이나 붕괴는 신체 부상으로부터의 회복에 지대한 영향을 미칠 수 있다. 만약 우리의 조직이 너무 단단하고 팽팽하다면, 기/에너지가 그런 조직들 사이로 흐를 수 없다. 조직이 너무 붕괴돼 있으면, 조직에는 기를 전달할 만한 탄력이 없을 것이다. 신체적 치유 기능이 제대로 발휘되지 못하고 불안이나 악몽, 우울로 나타날 수도 있다.

격막 기능의 과다 각성과 과소 각성은 생명의 위협을 감지하는 장벽barrier과 같은 기능을 하며, 몸 전체에 퍼지는 반향을 완충해 주거나 전혀 느끼지 못한다. 위협이 닥쳤을 때 이는 매우 유용한 생존 메커니즘이지만, 질병과 사망률에 영향을 미칠 수 있는 수많은 결과를 초래한다.

생존자들은 견딜 수 없는 기억으로 발생하는 높은 수준의 정동을 관리하기 위해 고립이나 알코올 중독, 약물 중독, 음식 중독, 또는 일이나 쇼핑, 섹스와 같은 전략을 사용한다. 본질적으로 조직이나 생각을 붙잡거나 무너뜨리는데 기여하는 모든 행동은 일종의 관리 전략으로 작용할 수 있다.

격막 시스템은 생존자들 대부분이 5장에서 소개한 캐시 케인과 스테판 터렐이 '가짜 인내의 창'이라 명명한 것을 유지하는 한 가지 방법이다. 격막 시스템을 사용해 압도적인 생명의 위협을 느끼는 경험을 제한함으로써 수면은 진정되지만, 그 대가는 매우 크다. 격막들을 작업하면 내담자의 관리 전략 아래에 있는 높은 수준의 정동과 활성화에 접근하는 데 도움이 될 수 있다.

격막은 관계적인 시스템이므로 그 사실을 염두에 두고 터치할 필요가 있다. 예를 들어, 당신의 손과 의식이 호흡기 횡격막에 있을 때, 내담자는 어깨나 골반의 근위 격막에서 감각을 느낄 수 있다. 그 격막과 서로 간의 관계에서 조절된 탄력으로 돌아갈 수 있도록 돕기 위해 손과 주의를 다른 격막으로 옮길 수 있다.

트라우마의 관점에서 격막을 가지고 작업할 때는 적정titration이 중요하다. 격막은 충격적인 사건과 관련된 두려움이나 분노, 무력감, 기타 감정들을 제동하는 메커니즘으로 사용되기 때문에, 격막에 그렇게 높은 수준의 활성화를 담아내는 일은 상당히 부담스러운 일이다. 만약 격막이 역할을 제대로 못하면, 감정적이고 에너지적인 방출은 (댐이 무너지는 것처럼) 몸-마음-감정-영혼을 완전히 파괴할 수 있다. 한 발은 브레이크를 밟고 다른 한 발은 액셀을 밟고 있는 운전자의 전형적인 이미지를 생각해 보라. 운전자가 브레이크에서 갑자기 발을 떼면 차는 통제 불능 상태로 회전하게 된다. 격막을 작업하는 우리의 목표는 충격 진동이 천천히 한입 크기의 조각으로 바뀐 다음 분산되도록 하는 것이다. 마치 브레이크에서 천천히 발을 떼면서 에너지 일부가 나오게 하는 것과 같다. 적정 개념에 대한 자세한 내용은 5장을 참조하라.

격막들은 하나의 시스템으로 함께 작동하기 때문에 나머지 격막에서 상당한 반응을 일으키지 않는 이상 단일 횡격막에서만 작업하여 완전히 열리도록 할 수 없다. 앞서 언급한 구식 껌 기계의 껌과 마찬가지로 하나를 뽑으면 나머지가 모두 움직이듯이, 하나의 격막을 조절하기 위해 작업하면, 그에 따라 전체 격막 시스템의 관리 전략이 바뀔 것이다. 하나의 격막에서 작업할 때, 그것에서 일어나는 움직임이 몸 전체의 전반적인 시스템에 미치는 영향을 찾아보라. 한 영역의 일관성은 모든 영역의 일관성을 지원한다.

격막 시스템을 작업하는 가장 일반적인 패턴은 격막 하나를 짧게 작업하는 것이다. 흔히 호흡기 횡격막(그림 6-2) 또는 어깨 격막(그림 6-3)에서 시작해 다음으로 가장 가까운 격막으로 이동하여 짧게 작업한다. 그 시점에서 내담자의 반응이 아주 적정한지, 또는 감당할 수 있고 충분히 통합되었는지를 평가하여 추가 격막으로 작업하는 것을 고려한다. 작업을 시작할 때 두 개의 격막으로 작업을 하는 것만으로도 내담자의 반응을 시작할 만하며, 추가 격막으로 작업을 시작하기 전에 통합을 위한 시간이 필요한 경우가 종종 있다. 일반적으로 우리는 수축된 격막의 제동 작용이 풀릴 때 강한 반응이 있을 수 있다고 가정하기 때문에 한 세션 안에서 세 개 이상의 격막으로는 작업하지 않는다.

우리는 격막 사이의 관계에서 안정성을 찾고 있으며, 이는 느리고 깊은 호흡, 전신whole-body을 통해 움직이는 호흡, 근육의 조절된 탄력과 모든 신체 시스템의 편안함 등 전신의 일관성이 향상되는 것으로 나타난다.

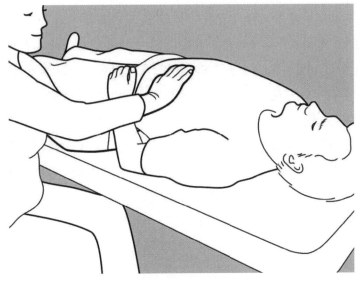

그림 6-2 호흡기 횡격막 터치하기

격막 모델을 사용하면 신체의 공명하는 에너지를 통합된 전체로서 작업할 수 있다. 시간이 지남에 따라 기가 전체 격막 시스템을 통해 이동하면서 각각의 종들을 차례로 부드럽게 울릴 때 격막의 변화를 느낄 수 있는 능력을 개발할 수 있다. 매우 주의 깊은 관찰력을 키워 내담자로 하여금 내수용성 감각적 인식을 하게 요청하고 당신이 관찰한 것이 맞는지 확인하거나 교정하도록 초대해 본다. 격막의 작은 부분 하나가 움직일 수 있다면 어떤 일이 일어나는가? 이전에 너무 꽉 조여 있거나 붕괴되어 있어서 느낄 수 없었던 부분으로 호흡이 들어가면 어떤 일이 일어나는가? 내담자 신체의 나머지 부분에서는 어떤 일이 일어나는가? 관리 전략으로 내담자가 격막을 사용하는 가장 작고 국소적인 측면의 움직임을 찾아본다. 내담자가 하나의 격막에서 긴장을 해제할 때 다른 모든 격막에서 어떤 일이 일어나는지 살펴본다.

해부학과 생리학에 익숙하지 않더라도 당신이 내담자에게 전적인 관심과 의도를 가지고 손을 근처에 위치시키면, 내담자의 횡격막에 저장된 조임이나 붕괴에 접근하고 깨울 수 있다고 믿어도 된다. 격막을 다루면서 해부학과 생리학을 점점 더 많이 알게 되고 이해하게 될 것이다. 특히 내담자의 내수용성 감각 시스템은 현재 당신이 함께 있고 안전하다는 것을 알고 싶어한다. 손의 위치에 대해 '미세하게 조절할 수 있다'는 것을 내담자에게 알려야 한다. 이렇게 하면 내담자의 생리에 대해 배울 수 있고 내담자가 내수용성 감각을 키울 수 있는 또 다른 기회를 만들 수 있다. 개념적으로, 우리는 신체 내부에서 강하게 붙잡고 있는 것을 주변부로, 결과적으로는 몸 밖으로 이동시키고자 한다. 그러나 그렇게 하기 위해서는 그 에너지적 작업을 위해 주변부를 준비시켜야 한다.

이미 논의된 주요한 격막들 외에도 수많은 이차적인secondary 격막이 있다. 눈구멍이나 입, 관절 등 우리 몸에서 종이나 그릇처럼 구조화된 공간을 발견할 수 있는 모든 위치는 이러한 맥락에서 다루어지고 활용될 수 있다. 일차 격막이 움직일 때 이차 격막이 열리지 않으면 주변 부위에 통증이 느껴지고 폭발적인 느낌을 받을 수 있다. 움직임 반응을 부드럽게 해야 하는 완충 장치가 제대로 작동하지 않은 것이다. 8장에서 자기 보호 반응을 회복하는 맥락에서 이차 격막을 다루는 방법을 알아볼 것이다.

내담자를 관찰하면서 다음과 같이 스스로에게 물어보라: 중심부와 주변부 중 어디에서 더 높은 전하가 발생하는가? 낮은 전하, 더 균형 잡힌 톤, 호흡의 움직임이 가장 큰 격막부터 작업하는 것이 좋다. 일차 격막이 신체 중심부에서 더 높은 전하량을 관리하고 있다면, 먼저 관절의 이차적인 격막부터 작업하여 외부로 풀어주어야 한다. 이차 격막이 말초에서 더 높은 전하량을 관리하고 있다면 먼저 일차 격막을 안정화시킨 다음 말초로 이동해야 한다.

격막의 긴장된 반응(높은 교감신경계적 전하량)을 유지하는 사람은 팽팽하고 뻣뻣해 보일 것이다. 그들은 안절부절못하거나, 각성 상태를 관리하기 위해 뛰거나 움직일 필요가 있을 수도 있다. 반대로, 격막에 붕괴나 얼어붙음 반응을 경험하는 사람은 몸통이 "흐릿한" 느낌이 들 정도로 부드럽거나 톤이 부족해 보인다. 그들은 움직이려는 동기나 의욕이 거의 없으며 그냥 '소파에 누워있는' 상태를 선호한다. 생존자들은 대부분 긴장과 붕괴의 양상이 혼합된 패턴을 가질 것이며, 격막을 작업하는 것은 전반적인 조절을 회복하는 데 도움이 될 수 있다. 두 가지 중 어느 상태이든 터치하고 주의를 기울이면 그 상태들이 톤을 회복하고 더 조절된 상태가 되게 할 수 있을 것이다.

격막 모델을 사용하면 강렬한 정동을 잡고 있는 신체 부위로부터 비교적 안전한 거리에서 작업을 시작할 수 있다. 더 낮게 충전된 격막을 해결하고 나면, 더 높게 충전된 격막에 더 쉽게 접근할 수 있다. 주요 일차 격막을 작업할 때는 어깨 격막이나 호흡기 횡격막을 먼저 작업하는 것이 일반적이다. 그런 다음 호흡기 횡격막의 긴장이나 붕괴를 풀고나면 골반 격막으로 옮겨갈 수 있다. 골반 격막(그림 6-4)의 경우, 특히 성과 관련된 트라우마 생존자는 너무 크게 반응할 가능성이 크지만, 격막의 조절 장애는 더 조절되는 호흡기 횡격막에서 나오는 움직임을 통해 접근할 수 있다. 마찬가지로, 어깨 격막의 조임이나 붕괴를 해결하면 두개 격막(그림 6-5)이 열리도록 유도할 수 있지만 외상성 뇌손상의 이력이 있는 경우 이 격막은 직접 작업하기에는 너무 민감하다.

한 세션에서는 한두 개 또는 최대 세 개까지만 작업하는 것이 가장 좋다. 드물게 그 이상을 작업하는 경우도 있다. 격막 하나를 움직이면 그것은 자연적으로 공명하는 진동 시스템을 통해 인접한 격막에게 영향이 미친다. 그것은 각각의 격막들이 인접한 격막들과 함께 더 많은 조절을 받게 하는 자극을 일으킬 수 있다. 또는 격막이 담고 있는 공포를 풀어주고 경험하게 하는 것에 대한 두려움 때문에 조일 수도 있다. 내담자가 격막 전체에 진동과 움직임을 놓아주고 허용할 만큼 아주 안전하다고 느끼기 위해 초기에는 각 격막의 어느 정도의 긴장tension이 필요할 수 있다.

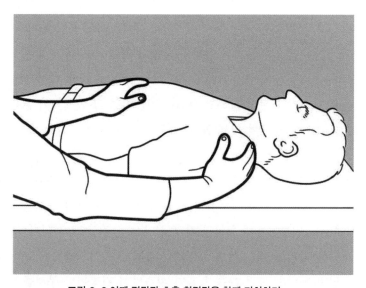

그림 6-3 어깨 격막과 호흡 횡격막을 함께 터치하기

206

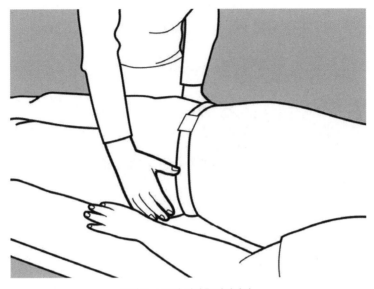

그림 6-4 골반 격막을 터치하기

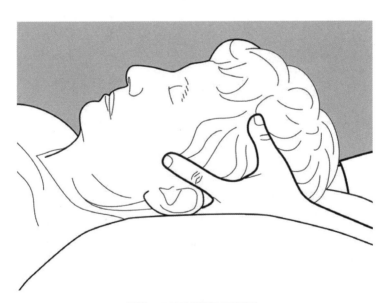

그림 6-5 두개 격막을 터치하기

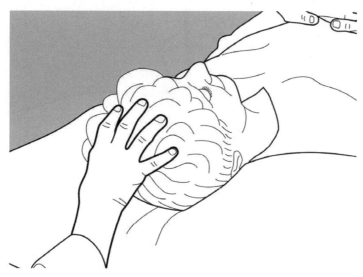

그림 6-6 정수리 격막을 터치하기

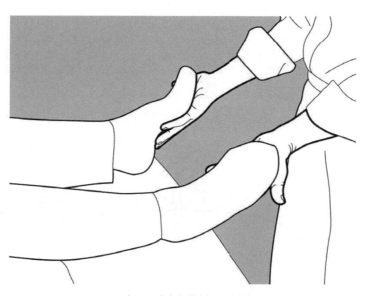

그림 6-7 발바닥 격막을 터치하기

격막이 움직이기 시작하면 내담자의 격막 시스템에 저장된 과다 각
성이나 무력감, 공포의 경험이 다시 나타날 수 있다. 오래전에 억눌렸

던 생존 에너지는 내담자의 신체 조직에 중단된 생존 노력으로 남아있으며, 이는 가동화와 완료가 필요하다. 내담자를 공포에 떨게 한 상황이 지금 벌어진 것은 아니지만, 마치 지금 여기 있는 것처럼 그렇다고 느낄 수도 있으며, 내담자는 가동화를 다시 한번, 아마도 더 강력하게 차단함으로써 대응할 수도 있다. 내담자에게 미완의 대응이 완료돼 결실을 보게 하는 것과 위협 대응 주기를 건전한 결론에 이르게 하는 것의 중요성을 말해 주는 것은 내담자가 이 과정을 신뢰할 수 있도록 하는 데 중요할 수 있다.

수축한 격막의 관리 전략을 해체하는 것은 두려운 일이다. 그 전략이 오래전 충분히 동원할 수 없었던 자기 보호 반응의 무력함에서 비롯되었다는 것을 기억하라. 우리가 그 에너지를 다시 동원하도록 초대하면, 그것은 애초에 그 에너지를 차단해야 했던 역사적 사건과 직접적인 연결을 활성화할 것이다. 과거에 가동화 반응을 중단한 것은 몸 지혜의 전략적인 산물이었다. 얼어붙음 반응을 잘 활용하는 것은 부끄러운 일이 아니다.

격막을 사용해 작업할 때 앞으로 나오는 에너지가 내담자를 죽일 것 같은 느낌을 줄 수 있지만, 사실 그것은 내담자 자신의 삶을 위해 싸웠던 엄청난 노력을 다시 경험하고 있다. 내담자는 과거에 자신이 할 수 없었던 일을 완료하기 위해 달리기나 밀기, 구르기와 같은 행동을 동원해야 할 수도 있다. 내담자의 안전을 위해 보통은 물리적으로 실행하는 것보다는 그러한 동작을 수행하는 것을 상상하게 하는 것이 가장 좋다. 특히 트라우마 사건과 관련된 심각한 증상이나 신체적 상처를 입은 내담자의 경우, 증상을 악화시키거나 다시 상처를 입을 수 있는 갑작스럽거나 극단적인 움직임을 하지 않도록 하는 것이 중요하다.

이러한 격막 반응은 생존 노력의 영향으로 인해 발생하여 자동으로 일어나는 경향이 있기 때문에, 코칭을 할 때 지시적일 필요가 있다. "여기는 당신이 얼어붙지 않는 곳이에요. 그 당시에 당신이 그 강도를 발차기하는 것이 안전하지 않았지만, 이제는 당신을 방어할 힘과 능력을 경험할 수 있어요. 스스로 멈출 필요가 없어요. 계속 숨을 쉬세요." 그들이 가동화 반응을 멈추지 않았을 때 어떤 느낌이 드는지 알아차릴 수 있도록 도와야 한다. "바로 이것이 우리가 만들려고 했던 상태예요. 이것이 당신이 이기는 방법이에요. 이 에너지가 앞으로 나오도록 하세요. 이것이 당신의 생명력이에요. 이것이 당신이 살아 있다는 것이에요."

다음과 같은 언어를 사용하라. "다리를 통해 내려오도록 하세요. 골반을 여세요. 어깨를 여세요. 호수 속에 있는 풀, 바다의 해초, 바람에 흔들리는 버드나무같이 되어보세요. 움직이고 흐르게 하세요." 내담자가 이러한 감각의 방해에서 벗어나는 방법을 배우도록 하여 시스템 속에서 움직이는 에너지와 생명력을 경험하는 방법과 새로운 관계를 발전시킬 수 있도록 하라.

기존 관리 전략이 해체되면서 새로운 증상이 나타날 수 있다. 예를 들어, 내부의 조절 장애가 외부로 이동함에 따라 피부 발진이 발생할 수 있다. 고관절과 무릎 격막이 덜 조이고 다리를 통한 움직임이 더 큰 신체 조직으로 이동함에 따라 발목 불안정성이 발생할 수 있다. 내담자가 이러한 반응의 이점을 이해하도록 돕는 것은 내담자가 생존 반응을 완료하고 평형 상태로 돌아갈 수 있도록 격려하는 데 중요할 수 있다. 격막과 함께 작업하는 우리의 의도는 시스템이 생존 반응에 대한 더 큰 힘을 얻는 것이다. 격막이 균형과 탄력성을 회복하면, 공간감이 나타난다. 컨테이너가 더 커지면 그 안의 전하량이 많아도 그다지 많게 느껴지지 않을 것이다. 이렇게 넓어지는 공간감과 함께 삶을 관리할 수 있는 내담자의 능력도 함께 확장될 것이다.

이 시스템의 활성화 수준이 높지 않은 내담자에게 격막 작업을 사용하도록 선택할 수도 있다. 이는 세션을 마무리하고 몸 전체에 통합과 응집성을 가져오는 멋진 방법이 될 수 있다.

항상 격막을 하나의 시스템으로 생각하며 작업해라. 여기서 조금 열고, 다른 곳으로 갔다가 다시 돌아오는 식으로 격막 사이의 역동적인 관계에서 안정성을 찾고, 이는 더 큰 전신의 일관성, 즉 느리고 깊은 호흡과 전신을 통해 움직이는 호흡, 근골격계의 긴장 완화, 그리고 당신과 내담자 모두의 편안함으로 나타난다.

내담자 사례

마리아는 3년 동안 골반과 어깨를 포함한 대부분의 관절에 만성 통증을 겪었다. 다양한 테스트와 검사를 거친 후 임상가들은 통증에 대한 특별한 이유를 찾을 수 없었다. 하지만 그 통증은 마리아가 일하지 못할 정도로 심각했다. 나는 마리아에게 통증이 시작되기 전 몇 달 또는 몇 년 동안 무슨 일이 있었는지 부드럽게 물었다. 그녀는 처음 통증을 느끼기 시작하기 약 6개월 전에 동네 편의점에서 강도 사건을 목격한 적이 있다고 밝혔다. 마리아는 당시 가게 안에 있었고 강도 사건 당시에는 뒤에 숨었지만, 가게 점원과 가게를 털고 있는 두 남자가 대치하는 소리를 들었다. 게다가 그녀는 점원에게 중상을 입힌 총소리도 들었다. 마리아는 점원이 도움이 필요하다는 것을 알았지만 경찰과 구급차가 도착할 때까지 몸을 움직일 수 없었고, 119에 전화를 건 사람은 다른 손님이었다.

마리아가 그 사건을 설명했을 때, 나는 그녀가 겁에 질려 숨을 가쁘게 쉰다는 것을 알아차렸다. 나는 그녀를 테이블로 초대하고 그녀의 흉곽에 물리적 터치를 함으로써 그녀의 호흡을 도와도 되는지 부드럽게 물었다. 숨이 천천히 돌아오자 마리아는 울기 시작했다. 그녀는 헐떡이는 숨과 함께 자신이 얼마나 무서웠는지, 그리고 점원을 도울 수 없었던 것에 대해 얼마나 끔찍했는지 이야기했다. 나는 그녀가 호흡을 천천히 하도록 유도했고 호흡과 함께 어깨도 부드럽게 움직이게 했다.

몇 주 동안 진행된 각각의 세션에서 마리아는 점점 더 많은 움직임과 호흡을 허용했다. 그녀는 자신의 얼어붙은 상태가 압도적인 두려움에 대한 자연스러운 생존 반응이라는 것을 이해하면서 점원뿐만 아니라 자신에 대한 연민을 느꼈다. 그녀와 나는 각 관절이 어떻게 숨을 쉴 수 있는지 부드럽게 탐구하여 작은 움직임으로 격막들을 풀고 열었다. 그녀의 통증은 호흡과 어깨의 움직임이 돌아오면서 서서히 줄어들었다.

금속(金) 요소의 조절 회복에 대한 사회적 시사점

위협을 직접 경험하든, 수년 후에 여기서 설명된 것과 같은 접근 방식을 사용하든, 생존 대응을 성공적으로 완료하면 우리로 하여금 성공적인 생존 대응을 할 수 있는 더 나은 위치에 있게 한다. 잠재적 위험을 감지하고 시스템에 경고하는 금속 요소의 능력은 이전의 각성 요청을 성공적으로 완료하는 데에서 비롯된다.

이 반응을 완료할 수 있을 때 대장은 완전히 분해되어 남아 있는 폐기물을 제거할 수 있다. 더 이상 이전에 경험했던 위험의 영향을 받거나 "움직임을 방해"받지 않는다. 폐는 편안하고 신선한 호흡을 받을 수 있다. 포가 완전한 기능으로 돌아왔다. 개방적이고 환경에 대해 호기심이 많으며, 아름다움을 경험하고 과거의 선물과 도전에서 영감을 얻을 수 있다. 내수용성 감각을 완전히 사용할 수 있으며 우리의 결정과 행동을 알리기 위해 명확하고 방해받지 않는 정보를 제공한다.

이러한 상태에서 사는 것이 사회적으로 미치는 영향은 상당하다. 새로운 이웃이나 낯선 상황에 불안해하거나 위협받기보다는 호기심으로 반응한다. 움츠러들고 두려움을 느끼는 원초적인 상태에 본능적으로 반응하기보다는 자신의 반응을 알아차리는 데 도움이 되는 단 한 번의 호흡을 찾을 수 있다. 이전에는 '다른 사람'으로 인식했을 수도 있는 사람들을 더 잘 존중하게 된다. 이는 가정과 이웃, 직장 그리고 그 너머에서 더 큰 이해와 존중의 문화를 발전시키기 위한 토대가 된다.

5요소 시스템의 맥락에서 금속은 물의 위협을 알리는 신호 센터를 발생하고, 나무의 가동화 반응을 제어한다. 금속에서의 각성은 경미한 수준으로 있어야 한다. 제어 사이클相剋을 통해 나무에 신호를 보내 가동화 반응이 필요한지 여부를 확인해야 한다. 위험 평가가 높은 경우에만 물은 전면적인 위협 대응을 시작하라는 메시지를 받고, 나무에서 싸움 또는 도피 반응을 본격적으로 동원하도록 작동한다.

금속의 조절은 물의 신호를 매개하고 나무의 가동화를 조절시킨다. 금속의 위협을 식별하는 작업이 미완의 위협 반응으로 인해 신뢰할 수 없게 되면, 호기심 결핍과 차이에 대한 존중의 부족, 낯선 사람이나 상황에 대한 충동적이거나 반응적인 반응이 발생할 가능성이 높아진다.

결론

폐는 하늘에서 영감을 받아 우리 몸 구석구석까지 퍼뜨리는 역할을 한다. 포나 동물의 영혼이라고 불리는 폐의 정신은 우리가 움직이는 감각의 기초이다. 그것은 우리의 감각 인식과 내부감각수용 능력의 기반이다. 포는 우리 안에서 무언가가 잘못되었다는 인식을 일깨워준다. 위험이 닥칠 것 같으면 이 메시지를 물 요소로 보내고, 물 요소는 위협이 임박했으며 가동화 대응이 필요하다는 신호를 몸-마음-영혼 전체에 알린다.

금속 요소와 물 요소는 특별한 관계를 공유한다. 금속을 돌보는 것은 물을 돌보는 한 가지 방법이다. AAM은 "금속이 물을 만든다(역주: 金生水, 금에서 수가 나온다 라고 하는 오행의 상생 원리 중 하나를 설명하는 한의학 용어)"고 가르치며, 우리는 종종 금속이 포함된 바위로 만들어진 산의 옆으로 물이 흘러내리는 것을 발견한다. 바위(그리고 그 안에 포함된 금속 성분)은 물을 담는 천연 수조와 용기를 만든다. 금속 요소의 건강한 각성 시스템은 마찬가지로 물 요소의 위협에 대한 명확하고 강력한 신호를 생성한다. 다음에는 위협에 대해 대응하기 위한 이 신호 센터에 대해 살펴보겠다.

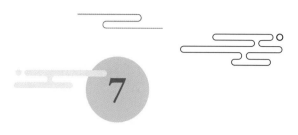

7

물(水)과 겨울:
위협을 알아차리기

자기 보호 반응의 다섯 단계

1. 정지/놀람 – 각성은 탐색적 정향에서 깨어나게 한다. 금속.

2. **방어적 정향 – 공포 신호가 위협을 알린다. 물.**

3. 구체적인 자기 보호 반응 – 가동화 반응이 시작된다. 나무.

4. 완료 – 성공적인 방어를 했거나 위협이 더 이상 없는 경우 일관성을 회복한다. 불.

5. 통합 – 어려운 경험을 소화하고 교훈을 얻는다. 흙.

   주기가 금속으로 돌아가며, 탐색적 정향 능력이 회복된다.

물의 계절은 겨울이다. 일 년 중 가장 어두운 시기이다. 삶은 차갑고 고요해진다. 겨울의 혹독함으로 나무들이 벌거벗고 서 있다. 자연은 쉬고, 동물들은 겨울잠을 자고, 우리들 역시 더 자고 싶어 한다. 사회적으로도 활동적으로도 위축된다. 겨울은 일 년 중 가장 내적이며 사색적인 시기이다. 지혜는 깊은 고요함 속에서 자란다.

생명의 위협을 느낄 때 고요한 사색은 정반대로 공포로 변한다. 불안한 마음으로 안절부절못하게 주변을 둘러보고 있는 우리 자신을 발견할지도 모른다. 공포는 위협을 받지 않을 때도 안전감을 느끼기 어렵게 만들기 때문에 우리를 지치게 만든다. 깊고 편안하게 침잠하지 못하게 하여 밤이 두려워 잠을 잘 수 없게 된다. 무너지고, 얼어붙고, 신뢰할 수 없게 느낀다. 그 대신에, 위험을 분별하는 능력을 믿을 수 없을지도 모른다. 두려움 때문에 생산적으로 안전한 활동을 하거나 안전한 사람들에게 갈 수 없고 대신에 위험한 상황에 부닥치게 된다. 단순히 살아있음을 느끼도록 하기 위해 아드레날린이 가득한 경험을 갈망할지도 모른다.

내담자에게 방어적 정향 또는 5-SPR의 "위협을 신호하기" 단계에서 불완전한 반응이 지속적으로 미치는 영향을 평가하기 위해 다음과 같은 질문들이 도움이 된다.
- 공포 신호 체계는 어떠한가? 언제 안전하고 언제가 안전하지 않는지를 아는가?
- 살아있도록 느끼기 위해 위험 가득한 "아드레날린 중독" 행동이 필요한가?
- 세상을 바라보는 관점을 두려움이 지배하는가? 자신이 살아남았다는 것을 마음속 깊이 알고 있는가?
- 신체 활력은 어떠한가? 지치거나 고갈된 듯이 보이나? 아니면 불안하고 초조해 보이나?
- 경계가 얼마나 침투되기 쉬운가? 당신과 다른 사람들이 어디서

시작하고 끝나는지 알고 있나?

• 노화가 빨리 진행되고 있나? 청력이나 치아를 잃거나, 뼈가 약해 지거나, 예상치 못한 이른 나이에 백발이나 대머리가 되지는 않았나?

자기 보호 반응에서 물(水) 요소의 역할

요소	물
계절	겨울
신체 기관	신, 방광
감정	지혜, 두려움
성공적인 자기 보호 반응의 역할	신호 센터, 가동화 반응에 동력을 공급
성공적이지 못하거나 완료하지 못한 자기 보호 반응	과다 각성: 공황, 불안, 안절부절 과소 각성: 쓰러짐, 수축, 공포증
발생	가동화를 위한 힘
제어	심장 일관성
신체 조직	뼈, 뇌, 척수
가치	지혜
저장	유전적 잠재력 혹은 정(精, jing)
정신 기능	의지력 혹은 지(志, zhi)
원형적인 질문들	농작물을 충분히 비축해 두었나? 연료는 충분한가? 나는 이 추운 겨울을 버텨낼 수 있을까?
조절을 강화하기 위한 실습들	안전감에 대한 신체 감각 느낌을 세우기 깨진 경계선을 회복하기 신장/부신 시스템을 구축하기 뇌간의 공포 센터 조절 능력을 회복하기 뼈의 유연성과 회복성을 지지하기

물(水) 요소의 본성

물 요소의 성격과 위협의 신호 센터의 역할을 이해하면 임상가로서의 기량이 깊어지고 생존자들의 경험을 정상화하는 데에 도움이 될 것이다. 발병률과 사망률에 미치는 물에 대한 이해, 후생유전학 및 조상들의 트라우마 역할, 그리고 조절 회복의 사회적 함의는 임상적 개입의 맥락과 이러한 개입이 생존자에게 미칠 수 있는 의미를 확장할 수 있다.

물은 생명의 기초이다. 인간과 모든 생명체는 물 없이는 살 수 없다. 물 요소는 깊은 바다속 신비, 고요한 연못, 산줄기의 움직임, 빙하의 느리고 꾸준한 힘, 쓰나미의 맹렬한 위력을 상징한다.

물은 나이아가라 폭포처럼 거대한 힘을 가지고 있고 얼어붙은 호수처럼 고요함도 가지고 있다. 물은 부드럽지만, 지속적으로 계속 흐르기 때문에 산을 관통하는 계곡을 만들어 낸다. 바다의 조류, 파도, 그리고 심지어 염분도 우리의 가장 깊은 세포 리듬에 반영된다. 물은 어디에서나 볼 수 있지만, 담는 것이 없으면 모양이 없고 물이 통과하는 길에 놓인 모든 것을 훑고 지나간다.

두려움은 물과 관계가 있는 감정이다. 자연에서의 물의 표현과 인간에게 공포가 어떻게 나타나는지 그사이의 공명을 알아보자.

- 쓰나미의 위력은 깔려서 갇힌 아이를 구하기 위해 갑자기 차를 들어 올린 작은 여성이나 주민을 구하기 위해 불타는 건물로 돌진하는 소방관의 모습에 투영된다. 두려움은 막강하고, 강력하며, 위압적이다.
- 도처에 존재하는 물의 특성은 두려움으로 피해망상에 사로잡힌 세계관을 가지고 있는 트라우마 생존자를 상징한다. 물처럼 두려

움은 마음 구석구석에 스며들어 주의력을 소모시키고 감당할 수 없을 정도로 커진다.

- 두려움에 압도되면 부동화반응freezing은 얼어붙은 연못의 표면에서 메아리친다. 부동화는 우리의 시스템이 생명을 위협하는 경험에 의해 압도될 때 심장이 장기간 빈맥(빠른 심장박동)으로 인해 손상되는 것을 막고 생명을 구할 수 있는 생리학적으로 뛰어난 해결책이다.
- 평온한 연못의 고요함은 안전하다고 느낄 때 깊이 사색하고 명상 상태를 경험할 수 있는 능력을 반영한다. 우리의 물 에너지는 위협이 없다면 가라앉고, 안정되고, 고요해진다.
- 느리지만 끈질기게 움직이는 빙하처럼, 물 요소는 가난 속에서 자라거나 성인이 되어 오랜 군 생활을 견뎌내는 동안 일상에서 인내할 수 있는 능력을 제공한다. 그것은 오랜 삶 동안 수많은 어려움을 이겨낸 현자의 지혜 원천이기도 하다.

공포는 겨울철에 가장 위압적인 존재감을 드러낸다. 겨울은 우리 무의식 속에 존재하는 고대의 은유적인 원초적 질문을 불러일으킨다. 농작물을 충분히 비축해 두었는가? 연료는 충분한가? 내가 추위를 이겨낼 수 있을까? 겨울은 가장 어둡고, 춥고, 가장 도전적인 계절이다. 움직임이나 활동이 거의 없고, 삶은 조용하며, 우리의 생명력은 깊숙이 움츠려든다.

물 요소와 관련된 두 개의 기관 시스템은 신장과 방광이다. 위험에서 살아남으려는 충동은 신장에 내재되어 있다. 살아남으려는 이 충동은 우리 존재의 본질에 내재되어 있다. 결국, 우리는 위협을 피하기로 선택choose하지 않고, 내재된 생존 의지로 본능적으로 반응한다. zhi(지, 智)라고 불리는 이 충동과 의지력은 신장의 정신적인 표현이다.

물水의 깊이는 우리 몸에서 가장 밀도가 높은 조직인 뼈에 반영된다. 뼈는 뇌와 척수가 함께 물水 요소에 해당하는 조직이다. AAM에서 언급된 뇌는 특히 뇌간을 지칭하며, 여기에서 원초적이고 본능적이며 주로 공포에 기반한 반응이 관리된다. 이는 마음mind와 구별되는데, 마음은 심장(심)과 관련된 기능으로, 보다 구체적으로는 전두엽을 가리킨다.

AAM의 신장 기능에 대한 이해는 가장 근본적인 생명력을 보호하는 것을 포함한다. 신장은 jing(정, 精)이라고 불리는 특별한 물질을 저장하 는데, 그것은 임신할 때 정자와 난자의 결합으로 만들어진다. 정精 (역주: 한의학에서 정精은 생명의 근본적인 에너지로 간주하며, 신체의 성장, 발달, 생식 및 회복 능력을 포함한 생명 활동을 유지하는 중요한 역할을 함. 정은 기氣, 혈血, 신神과 함께 한의학에서 기본적인 생명 에너지 체계를 구성함) 은 본질적인 생명력, 유전적 잠재력, 뼈의 건강, 그리고 정신적인 주의와 집중력을 다스린다. 그것은 우리가 걷고, 말하고, 사춘기가 될 때 뿐만 아니라 늙거나 대머리가 되고, 청력이나 치아를 잃거나, 부서지기 쉬운 뼈가 생길 때처럼 생리적인 발달 속도를 결정한다. 정精은 질병 이환률과 사망률에 주요한 역할을 한다. 우리는 한정된 양의 정精을 가지고 태어나 서 평생 그것을 소비한다. 정精이 완전히 고갈되면, 우리의 삶은 자연스레 끝이 난다.

맥락: 자기 보호 반응에서 물(水) 요소의 역할

우리 내면의 다람쥐가 방금 나뭇가지가 톡 부러지는 소리를 들었다. 감각계가 위험을 감지하여 교감신경계가 살짝 상승하고 정향 시스템에 경고를 한다. 위험을 파악하는 일은 금 요소에 속한다. 금 요소가 높은 수준의 위험을 감지하면, 신장과 가까운 동료인 부신을 통해 물 요소로 메시지를 보내고, 이 두 요소가 함께 위협에 대한 신호를 만들어 낸다.

서양의학과 AAM 모두 위협을 감지하고 신호를 보내는 데 있어 신장/부신 시스템의 중요한 역할을 인식하고 있다. 서양의학적으로 부신은 아드레날린과 코티솔을 분비하는데, 이는 전신의 생존 반응을 시작하는 신호를 제공하는 화학 물질성 전달자이다. 아드레날린은 심장과 골격근으로 칼슘을 더 많이 공급해 근육 수축의 강도를 증가시키고, 더 깊은숨을 쉬게 하기 위해 폐를 이완시키며, 뇌에서 두려움과 관련된 감정적인 반응을 유발한다. 코티솔은 근육에 연료를 공급하기 위해 포도당 수치를 증가시키고 소화, 조직의 성장과 회복, 그리고 면역 기능과 같은 즉시 필요하지 않은 신체의 시스템을 일시적으로 억제한다.

이러한 스트레스 호르몬의 강력한 메시지는 제어 사이클相剋을 통해 심포Heart Protector, 心包로 경보 신호를 전달한다. 포유류인 우리는 먼저 심포가 관리하는 사회적 참여 시스템을 사용하여 낮은 수준의 위협에 대해서 관계적인 방식으로 대응을 시도할 것이다. 다만 심포가 관계의 맥락에서 이러한 위협을 해결하지 못하거나, 사회적 수단으로 대처할 수 없을 정도로 위협이 심각하다면, 이 공포의 진동은 심장을 침투한다. 그러면 심장은 모든 신체 시스템과 보호 및 방어를 위해 설계된 모든 생리 기능을 작동시킨다. 우리가 이용할 수 있는 모든 기는 생명을 구하는 데에 쓰인다. 생명의 위협이 임박했다는 메시지는 심장의 맥박에 의해 혈액을 타고 진동으로써 온몸으로 전달된다. 전달은 즉각적이고 포괄적이다. 빠르고 두근거리는 심장 박동을 중심으로 몸 전체가 고도의 각성 상태로 움직인다.

특히, 물 요소는 심장의 지시에 따라 나무 요소가 설계한 전면적인 싸움-도피 반응을 실행하기 위한 필요한 힘을 제공한다. 이 장에서는 위협 신호를 보내고 가동화를 가능하게 하는 힘을 제공하는 물 요소의 역할을 탐구한다. 또한 이러한 신호 기능이 방해를 받을 때 어떤 일이 일어나는지 개괄적으로 설명하고, 미래에 이 중요한 시스템이 위험뿐만 아니라 안전도 효과적으로 인식할 수 있도록 조절 능력을 회복하기 위한 전략을 제공한다.

물(水) 요소의 일반적인 증상: 신장과 방광

생명의 위협이 있을 때 신장에 의해 사용되는 엄청난 기와 영향력은 그것의 조절을 회복할 수 있는 많은 방법처럼 다양한 증상들을 야기한다. 생명 위협의 신호 센터로서의 중요한 역할을 하는 신장은 사실상 모든 생존자 타입에서 중요한 기관이다. AAM은 신장이 모든 음양의 근원으로 인식함으로 우리의 전반적인 건강과 생명력에 있어 중요하고 복잡한 역할을 한다고 말한다. 신장은 다른 모든 신체 기관의 음양의 기원이자 근간으로 알려져 있다. 신장의 음적인 측면은 탄생, 성장, 번식을 담당하며, 양적인 측면은 모든 생리적 과정의 에너지원이다.

신장은 생리학에서 중요하고 강력한 역할을 하므로 만성적이고 끊임없는 공포가 미치는 영향은 심오하다. 그러한 두려움은 만성적인 스트레스 화학작용을 일으켜 신체에 큰 피해를 주고 마음과 정서에 깊은 영향을 끼친다. 지속적인 위험 신호는 소모적일 수 있다. 물 타입의 생존자 유형은 과다 또는 과소 아드레날린 상태로 가만히 앉아 있을 수 없거나 반대로 움직임을 시작할 수 없는 형태로 나타날 수 있다.

AAM 트라우마 생리학에서는 신장과 심장 사이에 밀접한 관계가 있다. 신호 위협 단계에서 자기 보호적 대응이 좌절된 사람들은 신장의 신호 센터가 심장에 잘못된 메시지를 전달하기 때문에 안전과 위험을 구분하는 데 어려움을 겪는다. 신장은 생명에 위협이 없을 때 위험을 알리거나 생명의 위협이 임박한 데도 위험을 알리지 못할 수 있다. 신장과 심장 사이의 이 친밀한 역할은 실제로 신장에 기인한 심장의 증상을 일으킬 수 있다. 혈압과 심장의 수축 강도는 특히 신장 기능에 의해 영향을 받는다.

물 타입의 경우 두려움이 대인 관계를 지배할 수 있다. 너무 많은 두려움을 가지고 있어 누구와도 연결되거나 신뢰하지 않는다. 그 대신, 믿을 수 없는 사람들로 위험한 상황에 부닥치는 등 두려움을 효과적으로 사용하지 못하고 자주 상처를 받기도 한다.

트라우마 사이클의 이 단계에 갇히게 되면, 신체는 왜곡된 방식으로 코티솔과 아드레날린을 사용하여 내분비 시스템과 사실상 모든 신체 기능에 영향을 미친다. 신체 기능이 정상적으로 작동할 때는 이러한 스트레스 호르몬들이 증가하여 어려움을 극복하도록 도움을 주고, 안전하다고 판단되면 다시 평형 상태로 돌아간다. 트라우마 생존자들의 경우, 코티솔 수치가 떨어지며 "이제 끝났다."라는 메시지가 잘 전달되지 않아 스트레스 반응이 기준선으로 돌아가지 않는다.

신장에 저장된 우리의 핵심 생명력인 정精은 특히 트라우마에 취약하다. 너무 많은 운동이나 힘든 일, 너무 많은 출산, 반복적이고 압도적인 두려움에 노출됨으로써 조기에 고갈될 수 있다. 트라우마는 정을 소모할 수 있는데, 이 물 타입의 생존자 유형에서 노화의 초기 징후를 찾을 수 있는 이유이다. 약한 뼈나 치아, 청력 소실 또는 머리가 너무 빨리 세는 것이 조기 노화의 징후이다. 사람들의 신장을 돌보는 것은 그들의 정과 더 나아가 기대 수명과 필수적인 생명력을 보호한다.

뼈는 물 요소와 관련된 조직이다. 뼈는 정의 소실에 매우 취약하기 때문에 부상, 스트레스, 긴장, 나이, 트라우마 등으로 정이 고갈되면 그 결과로 탄력과 회복탄력성을 잃을 수 있다. 이 장에 설명된 위협 신호 센터의 조절을 복원하는 방법은 내담자의 정을 보호 및 복원하고 유연성과 탄력성을 유지하는 데 도움이 될 것이다.

물 요소는 안전한 경계를 느낄 수 있도록 도와준다. 물은 시냇가, 물잔, 꽃병과 같은 경계선이 필요하나. 두려움도 비슷하다. 억제되지 않으면 모든 것에 스며들어 영향을 미칠 것이다. 경계는 충격적인 경험 후에 흔들리고 깨어질 수 있다. 이것은 여러 가지 방법으로 나타날 수 있는데, 환경에서 정보를 잘못 해석하거나 신체적, 사회적 또는 정서적 "가장자리"를 구별할 수 없다고 느낄 수 있으며, 이는 미래의 부상이나 경계 파열에 더 취약하게 만들 수 있다. 붕괴하는 경향이 있거나, 개인적인 공간을 침범당하는 데에 지나치게 민감한 반응이 나타날 수 있다. 또한 경계가 없이 끊임없는 과잉 자극에 열려 있을 수 있다; 그리고 또한 너무 경직되고 유연하지 못한 경계를 가지고 있으면 주위 환경에 대해 고립되고 무감각하게 인식하는 경향이 있을 수 있다. 안전한 경계 감각을 회복하는 것은 물 요소와 '컨테이너'로서의 우리 몸에 안전감을 느끼게 하는 기능을 지원한다.

잘 조절된 건강한 물 요소는 두려움에 대한 건강한 컨테이너를 제공하고, 체액과 기/에너지의 저장과 이동을 조절하며, 전반적인 사망률과 활력을 지원한다. 신체적 차원에서 물 요소는 눈과 조직을 촉촉하게 유지하는 데 도움을 준다. 정신적 차원에서는 우리가 무엇을 알고 있는지 기억할 수 없을 정도로 불안해지지 않도록 도와준다. 정서적 차원에서 물은 억제할 수 없는 두려움으로 말문이 막히지 않도록 도와준다. 그리고 영적인 차원에서 물은 봄이 다시 올 것이라는 믿음을 일깨워 줄 수 있도록 도와준다.

물(水) 요소의 조절 능력을 회복하기 위한 요법

만약 자기 보호적 반응이 초기 신호 단계에서 좌절된다면, 두려움을 효과적으로 활용하는 우리의 능력은 손상될 것이다. 스스로 조절할 수 없으면 신장이 생명의 위협에 대한 지속적인 신호를 끄거나 필요할 때 생명을 보호하는 신호를 켜지 못할 것이다.

생존자가 두려움에 사로잡혀 있는 것보다 안전을 인식하고 경험할 수 있는 능력을 기를 수 있도록 돕는 것이 우리의 가장 중요한 과제다. 내담자가 자신의 두려움을 담을 수 있도록 돕는 것이다. 두려움이 제어되지 않으면, 지하실에 조금씩 물에 새는 것처럼 생명력을 부식시킨다. 코티솔과 아드레날린이 잘못 사용되면 수면 장애, 조기 노화, 신진대사 장애를 일으킬 뿐만 아니라 안전과 위험을 구별하여 올바로 선택할 능력을 방해받을 것이다.

공급자로서 조절되며 중심 잡힌 현존감은 아마도 다른 사람들이 안전과 위험을 인식할 수 있는 능력을 다시 확립하도록 돕는 치료자로서 가장 중요한 도구일 것이다. 불안하고 안절부절못하는 사람이 근처에 평화로운 사람과 함께 있다면 공명하여 차분해질 수 있을 것이다. 공급자로서 치료자는 든든한 현존anchoring presence을 제공할 필요가 있다. 우리가 언제 활성화되는지 알아차리고 더 크게 조절할 수 있도록 해 주는 자원을 배양하는 것이 이러한 안전의 기초가 되고 모든 임상적 개입의 토대가 된다. 이는 기내에서 우리에게 "먼저 자신이 산소마스크를 착용하라"고 조언한 것과 같다.

치료자로서 자기 관리 외에도, 다음과 같은 자원 중 하나 이상을 사용하는 것이 내담자 앞에서 활성화된 자신을 발견할 때 도움이 될 수 있다.

- 창문 바로 밖에 있는 나무, 산, 하늘과 같은 자연에 집중하며 잠시 시간을 가져본다.
- 당신과 함께 있어 주는 중요한 영적인 존재를 의식적으로 초대하는 기도를 소리 없이 조용히 해 본다.
- 전문가 동료들이 만들고 있는 치유의 파장에 주의를 기울이며 동참한다.
- 최근이나 아니면 오래 전이라도 당신을 안정시키고 조절되도록 느끼게 도와준 특별한 사람이나 동물의 존재를 초대한다.
- 지면 위에 놓아진 발, 호흡이 오르락내리락 하는 것, 혹은 가슴에서 리듬감 있게 뛰고 있는 심장으로 당신의 주의를 옮겨본다.

이 장의 나머지 부분에서는 물 타입의 생존자 유형과 작업하기 위한 다섯 가지 접근 방식을 살펴본다. 작업의 토대로서 안전감의 감각 느낌을 조성하는 데 도움이 되는 방법에 초점을 맞추는 것으로 시작한다. 일단 내담자가 안전감에 대해 체화된 경험을 찾는다면, 내담자의 과거력과 신장/부신 시스템의 구축 능력을 세우고, 파열된 경계를 복구하거나, 뼈의 유연성과 복원력을 지원하는 다른 접근법에 참여할 수 있다. 뇌간을 이용한 작업은 마지막에 살펴볼 것이다. 이곳은 위협 감지 시스템을 포함한 많은 구조물이 있는 위치라서 필수적인 조절을 복원하는 데 매우 강력한 곳이지만, 또한 아주 불안하게 만들 수도 있다. 내담자가 비교적 안정감을 얻을 때까지 그것을 잠시 제쳐두는 것을 추천한다. 이렇게 하는 것이 내담자의 뇌간이 가지고 있을지도 모르는 어떤 경계심도 좀 더 편안하게 내려놓을 수 있게 해 줄 것이다.

안전의 감각 느낌을 초대하기

내담자들이 컨테이너로써의 그들의 몸에 안전의 감각 느낌을 함양하도록 돕는 것은, 그들이 트라우마 경험을 재협상할 수 있는 능력을 기르도록 돕는 것이다. 자신을 보호하고, 각성을 조절하며, 경험에 대한 통찰을 얻을 수 있는 능력이 확장될 것이다. 이러한 컨테이너가 없다면, 내담자들의 외상 경험을 재협상하는 것은 사실상 불가능할 수 있다. 내담자가 더 큰 안전, 안심감과 대처 능력을 갖춘 신체적인 마음챙김 상태를 경험할 수 있도록 컨디션을 조성할 수 있다. 그러나 이러한 기능이 실제로 구축되는 것은 내담자의 내부에서 이루어지며, 이는 치료사들이 강제로 할 수 있는 일이 아니다.

내담자들이 안전을 경험할 수 있도록 돕는 것은 부교감 및 교감, 음과 양, 물과 불, 신장과 심장 사이의 리듬감 있는 움직임을 회복하는 데 도움이 될 것이다. 치료실에서 안전의 감각 느낌을 느끼는 것은 치유를 위한 중요한 기반이다. 내담자가 공포로부터 조절로 전환하도록 제안할 수 있는 몇 가지 방법들이 있다.

- 내담자에게 어떤 의자에 앉을지, 내담자의 머리를 어느 쪽에 둘지, 혹은 치료자와 내담자 사이의 거리를 선택할 수 있도록 초대한다. 내담자의 선택과 선호가 어떻게 더 큰 안전감을 구현하는 데 도움을 주는지 알 수 있도록 도와준다.
- "당신이 이제 괜찮을 거라고 하는 걸 언제 알았습니까?" 또는 "무엇이 살아남는 데 도움이 되었습니까?"와 같은 질문을 던지며 내담자의 이야기에 집중한다. 내담자의 관심을 이야기의 이 부분과 생존으로 옮기는 것은 그러한 생존의 암묵적인 경험을 준다. "저기 그리고 그때"는 실제로 "여기 그리고 지금"이 아니다.
- "누가 당신을 도우러 왔나요?" 또는 "요정이나, 과거의 사람, 슈퍼히어로로, 또는 상상 속의 친구라도 괜찮습니다. 그 당시 당신을 도

와줄 수 있는 완벽한 사람을 상상할 수 있나요?"와 같은 질문을 사용하여 안전하고 신뢰할 수 있는 다른 사람들과 연결할 수 있는 경험에 관심을 가진다. 이와 같은 질문을 통해, 잃어버린 안전 애착과 사회적 연결에서 얻을 수 있는 내재적 치유를 회복할 수 있다.

- 질문들이 치유를 향하도록 한다. "두통에 대해 말해 보세요."라고 말하는 대신, "두통을 나아지게 하는 것은 무엇인가요?" 또는 "좀 덜 불안했던 때를 기억할 수 있나요?"라고 물어본다.

내담자 사례

군목인 피터는 이라크 파병 후 몇 달 동안 말을 할 수 없었다고 말했다. "목사에게는 좀 힘든 일이죠" "저는 제 삶을 어떻게 살아야 할지 몰랐어요."라고 말했다.

나는 그에게 "당신이 집에 안전하게 있는 걸 언제 알았습니까?"라고 묻자, 그는 나를 찬찬히 바라보았다. 그것은 "불이 켜지는" 순간 중 하나이다. 그는 천천히 자신의 이야기를 들려주었다.

"그들은 나를 독일 란트슈투블로로 공수했어요. 몸의 부상은 꽤 빨리 나았지만 저는 말을 할 수 없었어요. 어느 날, 나무 사이로 산책을 나갔어요. 그곳은 위스콘신 북부의 집처럼 보였어요. 저는 신께 말을 걸기 시작했어요. 신께 말할 수 있었을 때, 저는 결국에 괜찮아질 거라는 걸 알았어요. 비록 말이 돌아오기까지 시간이 좀 걸리긴 했지만요."

우리는 피터가 어떻게 혹은 왜 말문이 막힐 정도로 무서워했는지 알

수는 없다. 하지만 나와의 짧은 대화에서 그는 안전에 대한 경험과 자신이 괜찮을 것이라는 믿음에 다시 연결되었다는 것을 깨달았다. 그는 치유의 닻이 된 안전의 경험을 얻었다. 그는 가정과 신앙이라는 두 가지 자원을 재발견하였고, 두려움 대신 안전으로 방향을 전환했으며 모든 것이 바뀌었다. 이 재회와 회복될 것이라는 인식을 기억하면서 그의 몸은 곧게 펴지고 더 단단해지고, 안정되었다.

신장/부신 시스템 구축하기

모든 외상 생존자, 특히 물 유형의 생존자에 대해 치료자가 해 줄 수 있는 가장 큰 작업은 신장/부신 시스템을 구축하여 신장이 위협과 안전을 잘 구별하고 이러한 메시지를 심장에 정확히 전달할 수 있도록 돕는 것이다. 신장/부신 시스템을 직접 사용하는 이러한 접근 방식은 5-SPR의 어디서라도 교착되었던 대부분의 내담자에게 유용할 것이다.

두려움을 말해 주는 듯 긴장되고, 움츠려들고 수축된 신체적 모습은 신장/부신 체계에도 반영되어 긴장되고 수축된다. 이런 상태에서는 시스템이 더 많은 아드레날린과 다른 스트레스성 화학물질을 분비하여 생명이 위협받는다는 메시지를 지속적으로 전달한다. 이런 생리적 활동은 두려움이나 공포, 분노나 격노, 강렬한 흥분이나 처절한 붕괴를 가져올 뿐이다. 이 상태로 몸이 고착되면, 어디에서나 두려움을 느끼고 지속적인 위협 신호를 받는다.

신장/부신 홀드는 손, 마음의 눈, 그리고 의도를 사용하여 몸 안을 "보는" 것을 연습할 수 있는 기회이다. 조용하고 집중하며 수용적인 마음이 필요하다. 신장은 호흡기 횡격막 아래에 자리 잡고 있다. 색깔은 짙은 붉은 와인색이며, 부드럽고 매끄러운 질감을 가지고 있다. 하나의 부신이 각각의 신장 위에 자리 잡고 있다. 신장/부신 홀드의 경우, 내담자는 치료대 위에 눕거나 편안한 의자에 앉을 수 있다. 내담자의 지적 수준에 따라, 이러한 구조가 스트레스 반응에서 어떤 중요한 역할을 하고 이러한 시스템과의 터치가 얼마나 도움이 될 수 있는지에 대해 교육해야 할 수도 있다. 각각의 신장/부신과 함께 차례대로 작업하게 될 것이고, 대부분의 내담자에게는 어느 쪽에서 시작하든 상관없지만 아래에 언급된 것처럼 내담자의 선호도를 묻는 것만으로도 신체적 자기와의 연결을 구현하고 체화를 기르는 데 도움이 될 것이다. 마인드풀 터치에 대한 일반적인 정보와 지침은 5장에서 논의한 내용을 참조하라.

다음은 신장/부신 시스템에 터치를 적용하기 위한 구체적인 전략이다.

1. 터치를 준비하면서 내담자에게 체크하고 한쪽과 반대쪽에 서서 "터치를 받는 것이 어느 쪽이 더 편합니까?"라고 묻는다. 내담자가 선택한 쪽부터 시작한다.

2. 그런 다음 치료자 자신의 신장/부신 시스템에 주의를 기울인다. 신체의 이 공간을 시각화하는 데 도움이 되는 해부학 책을 보는 것이 좋다. 당신의 신장과 부신에 부드럽게 터치하는 것을 상상하거나 단순히 당신의 체화된 인식으로 주의를 이 부위로 가져가는 것을 상상해 보라. 이러한 내적인 집중은 마음을 차분하게 하고 집중하는 데 도움을 줄 것이다.

3. 이제 내담자의 신장/부신 시스템으로 주의를 옮긴다. 내담자 내부의 이러한 구조와 연결하는 최선의 방법을 찾는 데에는 시간이 걸릴 수 있다. 이 기술을 연습하는 것은 두 사람 사이의 연결 경험을 심화하는 데 도움이 될 수 있다.

4. 미묘하게 주의가 변화하는 것을 공유하면서 내담자의 반응을 주목하라. 호흡이 느리나요? 긴장을 푸는 게 보이나요? 눈을 감고 내면으로 시선을 돌리나요? 아니면 숨을 참거나 버팀대를 잡거나

당신에게서 물러나나요? 후자의 경우 실제 신체 터치를 하기 전에 잠시 기다려야 할 수 있다. 이 단계에서 터치가 아주 안전하다고 느끼는지 당신이 알아차린 것에 대해 내담자와 함께 이야기하고 결정하는 것이 좋을지도 모른다. 내담자가 당신이 터치하려는 것에 대해 초대하는 거 같은지 아닌지를 알아차리는 것은 중요하다. 터치하기 전에 허락을 구했어도, 내담자의 인지적인 의도와 실제 몸의 반응에는 차이가 날 수 있다. 내담자 몸의 조직에 터치에 대한 초대가 있나? 없나? 진행하기 전에 이러한 열린 초대의 느낌이 나타날 때까지 기다려라. 잘 모르겠으면 말로 물어봐도 된다.

5. 터치하는 것에 대해 안전하다는 느낌이 확보되면, 갈비뼈 골격의 밑부분, 뒤쪽 허리 바로 윗부분으로 손을 밀어 넣는다. 허리의 조직이 주는 부드러운 느낌이 아니라 갈비뼈의 제일 하단의 뼈 구조를 느껴야 한다. 물리적인 압력의 증가 없이 내담자의 피부와 갈비뼈를 통해 내담자의 신장을 찾을 수 있도록 주의를 부드럽게 기울여보는 것을 상상해 본다. 수용적인 마음으로 약간은 둥글고 단단한 것을 찾아본다. 가장 중요한 것은 당신이 터치와 함께 현존한 채로 함께 있어야 한다는 것이다; 신체적인 정확성은 덜 중요하다. 터치의 의도는 내담자에게 지지적이고 차분하게 연결된 느낌을 제공하는 것이므로, 만약 당신이 신장의 전반적인 부위에 있다면 터치가 효과적일 가능성이 높다. 만약 터치가 지지적이고 내담자에게 안전한 연결감을 제공하는지 확실하지 않은 거 같다면, 간단히 물어봐도 된다. "손을 위로 또는 아래로, 안으로 또는 밖으로 조정할까요? 압력은 어때요?" 내담자가 당신의 터치를 지시하게 한다. 가장 기분이 좋은 것을 찾을 수 있도록 자유롭게 함께 실험해 봐라. 연습을 통해 올바른 곳에 도달했을 때 더 나은 감각을 갖게 될 것이고, 주의를 어떻게 기울이는지에 대해 더 큰 자

신감을 갖게 될 것이다. 만약 당신이 현존한 채 터치와 연결에 집
중한다면 가장 효과적인 일을 하고 있는 것이다.

신장이 이완되면, 신장이 당신을 찾아 그 무게를 터치하는 부분에
내려놓는 것처럼 당신의 손에 부드럽게 "안착"하는 것을 느낄 수 있다.
이전의 단단히 조여지고 움켜잡은 상태에서 벗어나고 있다. 당신은 손
에 부드럽게 진동하는 혈액의 맥박을 느낄 수도 있다. 만약 처음에 이
맥박이 거칠고 빠르게 느껴졌다면, 점차 느리고 길어지며 부드럽게 느
껴질 수 있다. 점차 따뜻해지거나 내담자의 호흡이 주변 조직을 통해
더 많이 움직이는 것을 느낄 수 있다. 또한 당신의 몸이 이완되는 것을
느낄 수도 있다. 내담자의 반응을 파악할 방법은 매우 다양하다. 가장
효과적인 방법이 무엇인지 알아내는 데에는 시간이 걸릴 것이다. 다시
말하지만, 당신이 제공하는 가장 중요한 것은 신장/부신에 대한 집중된
조용한 주의attention이다. 신생아를 다루듯 요람처럼 있어 주는 것이다.

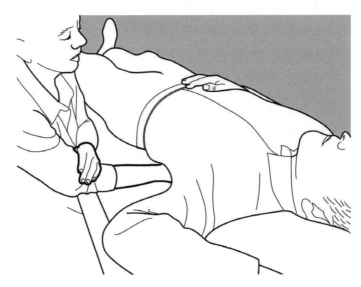

그림 7-1 테이블 위에 누워서 하는 신장/부신 홀드

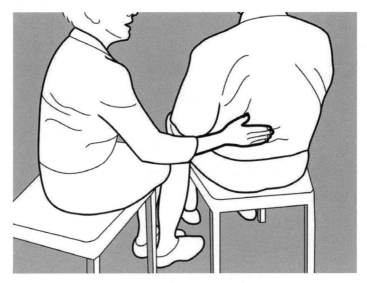

그림 7-2 의자에 앉아서 하는 신장/부신 홀드

이 과정에서 우리는 내담자의 신장, 즉 내담자의 전체 시스템이 안정되기를 기다리는 것이다. 안정하라고 강요할 수 없다. 점점 내담자는 당신의 터치를 기분 좋고 환영받는 지원으로 경험할 것이다. 내담자의 신장은 더 이상 모든 것을 스스로 할 필요가 없다. 여기, 드디어 내담자가·간절히 원하고 필요한 문자 그대로의 지지가 있다. 내담자는 자신의 전체 시스템이 꽉 조였던 것을 풀고 부동화와 얼어붙은 상태에서 살아나는 것을 경험할 것이다.

또한 내담자마다 터치 방식에 대해 서로 다른 선호도를 가지고 있을 수 있다. - 양쪽을 동시에 터치하거나(당신의 손바닥을 먼 쪽에 놓이고 당신 팔의 부드럽고 살이 많은 부분이 가까운 쪽에 놓이도록 내담자의 몸 아래 당신의 팔을 둔다) 또는 한쪽을 먼저 터치하고 그다음 다른 쪽을 터치하는 식으로 잠시 한쪽에 있다가 다른 쪽으로 이동한다.

신장이 안정되고, 부드러워지고, 떨어질 때 어떤 일이 일어나는지 알 수 있도록 돕는다. 부교감신경 회복을 향한 움직임과 내담자의 시스템에서의 더 커진 감각을 찾아본다. 다음은 내담자가 자신의 경험을 체화하는 데 도움이 되는 몇 가지 예시문이다.

- "제가 처음 터치했을 때는 없었는데, 지금 곁에서는 당신의 신장에서 맥박이 느껴집니다. 당신은 무엇을 알아차렸는지 궁금합니다."
- "심호흡할 때, 몸의 나머지 부분에서는 무엇을 알아차렸나요?"
- "뱃속에서 꾸르륵기리는 소리가 좋았고, 곁에서는 몸이 더 부드러워 보이네요. 당신의 내부는 어떤 느낌인지 궁금합니다."

신장이 부드러워지고 이완되면서 혈액이 신장을 통해 더 쉽게 이동하게 되면 당신의 손에서 내담자의 맥박을 느낄 수 있다. 신장을 지지하는 조직도 이완되면서 횡격막 자체가 이전의 굳어진 상태에서 부드러워져 깊은 호흡이 나올 수 있다. 부교감신경의 회복이 증가하면 내장에 잠복해 있던 동결이나 멈춰 있던 장의 연동운동이 깨어나 움직이기 때문에 트림, 꾸르륵, 장명음을 유발한다. 이 모든 것은 조절을 회복하는 좋은 징조이므로, 내담자를 안심시킬 필요가 있다. "우리는 지금 공식적인 행사에 있는 게 아니에요. 당신 시스템의 활력이 회복하고 있다는 신호이므로 내장의 모든 움직임을 축하합니다. 내장에서 일어나는 어떤 움직임도 저항하여 버티지 않았으면 좋겠어요."

더 이완된 상태로 들어가는 것은 오랫동안 꽉 움켜잡고 살아온 내담자에게 "잘못된" 느낌을 줄 수 있다는 점에 유의하는 것이 중요하다. 내담자는 몇 년 동안 이러한 이완 상태를 느끼지 못했을 수 있으며 경계심을 버릴 만큼 아주 안전하다고 느끼지 못할 수도 있다. 경계심을 안전과 동등한 것으로 간주하고 있었을지도 모른다. 내려놓고 이완하는 것은 준비가 부족하다고 착각할 수 있고, 압도적으로 위태롭게 느껴질 수 있다. 이러한 반응을 감지하면 속도를 늦춰야 한다. 손을 떼고 내담자가 이러한 각성과 짝을 이루는 더 안정된 상태를 찾도록 도와야 할 필요가 있다. 이 장의 앞부분에 있는 "안전한 감각 느낌을 초대하기" 부분에서 설명한 접근 방식에 더 많은 시간을 할애하는 것이 도움이 될 수 있다.

신장/부신 시스템에 초점을 맞춘 세션이 끝날 즈음에 내담자에게 발생한 변화를 통합하는 데 도움이 되는 몇 가지 숙제를 제공할 수 있다. 따뜻한 눈 베개나 따뜻한 수건을 4분의 1로 접어서 밤에 잠이 들 때 신장 아래에 두는 것도 좋은 방법일 수 있다.

내담자 사례

척은 20대 초반의 남성이었다. 그는 군인 가정에서 자랐기 때문에 자주 이사를 다녀야 했다. 부모는 모두 군에서 직무가 큰 직책을 맡고 있어서, 그와 자주 만날 수 없었다. 그는 고등학교를 졸업하자마자 군대에 갔다. 해외 전투 지역에 있는 것은 그에게 두려운 일이었다. 그는 한 번 자살을 시도한 적이 있었다. 만성적으로 불안해했고 매우 경계심이 강했다. 그는 자신에게 일어날 수 있는 모든 끔찍한 일에 대해 생각하는 것을 멈출 수 없었다. 집에 돌아와서는 매일 몇 시간씩 문과 창문의 자물쇠를 확인하고 또 확인했다. 초반 세션에서 그는 불안한 눈으로 나에게 말했다. "내 안에 너무 많은 것이 있어요. 만약 당신이 나를 불쾌하게 하면 나는 폭발할 거예요."

다음 몇 달 동안 침술 치료와 함께 신장/부신 홀드를 사용했다. 기억에 남는 세션이 있는데, 내가 척의 신장을 받치고 있을 때 그가 이렇게 말했다. "물방울이 흩어져 있는 대신 서로 모이고 있는 것처럼 느

껴져요. 나 자신을 찾고 있어요. 내 전체가 내부에서 흩어져 있는 것이 아니라 하나가 되어 전체로써 작동하는 것처럼요."

이후의 세션에서 척의 신장/부신 시스템을 계속 지지하는 동안 그는 이렇게 말했다. "제 자신에 대한 확신과 믿음이 저를 치유하는 데 도움이 될 수 있다고 느껴요. 이렇게 속이 따뜻해지면서 머리도 편안해지네요. 마음의 통로를 열고, 심장과 마음을 연결하고, 내면의 싸움을 끝내고, 내 심장과 마음이 함께 말하도록 할 준비가 되었어요. 화를 내거나 도망치는 대신 마음에 머물면서 안전을 찾을 수 있을 것 같아요."라고 말했다.

소년 같고 겁에 질려 있던 척의 얼굴은 성숙하고 남자다운 조각 같은 얼굴로 변했다. 얼마 지나지 않아 그는 요리사가 되기 위해 직업 훈련을 시작했고 운전 면허증을 취득했으며 부모님 집에서 나와 자신의 아파트로 이사할 준비가 되었다.

파열된 경계를 회복하기

우리가 어디에서 시작하고 끝나는지, 움직이거나 정지해 있는 다른 물체와 관련하여 우리가 어디에 있는지 아는 것은 물리적 상태와 장소에 대한 운동 감각을 키우는 데 중요하다. 자신의 사회적, 정서적 경계를 어떻게 그리고 어디에 설정하는지 아는 것은 우리가 관계를 맺을 수 있게 해 주면서 또한 삶의 차원에서 무엇이 괜찮고 무엇이 괜찮지 않은지에 대한 명확성을 유지할 수 있게 해 준다. 더 쉽고 안전하게 대인 관계의 세계를 탐색할 수 있게 된다. 이러한 유형의 건강한 경계 인식은 사고나 부상에 더 취약하게 하는 대신에 본능적이고 보호적인 대응을 할 수 있는 능력을 지원한다. 감사하게도 우리는 생존자들이 자신의 컨테이너에 대한 가장 원초적인 감각이 깨진 것을 치유하도록 도울 수 있다.

아래에 설명된 기술은 안전한 컨테이너가 깨진 감각뿐만 아니라 안전한 경계에 대한 내적 인식을 알아차리는 데에 도움이 될 것이다. 이 경험을 통해 내담자를 천천히, 부드럽게 각성을 일으키는 경험의 가장자리에 닿도록 안내하는 것이 중요하다. 5장에 자세히 설명한 바와 같이, 안전과 적당한 각성 사이에서 주의와 알아차림을 번갈아 가며 체크하는 방법을 사용한다.

이 장의 앞부분에서 설명한 방법을 사용하여 안전의 감각 느낌의 경험을 확립하는 것부터 시작한다. 그런 다음 아래에 설명하는 접근 방식 중 하나를 사용하여 내담자가 경계선을 가지고 있다는 감각을 알아차리도록 요청한다. 당신은 내담자의 안전감이 보통 정도의 각성으로 바뀌는 가장자리를 찾아야 한다. 획 지나치지 않고 이 가장자리를 찾아야 한다는 점에 유의해라. 내담자의 각성이 고조될 때까지 기다렸다가 다시 돌아오도록 조절할 때까지 기다린다. 틱톡을 적정 범위 내로 유지하면 자연스럽게 각성을 따라 회복될 것이라고 믿을 수 있다. 음양의 법칙이 이를 뒷받침한다.

그러나 내담자의 각성이 과도하면 과다 각성은 동결과 반대되는 쌍으로 연결되기 때문에 빨리붕괴될 수 있다. 적정은 모든 작업에서 매우 중요하다. 다시 틱톡을 반복하여 내담자의 각성 상태를 더욱 관리하기 쉬운 수준으로 늦춘다. 내담자의 안전감에 각각의 틱톡을 연결하고 각성 패턴의 가장자리를 천천히 조금씩 작업한다. 역동적인 각성과 안전의 물결 상승과 하강을 통해 내담자의 회복탄력성과 안전 및 위협을 인식하는 능력을 확장할 수 있다.

다음은 내담자와 건강한 경계를 복원하기 위한 몇 가지 방법들이다. 당신의 치료 환경과 내담자 집단에 잘 맞는 다른 것들을 개발할 수 있다.

- 당신이 의자 사이의 거리를 변화시켜 내담자에게서 더 가깝거나 멀어질 때 내담자가 안전감을 알아차리도록 요청한다. 편안하게 느껴지는 거리와 위치의 스윗 스팟을 찾았으면, 위치를 살짝 옮겨 보았다가 다시 그 스윗 스팟으로 돌아가 보면서 경계를 의식적으로 도전해 본다. 위치에서 이러한 미묘한 변화를 탐색하면서 내담자의 호기심을 초대한다. 만약 내담자가 몸에서 각성을 감지했지만 "괜찮아요, 나는 참을 수 있어요"고 말한다면 멈춰본다. 다시 그 스윗 스팟으로 돌아가서 시간을 두고 조절이 되는지 확인한다. 안전하고 편안한 경계를 아는 내담자 몸의 지혜를 침범하지 않도록 한다.
- 당신이 방을 가로질러 내담자에게 다가갈 때 내담자가 자신의 개인적인 경계를 알아차리도록 요청하고 멈춰야 할 때를 말하게 해라. 약간의 각성이 올라오는 것을 알아차리고 조절이 회복되는 시간을 주면서 틱톡 연습을 한다. 또한 왼쪽이나 오른쪽에서 접근하거나, 내담자가 당신을 향하거나, 옆으로 돌거나, 벽을 향하도록 시도할 수 있다. 만약 가능하다면, 안대로 실험을 하거나 내담자의 눈을 감도록 요청할 수 있다. 호기심을 초대하라. 놀이처럼 해 봐라.
- 내담자에게 끈 뭉치를 주고 경계를 나타내는 원을 만들도록 한다. 내담자가 원의 다양한 지점에 자신을 배치하고 과다 각성 또는 과소 각성이 나타나면 다시 한번 틱톡을 하면서 안전감을 탐색할 수 있도록 돕는다. 내담자가 줄을 조정하여 안전하고 안심이 되는 개인적인 경계를 미세하게 조정하도록 해 본다.
- 집에서 내담자는 안전한 컨테이너로서 자신의 피부에 감각적 주의를 기울일 수 있다. 샤워할 때 물의 온도나 세기를 변화시키고 그러한 변화에 대한 느낌을 알아차림으로써 실험을 할 수 있다. 몸의 경계와 이러한 인식으로 알게 되는 보호를 존중하기 위해 향기롭고 부드러운 오일을 바르는 시간을 가져도 된다.

내담자 사례

샐리는 어린 10대 때 아주 큰 교통사고를 당해 이후 여러 차례 수술을 받아 생명은 구했지만, 이러한 경험을 관리하는 방법으로 해리라는 원초적인 전략을 썼다. 젊었을 때 그녀는 마약과 알코올을 사용하는 탈출구를 선택하고 대안 커뮤니티에서 미미하게 생계를 유지하며 살았다. 샐리는 결혼해서 청년 아들이있다. 그녀는 직장에서 성공했지만 결혼 생활에 어려움을 겪고 있으며 남편은 멀리 떨어져 있고 부재중이다.

그녀가 나를 만나러 왔을 때 남편과의 관계에서 친밀감이 부족하다고 불평했다. 무엇이 그녀에게 대처하는 데 도움이 되는지 물었더니, 그녀는 이렇게 대답했다. "글쎄요, 저는 그가 부재중인 것에 대해 아무것도 할 수 없다고 스스로에게 말했고, 당신도 알다시피 저는 잊어버려야만 해요. 내가 바꿀 수 있는 것들이 없다는 것을 받아들이려고요. 그것이 많은 도움이 돼요."

남편의 부재를 받아들이는 것이 그녀가 원했던 것이든, 아니면 결혼 생활을 위한 치유의 전략이든 간에 이는 별로 도움이 되지 않는 것 같았다. 그녀가 사용한 단절이라는 전략은 수년 동안 그녀가 각성 상태를 관리하는 데 도움이 되었지만 더 이상 만족스러운 삶을 사는 데 도움이 되지 않았다. 그녀는 오래전에 자신이 겪은 사고와 수많은 수술로부터 거리를 둘 수 있다는 것을 배워 이것이 그녀가 현재 모든 형태의 친밀감에 접근하는 방법이지만, 결국은 거리만 두게 되었다. 그녀의 결혼생활은 이제 서로 교류가 없을 정도로 너무 멀어져 있었다. 공포로 가득 찬 내면의 현실로부터 보호하기 위해 생긴 두꺼운 경계는 한때는 유용했지만, 이제는 그녀에게 인생에서 더 많은 것을 원하게 만들었다.

우리는 틱톡 방법을 사용하여 그녀의 개인적인 경계 시스템을 탐색했다. 그녀가 편안하게 눈을 감고 테이블에 누워 있을 때, 나는 그녀의 발 옆에 서 있다가 점차 그녀의 머리 쪽으로 걸어갔다. 내가 그녀를 향해 아주 미세하게 조금만 움직였는데도 각성이 된 것을 알고 그녀는 놀랐다. 연약함과 두려움, 다정함과 그리움에 대한 그녀의 경험들이 나타났다. 우리는 그런 것들이 일어나도록 허용한 다음 안전과 조절이 돌아올 수 있도록 시간과 공간을 주었다.

한 달 후 세션에서 그녀는 그녀와 그녀의 남편이 스탠 탓킨Stan Tatkin의 『Wired for Love』 오디오북을 함께 듣고 저녁 산책을 하며 그들의 하루를 정리하고, 서로 품에서 편안해지는 것을 경험할 때까지 포옹했다고 말했다. 그들은 포옹을 적정화할 필요가 있었다 - 포옹은 연결할 수 있는 능력에 따라 상당히 활성화될 수 있다. - 그래서 때때로 함께 긴장을 풀 수 있을 때까지 단순히 서로의 손을 잡았다.

샐리의 경계에 대한 인식을 유도하고 두꺼운 안전감 사이에 끼어 있는 그녀의 각성을 경험할 기회를 제공함으로써 그녀는 관계에서 안전의 가능성과 보다 체화된 온전한 감각을 키울 수 있었다. 그것은 그녀와 그녀의 남편이 더 의미 있는 방식으로 서로 연결하기 시작했다.

뼈의 유연성과 마음챙김 터치를 통한 회복탄력성 지지하기

뼈는 물에 해당하는 조직이다. 비록 그것들이 정적으로 보일지라도, 사실 뼈는 살아있는 조직이다. 건강할 때는 비교적 탄탄하지만, 움직임에 대해 유연함과 반응성도 어느 정도 갖춰야 한다. 뼈는 내면의 힘과 외부에서 보호해 주는 느낌을 준다. 긴뼈는 사지의 안정성을 제공하는 반면, 두개골, 갈비뼈, 척추는 뇌, 심장, 폐, 그리고 내장과 같은 부드러운 기관들을 보호한다.

긴뼈는 근육 사이에서 "간격자spacer" 역할을 한다. 근육을 길게 유지하고 움직임을 만들 수 있게 밀거나 당길 수 있게 해 준다. 근육과 힘줄이 뼈를 잡아당기며 역동적으로 수축과 이완을 함으로써 안정될 수 있다. 근골격계의 서로 다른 부분들 사이의 이러한 관계는 우리가 일어나 세상 속으로 움직일 수 있게 해 주고 공간 어디에 있는지 알 수 있게 해 준다. 반중력적으로 힘을 써서 똑바로 서 있게 해 준다. 이러한 개념적인 틀로 뼈와 작업하는 것은 자동차 사고나 다른 고속 부상과 같은 신체적 상해와 관련된 트라우마의 생존자들에게 특히 중요하다. 이 생존자들은 아마 근골격계 전체가 극적으로 변하는 이런 경험을 했을 것이다.

각각의 뼈는 큰 골격계의 일부이지만, 명확하게 정의된 국소 단위로 존재한다. 뼈는 가장 밀도가 높은 조직이고 매우 조밀하고 강렬한 진동을 견딜 수 있다. 일부 외상 생존자들에게는 이러한 밀도와 강도의 질은 공포의 경험과 관련이 있을 수 있다. 하지만 다른 사람들에게는, 뼈가 가진 내적인 구조가 깊은 자기 연결감과 그라운드 된 안정성을 제공할지도 모른다.

다른 조직들과 작업하다가 각성상태가 높아지면 뼈를 닻으로 사용할 수 있다. 시작과 끝이 명확한 뼈의 독특한 특징-본래 분할되고 적정화된 구조-은 본질적으로 전신, 전체 또는 피부나 결합 조직처럼 적정화되지 않은 조직과 작업할 때 나타날 수 있는 높은 각성을 담아내는 데 도움을 줄 수 있다. 전신 조직에서 높은 활성화 상태로 작업할 때, 내담자의 손목, 팔꿈치 또는 발목 등 신체의 표면과 가까운 위치에 있는 뼈 부위로 치료자의 손을 옮길 수 있다. 이를 통해 보다 적정하게 터치 및 주의에 신속하게 접근할 수 있다. 아니면 단순히 당신의 의도를 내담자의 몸속 깊숙한 곳, 그들의 뼈까지 옮길 수도 있는데, 이것은 각성을 담아주고 앵커링 하는 것과 같은 효과를 낼 수 있다. 골격 구조를 사용하여 내담자의 각성이 안정되도록 한 다음, 각성의 바깥 경계면으로 갔다가 안전한 앵커 경험을 위해 필요한 경우 뼈로 주의를 옮겨간다.

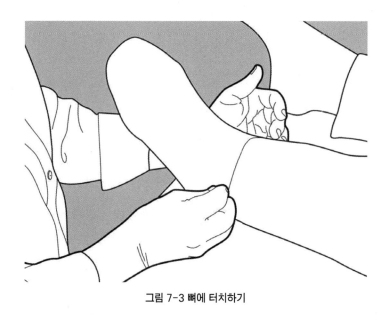

그림 7-3 뼈에 터치하기

내담자 사례

나를 처음 찾아오기 몇 년 전 미셸은 교통사고로 크게 다쳤었다. 그녀는 또한 어려운 어린 시절을 겪었는데, 부모 사이에서 많은 폭력을 목격했다. 자기 이야기를 조금 들려주었는데, 부모 사이에 폭발적인 싸움이 나지 않게 하려고 항상 집에서 계란 껍데기 위를 걷는 것처럼 느꼈다고 말했다. 성인이 되었을 때, 그녀는 내성적이었고 자신감이 부족했다. 차 사고 이후, 그녀는 다리의 경직감을 호소하기 시

작하였고, 50대 초반이었지만 진행된 골다공증 진단을 받았다.

우리는 신장/부신 홀드로 작업을 시작했다. 꽤 빠르게, 미셸의 뼈, 특히 그녀의 다리에 있는 뼈로 작업을 진행했다. 왜냐하면 그녀의 신장에 머물렀을 때, 뼈에 깊고 아픈 감각을 느꼈다고 말했기 때문이다. 내가 그녀의 뼈와 터치할 때마다, 그녀는 다리에서 올라오는 공포의 파도를 경험했고, 숨이 막혔다. 함께, 우리는 그녀가 다시 안정할 수 있도록 각각의 파도가 지나가기를 기다렸다. 공포가 가라앉을 때마다 그녀는 더 큰 힘이 내면에서 밀려오는 것을 느꼈다.

마침내, 그녀는 전에는 몰랐던 힘의 감각을 경험하기 시작했다. 그녀는 자신의 다리 아래에서 강하게 서 있는 감각과 직장에서 어려움을 느낄 때 견딜 수 있다는 감각을 발달시켰다. 그녀의 다리는 더 유연하고, 활력 있고, 든든하게 느껴졌고, 확실히 덜 아파했다.

뇌간의 공포/두려움 센터의 조절력 회복하기

AAM과 서양의학 모두 뇌간을 경계 시스템으로 인식하고 있다. 뇌간에서 균형과 조절이 되어야 사람들이 공포나 두려움을 중립적인 호기심으로 볼 수 있도록 도울 수 있다.

AAM에서, 오행의 수水인 신장의 파트너 방광 경락은 뇌간와 척수를 따라 흐른다. 방광 경락은 소변뿐만 아니라 두려움과 에너지를 위한 누수 방지 컨테이너를 만드는 데 중요한 역할을 한다. 공포에 압도되면 컨테이너로서 방광의 기능도 함께 압도되어 두려움으로 가득하게 세계관을 잠식한다. "너무 무서워서 바지에 오줌 쌀 뻔했어"라는 말을 얼마나 자주 들었던가.

이와 유사하게, 서양의학에서도 위협 신호를 보내고 공포에 대한 반응을 관리하는 생리학적 구조를 뇌간과 중뇌에 있다고 본다.

- 망상 활성 시스템은 수면 상태에서 각성으로의 전환을 조절한다. 그것은 필요할 때 잠재적인 위협에 대한 정보를 해석하고 경계하라는 신호를 보낸다.

- 10번 뇌신경인 미주신경의 등쪽 가지와 배쪽 가지 모두 뇌간에서 나온다. 1장과 2장에서 더 자세히 얘기했는데, 미주신경은 자율신경계에서 가장 긴 신경으로 심장, 폐, 소화기관에 부교감 조절 기능을 제공한다.

- 해마는 감각에 기반을 둔 기억을 처리하는 데 도움을 준다. 오븐에서 나는 설탕 쿠키 냄새가 당신을 할머니의 부엌으로 데려다준다면, 이 냄새를 그 기억과 연결시킨 것은 당신의 해마이다. 이와 비슷하게, 베트남전의 참전용사가 머리 위에서 들리는 헬리콥터 소리를 듣고 주차된 차 뒤로 가서 숨었다면, 그 소리를 그 기억과 연결시킨 것은 그의 해마이다.

- 편도체는 우리가 이 질문에 답을 할 수 있도록 도와준다. "그것은 막대기입니까, 뱀입니까?" 종종 "위협 신호 감지기smoke signal for threat"라고 불리는 편도체는 잠재적인 위협을 해석하기 위한 일차적인 감각 기관이다.

앞서 설명한 신장/부신 작업과 유사하게, 또한 뇌간과 작업할 때도 위협 감지 센터로서 능력을 기를 수 있다. 하지만, 뇌간에 집중하는 것은 생명 위협의 신호를 관리하는 신체 부위로 바로 가기 때문에, 내담자는 특히 신장/부신 시스템의 비슷한 작업과 비교한다면, 경계를 완화시키기 위해 치료사의 손을 초대하는 것에 특히 어려움을 느낄 수 있다. 이 부위가 경직되어 있고 과다 경계하는 것이 안심감과 연관되어 있을 수도 있다. 이러한 이유로, 이완하고 진정시키기 위해 치료자의 손을 초대하는 것이 내담자에게는 안전 레이더를 끄라는 요청으로 해석되어 아이러니하게 활성화와 두려움을 증폭시킬 수 있다. 따라서 신장/부신 작업에서보다 뇌간 작업에서 부교감신경의 회복을 예측하기가 더 힘들다. 이는 아무리 강조해도 지나치지 않는다.

적정titration은 모든 뇌간 작업에 매우 중요하며, 뇌간 작업으로 넘어가기 전에 꽤 오랫동안 신장/부신 시스템과 같은 내담자의 다른 신체 부위와 작업하는 것이 필요할 수도 있다.

뇌간에 집중하기 전에 안전감을 증진하기, 깨진 경계를 회복하기, 신장/부신 시스템의 역량을 강화하기, 뼈의 유연성 및 복원력을 지지하기 등 이 장에서 설명한 다른 기술을 사용하여 내담자를 안정시키는 것이 도움이 될 수 있다. 뇌간과 직접 작업하는 것은 내담자가 성공적으로 공포/두려움 상태에서 벗어날 수 있는 신뢰할 만한 체화된 경험을 할 수 있을 때까지 기다려야 한다. 이 작업을 할 수 있기 전에, 내담자는 당신이 내담자의 시야 밖에서 뒤에 앉아 있어도 안전함을 느낄 수 있는 능력이 필요하다.

실제로 뇌간에 조절 장애가 있는 물 타입의 생존자는 무의식적으로 이런 말을 본능적으로 느낄 수 있다. 내 뇌간을 내려놓으면 나는 죽을 거예요. 그들이 절대적으로 압도되는 공포를 느끼지 않게 하면서 그 내면의 현실을 떠나보내는 것은 어렵다.

이것은 특히 외상성 뇌손상traumatic brain injuries의 생존자들에게 해당되는데, 그들에게 트라우마를 일으킨 사건은 그 자체로 뇌의 손상이다. 뇌 손상과 외상성 스트레스 반응 사이에는 강력한 연관성이 있다. 뇌를 움직이게 하고 진정하도록 초대할 때, 위협적인 반응을 일으킬 위험이 있다. 내담자는 먼저 경계심을 늦추는 것이 안전하지 않은 것과는 다르다는 것을 생리적으로 배워야 하며, 이것은 자신의 상태에 대해 인지적으로 수용하는 것 이상을 뛰어넘는다. 생리적으로 이것이 되면, 뇌간과 작업하는 것이 두렵기보다는 훨씬 더 도움이 될 수 있다.

뇌간 작업은 내담자가 등을 대고 누워있는 치료 테이블을 사용하면 쉽다. 내담자가 테이블의 어느 쪽에 머리를 놓고 싶은지 선택하도록 초대하고, 그에 따라 진행한다.

- 뇌간을 향해 움직이는 것에 유발될 수 있는 각성을 조절하기 위해 손을 옆에 두고 천천히 내담자의 머리 쪽으로 움직여 본다. 이런 식으로 내담자에게 다가가면 어떻게 느껴지는지 알아차려 보라고 해 본다. 더 진행하기 전에 어떤 각성이든 최고점에 도달하고 안정되도록 한다.
- 손바닥을 아래로 하여 내담자의 머리 양옆 테이블 위에 손을 올려놓습니다. 다시 한번, 내담자가 당신의 손을 어떻게 인식하는지 알아차려보라고 한다. 내담자가 대답할 때, '터치해 주세요'라고 말하는가 아니면 '잠시 떨어져 주세요'라고 말하는가? 어떤 각성이든 최고점에 도달했다가 이완해 본다. 만약 각성 상태가 계속된다면, 더 조절될 때까지 이 작업을 미룬다.
- 당신의 내면으로 주의를 기울여 척수가 두개골 바닥에서 나오는 부위에 초점을 맞춰본다.
- 당신의 주의를 내담자의 같은 부분으로 가져간다.
- 내담자의 반응을 주목하고, 터치에 대해 초대하는 느낌이 존재하는지 없는지 찾아본다. 내담자의 몸에서 나오는 신호를 잘 모르겠으면, 언제 준비되는지 물어본다. 손가락을 내담자의 두개골 바닥에 둔다. 물리적인 압력은 전혀 주지 않고 단지 두개골 안쪽 뇌간 주위로 주의를 집중한다.

- 손가락을 두개골의 밑부분에서 찻잔 모양으로 살짝 구부려 뇌의 가장 낮은 부분을 가볍게 댄다고 상상해 본다.
- 이 작업을 하기 위해서 목도 지지되는 느낌이 있어야 한다. 뇌간에 집중하는 동안 손가락이 목 아래로 뻗도록 부드럽게 놓거나 한 손은 두개골 바닥의 뇌간 영역에 대고 있는 동안 다른 한 손은 목을 지지할 수 있다.
- 내담자에게 주의를 기울인다. 깊은 휴식에서부터 두려움까지 다양한 경험이 가능하다. 내담자가 이 작업에 대해 너무 각성될 경우 터치를 조정하거나 물러날 수 있도록 준비해야 한다.
- 구두로 확인하는 것을 포함하여 터치와 일어나는 어떤 경험에 대해서도 내담자가 괜찮다고 느끼는지 보면서 내담자가 느끼는 안전감을 평가한다.
- 틱톡 방법을 사용하여 안정감과 일어났다가 사라지는 각성의 경계를 지지하는 감각 느낌 사이에 전환을 알아차릴 수 있도록 초대해 본다. 천천히 하도록 한다.

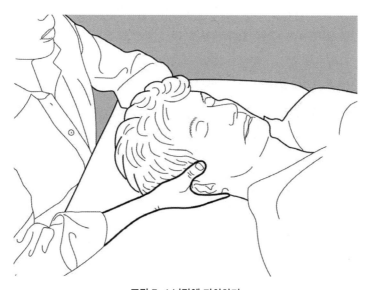

그림 7-4 뇌간에 터치하기

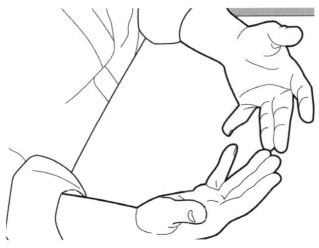

그림 7-5 뇌간에 터치할 때 손가락 자세

내담자 사례

레이첼은 끊임없이 경계해야 했다. 단순히 매일 아침 집을 나서는 것조차 용감한 행동처럼 느꼈다. 그녀가 가지고 있는 근본적인 진실은 세상은 위험한 곳이라는 것이었고, 그래서 언제 나타날지도 모를 위험에 대비해 항상 준비되어 있어야 한다고 느꼈다. 단순히 거리를 걸으며 하루를 즐긴 적도 없었고, 자기 집에서 편안하고 안전하다고 느꼈던 적도 없었고, 누군가를 완전히 믿었던 적도 없었다. 그녀에게는 아직 발견하지 못했을 뿐이지 위험이 있다는 것이 항상 사실이었다. 이러한 끊임없는 위험의 경험은 이라크에서 복무하기 전부터도 어느 정도 있었다. 그러나 샌프란시스코로 돌아온 후, 위협은 그녀의 삶을 점령했다.

레이첼의 각성 수치가 너무 높아서 우리는 첫 번째 치료 세션을 단순히 그녀의 신장/부신 시스템을 지지하고 터치, 방, 그리고 자신의 호흡에 대한 반응을 알아차리도록 했다. 몇 주가 지나자, 그녀는 치료 테이블에 있는 동안 경계심을 어느 정도 풀 수 있었다. 그러고 나서 우리는 뇌간에 관심을 돌렸고, 그녀는 내가 그녀의 두개골의 바닥 부분과 터치할 수 있도록 허락했고, 천천히 그녀의 뇌간에 주의를 기울였다. 처음에는 너무나 공포스러워 글자 그대로 테이블에서 뛰어내렸다. 우리는 함께 치료실 밖 복도를 빠르게 왔다 갔다 하며 그녀의 생리적인 본능physiology이 자기 보호적 반응에 의해 시작된 도망가기에 대한 충동을 완결할 수 있도록 했다.

그녀가 다시 테이블 위에 누울 준비가 되자, 속도를 늦추고 그녀의 뇌간을 가능한 가장 작은 "정도"로만 알아차릴 수 있도록 돕기 위해 똑딱 방법을 사용했다. 이것은 여전히 두려움을 일으켰지만, 그녀가 행동해야 한다고 느낄 정도로 크지는 않았다. 이러한 방식으로 몇 차례 작업한 후, 남은 세션은 신장/부신 작업으로 돌아왔다. 몇 주가 지나면서, 천천히 레이첼은 그녀의 뇌간에 주의를 기울였을 때도 경계심을 내리고 한 번에 몇 분 동안 자신을 느낄 수 있었다. 그녀의 숨결이 깊어졌고, 내면의 자각은 넓어졌다. "이런 느낌은 한 번도 느껴본 적이 없는 것 같아요." 레이첼이 말했다. "이게 안전하다는 느낌인가요?" 우리는 그 후 몇 달간 안전을 알아채는 능력을 확장하고 탐험했다.

물(水) 요소의 조절 회복에 대한 사회적 시사점

물의 본질은 바다만큼 깊다. 위협의 신호 센터의 역할이 잘못되었을 때도 마찬가지이다. 그것은 모든 유형의 생존자 건강과 복지, 질병률, 사망률, 그리고 잠재적으로 후생유전학에도 영향을 미치며, 나아가 공중보건과 공동체 생활에 깊은 영향을 미친다.

　　신장/부신 체계가 뇌간에 생명의 위협이 임박했다는 신호를 보내면 전두엽 피질은 뒤로 밀려난다. 환경 속에서 새로운 것에 대해보다 관계적이고 사려 깊고 미묘하게 반응하기가 어렵다. 이러한 두려움의 성격은 개인적인 경험뿐만 아니라 주변의 모든 사람들의 경험에도 영향을 미치며 전염시키는 경향이 있다.

　　압도적인 공포가 있으면, 생존하기 위해 충동적이고 반응적이며 원초적인 결정을 하게 되는 경향이 있다. "그것은 뱀입니까? 밧줄입니까?"라는 질문에 대해 잠시 멈춰서 심사숙고하지 않는다. 우리는 눈앞의 위험으로부터 떨어져 있다고 확신하며 살아간다. 뇌간에 기반을 둔 공포에 대한 신경 플랫폼은 빠르게 움직이고 엄청나게 강렬하지만, 전두엽 피질에 뿌리를 둔 관계와 실행 기능을 지원하는 신경 플랫폼은 이 강력한 공포반응에 의해 뒤집어지거나 억제된다.

　　이 상태에서는 의미에 대한 질문, 장기적인 영향, 마음의 문제에 대해 고려해 볼 여지가 없다. 단지 "뱀을 죽이기 위해" 반응할 뿐이다. 뱀이 밧줄(또는 관계 또는 성장의 기회)로 판명될 경우 불행한 사회적 함의를 가질 수 있다. 두려움에 사로잡힐 때, 치유자로서 우리의 임무는 공포와 사려 깊음 사이에서, 뇌간의 하부 구조과 전두엽 피질 사이에서 움직일 수 있도록 하여 사람들과 공동체가 사회적 담론의 역동적이고 관계적인 상태에 머물도록 돕는 것이다.

　　트라우마는 너무나 자주 다른 사람에 대한 신뢰를 잃게 하거나 자신의 본성으로부터 단절감을 초래한다. 하지만 신장과 심장-뇌간과 전전두엽 피질이 건강하고 역동적인 관계에 있다면 불확실한 미래와 낯선 사람들은 덜 위협적으로 느껴지고, 그리고 공동체와 우리 아이들의 아이들을 위해 좀 더 신중한 결정을 내릴 수 있다. 평화롭고 생산적인 삶을 가능하게 하도록 더 많이 더 긍정적이고 지속적인 결과들이 나타날 수 있다.

위협에 대한 신호센터가 "켜짐"에 고착된 개인, 공동체 또는 국가는 인식된 위협에 대해 동료들로부터 안전하고 가치 있고 존중받는다는 느낌을 받는 개인, 공동체나 국가와 다른 반응을 보일 것이다. 안전에 대한 내수용적 인식과 건강한 결과 사이의 근본적인 관계 때문에, 트라우마 생존자의 균형과 조절을 회복하기 위한 치료사의 작업은 외부로 파급되며 개인, 지역 사회 및 국가 간의 상호 작용에 매우 중요한 방식으로 영향을 미칠 수 있다.

트라우마 생리학 연구에서 특히 우려되는 것은 생존자의 이환율과 사망률에 대한 지속적이고 높은 수준의 스트레스 화학물질의 영향이다. 미국 질병통제센터의 국가 사망 지수와 아동기 부정적 경험 연구에 따르면, 심각한 산전 및 주산기 트라우마 생존자들은 아동기 외상을 경험하지 않은 사람들의 샘플보다 거의 20년 일찍 사망했다. 니코틴, 길거리 약물, 알코올과 같은 대처 물질의 사용과 초기 트라우마 사이의 강한 상관관계에 있음이 설명되었다.

좀 더 깊이 들여다보면 초기 트라우마와 심장질환, 암, 만성 폐질환, 골절, 간질환은 물론 주요 정신질환과 자살성과도 강한 상관관계가 있다. 사실상 모든 공중보건의 걱정거리는 트라우마에 의한 자율신경계의 조절 장애에 뿌리를 두고 있는 셈이다.

AAM에서 보는 외상성 스트레스가 정精에 미치는 영향에 대한 이해는 외상성 스트레스가 생존자의 이환율과 사망률에 미치는 영향뿐만 아니라 세대 간 영향을 주는 외상성 스트레스와 후생유전학의 연구에 대한 이해를 추가적인 차원에서 가져올 수 있다.

동양의학과 서양의학의 초기 문헌들은 그들이 음식과 주거의 부족, 박테리아나 바이러스와 같은 병원체의 존재, 또는 사고와 부상으로부터 질병을 발견했다고 주장한다. 오늘날, 만성질환은 전염병이나 음식이나 주거지의 부족으로 발생할 가능성이 적다. 대신 스트레스 화학적 영향은 면역체계의 활력과 기능뿐만 아니라 만성 비감염성 질환에 더 자주 관련된다.

정精은 아이들의 성장과 발달, 성인의 성적 성숙과 생식 능력, 그리고 우리의 전반적인 체질적인 활력을 결정한다. 태어날 때, 우리는 큰 생명력을 가진 잠재력으로 가득 차 있다. 피부는 탄력 있고 부드러우며, 머리카락은 윤기가 나고, 청각은 예민하다. 나이가 들면서, 우리는 정을 "소비"하고 이러한 활력은 감소한다. 머리카락은 희끗희끗해지고, 이는 빠지고, 성욕이 떨어지고, 듣는 게 어려워진다. 이 모든 기능은 신장 및 수분 요소에 의해 조정되고, 알려지며, 공명된다.

정精이 일찍 소모되는 경험에는 과도한 운동, 과로, 너무 많은 아이를 낳는 것(여성의 경우), 압도적인 공포에 노출되는 것 등이 포함된다. 외상성 스트레스는 필연적으로 압도적인 공포를 포함하고, 그러한 경험들은 정을 상당히 짐 지운다. 내담자의 신장을 돌보고 그들이 안전감으로 가는 길을 찾을 수 있도록 돕는 것은 정精과 더불어 그들의 기대수명과 필수적인 활력을 보호하는 데에도 매우 중요하다.

위협 신호 센터의 조절을 복원하여 생존자의 정精 주위에 보호적인 컨테이너를 구축하는 것은 기대수명에 미치는 트라우마의 엄청난 영향을 반전시키기 위한 수단으로서 탐구할 가치가 있다.

트라우마가 생존자들에게 미치는 영향에 대한 탐구는 후생유전학에 대한 간단한 탐구 없이는 완성되지 않을 것이다. 후생유전학은 독성 화학물질의 노출이나 트라우마와 같은 외부환경이 유전적 발현과 기능에 미치는 영향을 탐구한다.

최근의 연구는 트라우마가 유전자의 발현을 켜거나 끄는 변화를 일으킬 수 있다고 밝혔다. 신체적 그리고 정서적 학대뿐만 아니라 전쟁과 자연재해는 세대를 타고 가족들에게 흔적을 남긴다. 트라우마로 인한 후생유전학적 변화는 3세대까지도 영향을 미칠 수 있다.

1944년과 1945년 네덜란드 기근 당시 임신한 어머니에게서 태어난 아이들은 정상보다 상당히 작았다. 흥미롭게도 이 아이들은 전쟁이 끝난 후 성인기에 조현병, 불안, 당뇨병, 심혈관 질환, 그리고 비만이 더 높은 비율로 나타났고, 식량 부족은 오래전에 끝난 상태였다. 더욱 놀라운 것은 기근의 영향을 받은 여성들의 후생유전적 변화가 기근에 노출되지 않은 손자들의 출생 체중을 현저히 낮춘다는 가설이다.

이 아이들과 손자들은 심장, 폐, 자가면역 질환의 위험이 높아지는 유전적 변화에 영향을 받기 쉬워졌고, 또한 정신 건강 질환뿐만 아니라 중독과 자살의 위험이 더 높다. 이러한 후생유전학적 변화는 평생지속될 수 있다. AAM의 정精에 대한 이해는 트라우마가 생존자들의 후성유전적 발현에 미치는 영향을 이해하는 한 가지 방법이다. 그들의 정은 트라우마에 의해 훼손되었고, 트라우마는 즉각적으로 생존자의 생리적 활동뿐만 아니라 그들의 후손들에도 영향을 미친다.

후생유전학은 전쟁 지역에 사는 사람들, 또는 자연재해, 광범위한 기아, 또는 9/11테러에 노출된 사람들처럼 (세계관이나 문화와 같은)

지역이나 국가의 생물학에 광범위하고 장기적으로 지속되는 각인을 초래할 수 있다는 것을 더 명확하게 이해하도록 도와준다.

트라우마와 후생유전학 그리고 AAM과 정精 사이의 역동적인 상호작용은 아프리카계 미국인, 원주민 그리고 다른 유색인종 공동체, 그리고 홀로코스트 생존자의 2세대와 3세대에서 발견되는 증상군에서 나타나는 건강 격차가 세대를 걸쳐 얼마나 만연하고 뿌리박히게 영향을 받는지 깊은 이해를 제공한다.

흥미롭게도, 트라우마로 인한 후생유전적 영향은 어떤 아이들과 손자들은 회복탄력성이 더 뛰어나지만, 어떤 아이들은 신체적, 심리적으로 더 취약하게 만든다. 후생유전학은 인간이 숙명적이면서 동시에 매우 적응적 생물이라는 것을 밝혀주고 있다. 이것은 두려움의 상태를 중심으로 조절과 역량을 키워주는 치료를 한다면 트라우마의 부정적인 영향이 역전되거나 치료될 수 있다는 약속을 제공한다. 비록 생존자들의 자손들이 유전적으로 다소 더 취약할 수 있지만, 그들은 또한 이전 세대 경험의 영향을 변형시키거나 역전시킬 방법으로 그들의 유전자 발현을 바꿀 수 있을지도 모른다.

따라서 신장/부신 시스템의 회복탄력성을 기르는 것이 트라우마의 세대 간 전달로 인한 후생유전학적 영향에 상당한 영향을 미칠 수 있는 한 가지 방법이 될 수 있다

결론

압도적인 두려움은 삶의 위협에 대한 신호이다. 위협에 대해 뇌에서 온 몸으로 반응을 일으킬 수 있도록 두려움은 신장/부신 시스템에서 적절

한 신호를 주어 시작하게 한다. 몸의 신호 센터로서 신장의 근본적인 역할 때문에 신장을 재부팅시킴으로써 거의 모든 생존자가 덕을 본다.

수水 요소와 불火 요소 간의 제어 사이클相剋을 통한 관계는 외상성 스트레스에서 신장과 심장 간의 근본적인 연관성을 밝혀준다. 이러한 관계는 오행의 상응 체계를 통해 뇌간과 전두엽, 등쪽 미주와 배쪽 미주, 그리고 원초적 공포와 사려 깊은 관계 간의 연결로 표현된다.

신장은 기氣 에너지의 강력한 저수지이다. 그들은 기의 배터리 팩처럼 작동한다. 그들은 다음 장에서 탐구된 목木 요소에 의해 관리되는 투쟁 또는 도피 반응의 가동화를 북돋을 힘을 제공한다.

물과 나무 요소는 특별하게 연결되어 있다. AAM에서 나무가 물을 마시고 자란다고 가르치는 것처럼, 물을 돌보는 것은 나무를 돌보는 한 가지 방법이다. 물을 주어야 식물이 자랄 수 있듯이, 적당한 양의 건강한 물은 건강한 나무에 필수적이다. 물 요소에서 위협에 대한 건강한 신호는 나무 요소에서 투쟁 혹은 도피 반응을 분명하고도 강력하게 일으킬 것이다.

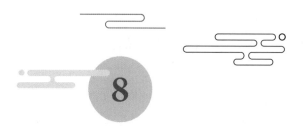

나무(木)와 봄:
반응을 가동화하기

자기 보호 반응의 다섯 단계

1. 정지/놀람 – 각성은 탐색적 정향에서 깨어나게 한다. 금속.
2. 방어적 정향 – 공포 신호가 위협을 알린다. 물.
3. **구체적인 자기 보호 반응 – 가동화 반응이 시작된다. 나무.**
4. 완료 – 성공적인 방어를 했거나 위협이 더 이상 없는 경우 일관성을 회복한다. 불.
5. 통합 – 어려운 경험을 소화하고 교훈을 얻는다. 흙.
   주기가 금속으로 돌아가며, 탐색적 정향 능력이 회복된다.

나무 요소의 임무는 보호하고 방어하는 역할이다. 이것은 항상 켜져 있고 우리 또는 우리가 소중히 여기는 사람들이 위협을 느낄 때 투쟁 또는 도피 반응을 조직하고 드러내 보이는 엄청난 힘을 가지고 있다. 다른 사람들을 보호하고 자신을 방어하려는 충동이 좌절되거나 충동을 사용할 수 없다면 이러한 자애로운 힘의 특질이 좌절되어 분노나 좌절감으로 나타날 수 있다. 자신의 분노를 효과적으로 사용하는 데 어려움이 있다는 것을 발견할 수도 있다. 우리는 새로운 위협에 직면했을 때 창의력을 사용할 수 없을 정도로 너무 긴장하고 분노하고 억울해하는 자신을 발견할 수도 있다. 문이 잠겨 있는지 확인도 하지 않고 문을 부수는 행동을 할 수도 있다. 또는 무너져서 분노가 없어진 것처럼 보이고 부동화로 움직일 수 없고 불안하고 우울해질 수도 있다. 결국 자신을 보호하거나 다른 사람들로부터 방어할 수 없게 된다. 자신의 성장하는 계절에 대한 희망을 찾지 못하게 된다. 궁극적인 목적이자 숙명인 자신의 '봄'을 향한 성장이 어떤 형태로든 손상된다.

내담자와 함께 있을 때 다음 질문을 염두에 두고 관찰하라. 이 질문들은 자기 보호 반응 단계의 가동화 단계에서 좌절된 경험이 끊임없이 미치는 영향에 대한 정보를 제공하게 된다.

- 분노로 인해 문제의 해결책을 살펴보는 역량이 빈번하게 없어지는가?
- 어렵거나 복잡한 상황에서 해결책의 전략을 세우거나 과업의 우선순위를 정하는 데 어려움이 있는가?
- 내담자에게 일어나는 가동화의 '지속적인 모니터링과 조절을 제어하는 자동 온도 조절기thermostat'는 잘 작동하는가? 내담자가 분노를 느낄 때 그것은 현재 직면하고 있는 위협 수준에 상응하는가? 아니면 과거에 있었던 경험으로 인해 증폭되는가?
- 내담자는 집단 안에 있을 때 자신이 보이지 않는 느낌을 자주 느끼는가?
- 내담자는 모욕이나 위협을 느낄 때 자기방어가 어려운가?

- 내담자는 자신의 미래를 상상할 수 있는가? 이를 현실로 이루는 방법의 단계들을 알고 있는가?
- 내담자의 운동 감각kinesthetic sense은 어떠한가? 자주 다치는가? 이 내담자의 몸은 공간에서 어디에 있는지 혼란스러워 보이는가?
- 내담자는 의료진들이 이해하지 못하는 통증 패턴이 있는가?

자기 보호 반응에서 나무(木) 요소의 역할

요소	나무
계절	봄
신체 기관	간, 담낭
감정	분노, 희망
성공적인 자기 보호 반응의 역할	반응을 가동화하기 위협에 대해 정향하기 전략 세우기와 투쟁 또는 도피 계획을 실행하기
성공적이지 못하거나 완료하지 못한 자기 보호 반응	과다 각성: 경직된 충동, 생각, 감정, 조직, 만성적이고 과도한 분노, 변덕, 긴장,조직의 통증과 함께 끊임없이 계속되는 가동화 과소 각성: 축 늘어지거나 수동적인 충동, 생각, 감정, 조직, 위협에 대한 반응의 시작이 거의 없음, 공간을 차지하지 않는 느낌
발생	심장의 정합
제어	통합과 소화
신체 조직	인대, 건, 힘줄
가치	자애로움
저장	혈액
정신 기능	영묘한 영(ethereal soul) 또는 혼(魂)

원형적인 질문들	싹이 나고 자라는 과정에서 장애물을 어떻게 해결해야 할까? 나의 성장하는 계절에 대한 희망이 있을까?
조절을 강화하기 위한 실습들	2차 횡격막의 보호와 방어 반응과 고유수용감각의 기능을 회복하기 정향 시스템에서 운동과 감각 기능을 통합하기 혈액의 활력을 회복하기

정향: 나무(木) 요소의 특질

나무 요소의 특질과 이것이 교감신경계의 힘을 반영하는 방식을 이해하게 되면 치료사와 내담자가 그들의 작업과 그들의 삶에 대한 새로운 가능성을 발견하도록 도울 수 있다. 완료되지 못하고 좌절된 가동화 반응을 여전히 유지하고 있는 조직tissues의 기능을 회복함으로써 버티기나 무너지는 것 대신에 몸, 마음, 감정, 정신 기능의 힘과 유연성을 되찾을 수 있다. 싸우거나 도피하려는 좌절된 충동을 완료할 기회를 제공함으로써 끊임없는 분노나 불안을 자애롭고 넓은 시야로 대체할 수 있다. 그렇게 되면 사람들은 해결책의 전략을 세우고 장애물을 극복하는 성공의 경험을 통해 가족과 공동체에 영향을 미칠 것이고 가족과 공동체에서 갈등을 비폭력적으로 변화시키는 가능성의 감이 생겨나기에 이 작업의 중요성을 치료사와 그들의 내담자에게 입증하게 된다.

음력 새해는 봄과 나무 요소의 시작이 현저하게 눈에 보이며 2월 초는 나무의 수액이 부드러워지고 움직이기 시작하는 시기이다. 봄의 진동은 모든 비전, 꿈, 염원처럼 싹이 트는 식물로 실제적인 형태로 볼 수 있는 훨씬 전부터 시작된다. 겨울 동안 깊숙이 품고 있던 것들이 이제 모양과 형태를 갖추게 된다. 모든 창조물은 기氣와 역동적인 활력으로 가득 찬 채 겨울잠에서 깨어난다. 따뜻한 바람이 불어오고 동물들의 짝

짓기 철이 시작된다. 우리의 발걸음에서 봄을 느낀다. 생명의 징후가 돌아온다. 주변의 동물들과 함께 우리는 더 활동적으로 된다. 봄은 '생명이 싹트는 시기... 생명이 움트고 돋아나고 싹을 틔울 준비가 된 우주의 상태'이다. 겨울이 봄을 만들어 내고 물이 나무를 자라게 한다. 물이 공급된 식물은 자신을 성장시킨다. 봄은 움직이게 하는 힘force과 강하고 빠른 속도의 힘power을 가지고 폭발적으로 온다. 그것은 새로운 시작의 시기이다.

나무 요소는 마음mind, 감정, 정신 기능뿐만 아니라 몸의 모든 차원에서 원활한 움직임을 담당한다. 나무 요소의 본질적인 특성은 바람이 강해도 버드나무 가지가 꺾이지 않고 흔들리듯 유연하게 흐르는 것이다(역주: 간주소설肝主疏泄이라고도 하는데, 이는 간이 전신의 기, 혈액, 진액 등을 소통시키고 원활하게 흐르도록 하는 작용을 말하는 한의학 용어임). 봄이 되면 풀이 콘크리트를 뚫고 자라나면서 나무 요소의 힘을 보여 준다. 분노도 유사한 힘을 가지고 있어 나무 요소에 해당하는 감정이다. 분노는 나무의 껍질처럼 외부의 해로운 영향으로부터 부드러운 내층을 보호하는 역할을 한다.

도토리는 떡갈나무만 될 수 있고 솜털의 민들레 씨앗은 오로지 민들레만 될 수 있다. 모든 씨앗에는 그 식물의 발현을 위한 필수 계획이 담겨 있다는 이 은유는 우리의 나무 요소를 잘 설명해 주고 있다. 삶이 펼쳐지면서 자신의 운명에 대한 전략적 계획과 비전도 드러난다.

나무 요소의 두 장기 시스템은 간과 담낭이다. 침술 및 동양의학(AAM) 문헌에서는 간을 '군대의 총사령관 역할로 묘사하며 상황을 사정査定하고 그것으로부터 계획의 구상이 일어나는' 장기 시스템으로 설명하고 있다(肝者, 將軍之官, 謀慮出焉). 간은 전략적인 계획, 장기적인 비전, 행동 실행의 강인함, 몸의 보호를 전담한다. 건강할 때 간의 전략적인 계획이 아무리 견고하고 효과가 있어도 새로운 상황이 나타나면 쉽게 변경될 수 있을 정도로 유연하다.

간은 또한 혈액을 저장하고 회복시키며 혈액이 원활하게 이동하게 하는 움직임의 중요한 역할을 한다(역주: 肝藏血이라고 하며, 한의학에서 간은 혈을 저장하고 조절하는 역할을 담당한다고 설명함). 침술 및 동양의학(AAM)의 은유적인 표현으로 혈액은 심장의 메시지를 몸의 왕국으로 전달한다. 심장이 평화로운 조절로 돌아올 시간이나 기회가 없이 반복적으로 위협 신호를 보내야 한다면 혈액은 계속해서 이러한 경계감을 실어 나를 수 있다. 생명에 위협을 받는 경험이 끝나고 나면 혈액을 회복시키는 간의 기능을 통해 이 중대한 메신저인 혈액의 균형과 조절을 회복하는 데 중요한 역할을 한다.

침술 및 동양의학(AAM)에서는 간이 낮 동안에 눈, 근육, 힘줄, 인대에 영양분 공급과 수분 공급을 하며 월경 주기의 원활한 흐름을 책임지는 역할 등 몸 전체의 원활한 혈액 이동을 담당한다고 이해하며 이 모든 기능은 나무의 공명 장場에서 이뤄진다고 이해한다. 그런 다음 혈액은 밤에 다시 간으로 이동하여 수면 중에 회복된다. 하지만 혈액을 회복시키는 간의 기능은 혈액에 전달되는 트라우마에 의한 스트레스의 양에 의해 압도될 수 있다. 트라우마에 의한 스트레스가 영향을 준 혈액 속 높은 수준의 각성은 수면을 방해하고 결국 휴식 부족으로 인해 혈액을 회복시키는 간의 임무가 중단되는 악순환을 일으킬 수 있다.

담낭은 간과 긴밀하게 작용한다. 담낭은 '공정하고 정확한 것을 관장한다. 결단과 결정은 이로부터 비롯된다(膽者, 中正之官, 決斷出焉).' 현명한 판단과 의사 결정을 담당하는 장기 시스템으로 알려져 있으며 이 시스템은 다른 모든 장기 시스템이 매일매일 순간순간마다 결정을 내리고 삶을 영위하도록 돕는다. 담낭은 우리 몸의 모든 시스템을 조절하는 데 도움이 되므로 트라우마 생리학에서 매우 중요하다. 담낭을 제거한 사람들도 몸의 모든 세포에서 현명한 판단을 하는 담낭의 기능을 계속 수행하고 있다. 이 기능이 없으면 세포들은 다른 세포들과 협력하여 그들의 임무를 적절하게 나누는 방법이나 그들의 임무를 수행하는 방법을 알지 못한다.

간은 우리의 광범위한 전략적 계획을 세우고 담낭은 그 계획을 단계별로 순간순간 실행한다. 최적의 균형을 이루고 건강한 상태에서 나무 요소는 이들 두 장기 시스템을 통해 우리가 새로운 시작을 계획하고 미래를 보며 좋은 결정을 내리고 위협에 대한 반응을 부동화가 아닌 가동화로 장애물을 원활하게 피하면서 삶을 관통해서 흘러가도록 돕는다.

나무 요소의 미덕은 자애로움이다. 나무들이 지구상의 모든 살아있는 것들에게 생명력을 선물하는 광합성 과정을 통해 이산화탄소를 산소로 변환하여 땅 위의 모든 생명을 어떻게 지원하는지를 생각해 보라.

나무 요소는 교감신경계와 흡사하다. 건강할 때 그것은 항상 켜져 있고 우리를 보호하기 위해서 항상 사용할 수 있다. 교감신경계는 우리가 경험하고 있는 위협 수준에 적합한 창의적이고 유연한 반응을 시작할 때 좋은 판단력을 사용한다. 2장에서 설명한 바와 같이 교감신경계는 그것의 각성을 조절하기 위해 부교감신경계가 필요하다. 나무 요소인 교감신경계의 끊임없이 보호하려는 자세를 조절하는 능력이 없다면 깊이 휴식하고 명상으로 마음을 고요하게 하고 음식으로부터 영양분을 흡수하고 개별적인 관계에서 서로 주고받는 경험을 할 수 있는 우리의 능력들은 모두 불가능하다.

나무 요소는 위협의 맥락을 벗어나면 창조적이고 적극적이며 전략적인 행동을 위한 에너지를 제공한다. 이는 리더가 의사결정을 하고 예술가는 창작하고 비전을 지닌 사람은 가능성을 볼 수 있도록 돕는다. 건강할 때 나무 요소의 기氣 즉 에너지가 상승해서 필요한 행동을 취한 다음에 파도처럼 내려가도록 설계되었다. 일단 상승에서 내려오는 성공의 경험으로 나무 요소는 회복탄력성의 지대로 다시 돌아온다.

맥락: 자기 보호 반응에서 나무(木) 요소의 역할

우리 내부의 다람쥐가 나뭇가지가 부러지는 소리를 듣게 된다면 두려움의 메시지가 신장과 그와 밀접한 동료인 부신으로 경고를 보낸다. 신장이 먼저 두려움의 신호를 불 요소로 보낸다. 우리가 관계와 사회적 교류를 통해 이 위협을 해결할 수 없다면 심장은 몸의 모든 요소와 모든 차원에 그들이 가능한 모든 혼신의 기氣를 동원하여 반응하도록 명령한다. 물 요소는 나무 요소의 가동화를 촉진하는 힘을 제공한다.

자기 보호 반응 5단계(5-SPR)의 생물학적 행동 모델에서는 방어적 정향 단계에서의 위협에 대한 정향의 기능을 가동화의 전조로 본다. 침술 및 동양의학(AAM)은 위협에 대한 정향과 반응 전략 기능을 더 긴밀하게 결합하여 가동화로 반응하는 단계에서 그들을 잘 조화시킨다.

나무 요소는 물의 힘을 받아서 위협에 대한 정향과 필요한 투쟁 또는 도피 반응을 어떻게 실행할지 전략을 세우는 데 그것의 능력을 사용한다. 나무 요소는 모든 피와 기氣를 근육과 관절로 보내서 우리 자신과 우리가 소중히 여기는 사람들을 보호하고 방어하는 데 필요한 모든 행동들을 수행한다. 나무 요소는 생명을 지키기 위해 모든 강력한 힘을 가동화한다.

위협이 우리가 성공적으로 반응할 수 있는 능력보다 더 크다면 이 거대한 힘은 마치 벽돌 벽을 맞닥뜨리는 것과 같다. 폭발물 근처에서 그것의 압력파에 맞아 의식을 잃었거나 차 밑에 다리가 끼어서 다른 차를 피하려는 충동이 좌절되었을 수도 있다. 가동화 반응이 성공적이지 못했기 때문에 몸은 사고가 있었을 때 할 수 없었던 반응을 완료하려는 시도가 있을 수도 있는데 자신을 향해 오는 차를 피하려는 충동으로 자신의 차 바퀴를 돌리려던 것을 계속하게 되기도 한다.

심장은 빠르고 두근거리는 박동으로 생명의 위협을 알리는 메시지를 보낸다. 심장의 손상을 입을 수 있으므로 짧은 시간 동안만 이 경계 수준을 유지할 수 있다. 어느 시점에서 우리는 성공할 가망이 없기에 생존을 위해 가동화를 멈출 필요가 있다. 배쪽 미주(VV)가 사회적 교류시스템을 사용하여 각성을 완화하는 데 실패한 것이다. 심장의 과다 각성을 멈추려면 나무 요소의 가동화만큼 강력한 최대한의 등쪽 미주(DV)의 부교감신경계 반응도 필요하다.

투쟁 또는 도피 반응이 성공하게 하는 것 중 하나는 간이 비장과 위에 제어 메시지를 보내서 연동운동을 중단시킨다. 소화는 장기적인 건강에 매우 중요하나 팔다리에 모든 에너지가 필요한 순간인 가깝게 다가온 생명의 위협을 감지할 때는 소화가 중요하지 않다. 적극적인 보호를 위한 시도가 좌절되거나 실패하면 우리는 높은 톤의 등쪽 미주(DV)의 부교감신경계의 얼어붙는 반응에 빠지게 된다. 이 반응은 심장을 보호하고 생리적 자원들을 보존해서 구조해 주는 도움이 도착할 때까지 생존할 수 있도록 도와준다. 이러한 생리적인 상태에서도 에너지를 보존하기 위한 방식으로 소화는 계속 억제된다. 내장의 이러한 억제는 짧은 기간 동안 진행된다.

아래의 그림 8-1을 보면 1장에서 설명했던 회복탄력성의 지대에 겹쳐 있는 삐죽삐죽한 선은 이러한 역동을 시각적으로 보여 준다. 우리의 최적 상태인 정상normal 지대 위에서 자신의 생명이나 다른 사람들의 생명을 지키기 위해 이용할 수 있는 모든 자원들을 활용하는 나무 요소의 힘은 이제 더 많은 수행을 하게 된다. 우리는 그 어느 때보다 더 강력하고 더 집중 상태로 더 강인해진다. 몸이 일정 시간 이상으로 이 각성 상태를 유지할 수 없으므로 부교감신경계는 이 가동화를 중단시키기 위해 동등한 수준의 강력한 억제를 하게 된다. 그러면 우리의 에너지는 정상 지대 아래로 떨어진다. 정상 지대를 벗어나는 이 두 상태는 짧은 기간 동안 유지되도록 설계되었고 그 후에는 우리의 기氣가 회복탄력성 지대 내의 영역으로 자연적으로 돌아온다. 하지만 보호하고 방어하려는 충동이 좌절된다면 우리는 생존을 위한 노력에 갇히는 신체 생리로 인해 조절 곤란dysregulation을 경험하게 된다.

교감신경계의 활성화 – '켜짐(on)'에 갇혀 있는 것 – 과도한 양(陽)

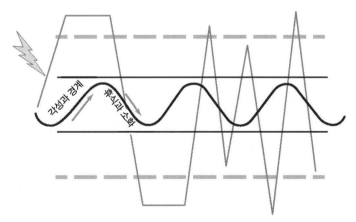

부교감신경계의 무너짐 – '꺼짐(off)'에 갇혀 있는 것 – 과도한 음(陰)

그림 8-1 트라우마에 의한 스트레스와 회복탄력성의 지대

나무 요소의 불균형은 이러한 가동화 반응의 실패로 인해 발생한다.

이는 생성의 주기에서 앞으로 나아가려는, 즉 성공적인 완료 이후에 나타날 불 요소를 향한 충동이 어마어마하게 큰 벽에 부딪히게 된 것이다. 우리는 엔진을 고속으로 회전하나 결코 기어를 넣지 못하는 켜져 있는ON 상태에 갇혀 있는 자신을 발견할 수 있다. 또는 무너짐을 경험할 수도 있고 유사하게 부동화immobility 상태에 갇혀 있다고 느낄 수도 있다. 또한 자신이 이 두 상태 사이에서 불규칙하게 오르락내리락 하는 것을 발견할 수도 있다. 이렇게 가동화가 완료되지 못하면 그림 8-1의 오른쪽에 보이는 것처럼 우리의 기氣 즉 에너지에 심각한 조질 곤란을 유발하며 이는 가속 페달과 브레이크를 동시에 밟는 것과 같이 급격하게 변동하는 상승과 하강을 반복하는 것이다.

나무(木) 유형의 일반적인 증상: 간과 담낭

나무 요소의 증상은 교감신경계 각성과 부교감신경계 억제의 역동에서 불균형으로 인해 발생하며 이는 시간이 지난 후에도 조직tissues에 남아 있다. 우리는 높은 각성과 무너짐에 갇혀 있을 수도 있고 각성과 무너짐 사이를 빠르게 왔다 갔다 할 수도 있다. 이러한 불균형의 가장 힘든 버전에서는 가속 페달과 브레이크는 동시에 바닥까지 밟으며 각성과 무너짐 사이를 계속해서 왔다 갔다 하는 극도로 불안정한 생리적인 상태를 유발할 수 있다. 투쟁 반응이 좌절되었다면 우리는 분노에 사로잡히게 되고 도피 반응이 좌절되었다면 불안이 우리를 지배하게 된다.

기氣의 원활한 이동을 담당하는 나무 요소의 기능이 방해받게 되면 나무 요소의 생존자 유형들이 흐르지 않는 기로 나타나는 과다 각성 증상에 특히 취약해진다. 우리는 모든 차원에서 긴장과 수축의 느낌을 받게 되며 몸은 너무 경직되고 꽉 조여서 기, 즉 에너지가 쉽게 흐르지 못한다.

신체적인 측면에서 기氣가 흐르지 않으면 두통, 근골격계, 생리통 등 통증 패턴이 생기고 기나 혈액이 축적되어 낭종 또는 종양으로 응고될 수 있다. 이 상태에서는 감정을 폭발적으로 느낄 수 있다. 분노나 좌절이 부드럽게 오르내리기보다는 압도적이고 불필요하게 상충하는 방식으로 폭발한다. 정신적 또는 인지적 차원에서 흐르지 않는 기는 문제에 대한 점진적인 해결책을 생각하는 것을 어렵게 만들어 새로운 상황을 탐색하는 것에 대해 좌절이나 어려움을 겪게 한다. 또한 정신 기능인 차원에서는 새로운 가능성을 보거나 미래에 대한 희망을 찾기 어렵게 만든다.

짧은 기간 동안 유지하도록 설계된 이러한 과다 각성 상태는 소화를 중단하라는 간에서 비장과 위로 보내는 메시지에 익숙해지는 위험에 놓이게 한다. 그러면 간의 기氣가 제어의 주기 전체에 걸쳐서 만성적으로 비장와 위에 몰리게 된다. 비장과 위를 끊임없이 압도하면 과민성 대장증후군과 같은 특정 영양소를 대사 작용을 할 수 없거나 허리둘레에 체중이 증가하는 것과 같은 소화 장애를 일으킬 수 있다. 비장이 음식을 기와 혈액으로 바꾸는 능력이 상실되면 과체중의 체중증가를 유발할 수 있다. 고혈압, 고콜레스테롤, 비만, 고혈당 등이 복합적으로 나타나는 대사증후군은 이러한 나무와 대지 역동의 극단적인 발현이다. 10장에서 간이 비장과 위를 과도하게 제어할 때의 영향에 대해 상세히 살펴보겠다.

과다 각성으로 발생하는 불균형 외에도 몸, 마음, 감정, 정신 기능의 무너짐 또는 과소 각성으로 인한 불균형도 나타날 수 있다. 더 높은 수준의 각성을 안전하게 유지할 수 없게 되면 우리는 등쪽 미주(DV)가 지배적인 부교감신경계의 얼어붙는 상태로 무너진다. 등쪽 미주(DV)가 교감신경계(SNS)를 과도하게 통제한다. 우리의 모든 차원에서

축 늘어지게 느껴지고 기운이 없다고 느끼게 되어 모욕이나 위협을 느낄 때 자신을 방어할 능력이 부족하고 감정이 둔마하고 생기가 부족하며 육체적으로 약하다고 느끼고 삶에 대한 열정이 거의 없다. 몸의 조직tissues은 기氣 즉 에너지를 운반할 만큼 충분히 건강한 상태가 아니며 기氣는 대부분 회복탄력성 지대의 아래에서 작동하고 있다.

나무 요소와 관련된 감각 기관은 눈이다. 눈은 위협이 어디에 있는지 정향하고 우리 자신을 방어하는 데 매우 중요한 역할을 한다. 나무 요소의 생존자 유형들의 눈이 쉽게 산만해지고 이리저리 뛰어다니며 쉬거나 집중할 수 없는 모습을 볼 수 있다. 또한 눈이 건조하고 충혈되며 염증이 생기게 된다.

위협이 어디에 있는지 정향하는 능력은 눈뿐만 아니라 모든 감각 시스템이 관여한다. 눈이 나무 요소와 관련된 감각 기관이지만 위협이 어디에 있는지 정향하는 모든 기능이 나무 요소와 관련된다. 정향 시스템이 가동화 반응 단계에서 방해받는다면 그것은 다음의 두 가지 방식 중 하나로 나타날 수 있다.

그중 하나는 우리가 과거에 경험했던 사건과 유사한 위협이 있을 때 과다 경계를 하는 방식이다. 예를 들어 교통사고로 차량의 오른쪽 옆이 부딪혔다면 이제 모든 초점이 오른쪽으로 집중될 수 있는데 그 방향에서 나쁜 일이 일어났기 때문이다. 위협에 대한 알아차림이 오른쪽과 '과다 결합over-coupled'을 해서 너무 오른쪽에만 집중한 결과 야구공이 머리 왼쪽을 향해 날아오는 것을 보지 못하기도 한다. 우리가 경험을 '과다 결합' 했을 때 현재 상황을 평가하는 능력이 저하되어 사고와 다치는 상황이 더 많이 일어날 수 있다.

나머지 하나는 잠재적인 위협을 보는 자극을 피하는 방식이다. 사고가 자동차 오른쪽에서 일어났기 때문에 그 방향을 보지 않는다. 왼쪽에만 주의를 기울이다 보니 오른쪽에 대해 과소 경계 상태가 되어 자전거를 배우느라 비틀거리면서 오른쪽에서 오는 어린아이를 알아차리지 못할 수도 있다. 위협에 대한 알아차림이 오른쪽과 '과소 결합under-coupled' 되어 있어서 오른쪽에서 반복되는 사고를 경험할 수 있다. 과소 결합under-coupling과 과다 결합over-coupling 모두 현재 순간의 자신을 둘러싼 환경에 대한 정보를 균형 잡힌 방식으로 처리하지 못하기에 사고와 다치는 상황이 더 많이 일어날 수 있다.

이러한 각각의 예에서 우리의 과다 결합 또는 과소 결합은 시각뿐만 아니라 운동 감각에도 해당이 된다. 모든 감각은 함께 작용하여 삶에서의 장애물을 탐색하는 데 도움을 준다. 하나의 감각 시스템의 조절을 회복하면 다른 모든 감각 시스템의 기능에 영향을 미치게 된다. 이 장의 후반부에서 정향 시스템을 회복하기 위해 설계된 청각 연습을 소개할 것이다. 과다 결합과 과소 결합의 역동은 모든 감각에서 나타날 수 있다. 청각 시스템의 경우 사이렌이 울리거나 머리 위에서 헬리콥터의 엄청나게 큰 소리를 듣게 되면 즉시 이전에 있었던 생명위협을 받았던 상황으로 되돌아갈 수 있다. 이는 과거의 소리를 현재의 위협 감각과 과다 결합이 된 결과이다. 반면 어떤 소리는 너무 무서워서 다시는 들을 수가 없어서 그 소리를 들을 수 있는 능력을 꺼버리기에 더 이상 자신의 환경에서 그 소리를 유용하게 사용할 수 없게 되기도 한다.

과다 결합과 과소 결합의 역동은 냄새, 맛, 질감에도 적용될 수 있다. 저녁 식사가 다 타버렸을 때 어릴 적 집이 불에 타버렸던 기억에 휩싸일 수 있다. 게 맛을 느낄 때 게가 매우 신선한 것일지라도 몇 년 전에 게를 먹고 식중독으로 아팠을 때처럼 메스꺼워질 수 있다. 때때로 우리는 자신의 특정한 감각과 과거에 있었던 사건 사이의 연관성을 인식하지 못한다. 우리는 그저 즉각적인 반응이 있음을 알뿐이다. 예를 들어 자신이 평소 빳빳한 면 시트의 질감을 싫어한다는 것은 알고 있지만 어릴 때 갔었던 어둡고 무서웠던 할머니 집에 항상 있었던 풀을 먹인 침대의 시트와 연관이 있다는 사실은 인식하지 못한다.

나무 요소의 생존자 유형에서 나무 요소에 해당하는 조직tissues과 감각인 눈, 인대, 힘줄, 혈액은 이러한 결합 역동에 특히 영향을 받는다. 이들 각 조직은 반응을 가동화하는 역할을 유동적으로 완료하지 못하면 건조하고 부서지기 쉬우며 약하고 탄력이 없는 상태의 긴장 또는 무너짐에 고착될 수 있다. 이는 앞으로 있을 수 있는 위협에 정확하게 정향하고 적절한 반응을 성공적으로 가동화하는 능력에 중대한 영향을 미칠 수 있다.

자동차 사고 중에 통제할 수 없었던 자동차를 손으로 핸들을 꽉 잡거나 발로 브레이크를 밟아 자동차를 멈추게 하려는 소용없는 시도를 할 때와 같이 능동적인 방어 반응이 좌절되거나 압도되는 경우 좌절된 활성화는 팔다리의 관절인 손, 손목, 팔꿈치, 발목, 무릎, 골반에 저장될 수 있다.

힘줄, 인대, 관절액, 관절 캡슐 내부의 공간을 포함한 관절 구조는 뼈 사이의 충격 흡수재 역할을 하며 팔다리 움직임의 조직화와 안정성을 제공한다. 그림 8-2의 이러한 관절 구조는 관절이 적절하게 반응하는 데 필요한 유연성과 힘을 지원하기 위해 관절 내에 필요한 많은 공간뿐만 아니라 관절의 다양한 기능을 수행하기 위해 관절이 필요한 만큼 얼마나 조일지 느슨해야 하는지를 관리한다. 이러한 기능은 자동차 사고 중에 손이 핸들만을 붙잡고 있을 때와 같이 고도의 각성 상태가

좌절되어 움직여나가지 못할 때 심각하게 손상될 수 있다. 이러한 역동
은 흔히 만성 통증 패턴의 주요한 요인이 될 수 있다.

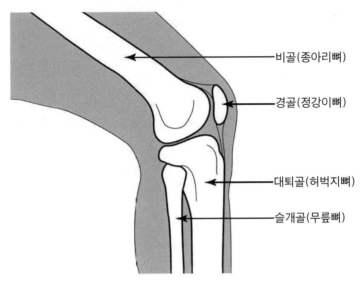

그림 8-2 관절에 있는 2차 횡격막

이러한 방어 반응들이 좌절되는 동안 발생하는 신체의 부상은 고유
수용감각 수용체proprioceptive receptors들을 제압하거나 파괴할 수 있다.
이들 전문화된 신경은 주로 근육 섬유를 따라 위치하며 근육을 뼈와 연
결하는 힘줄을 따라 위치한다. 고유수용감각의 수용체들은 몸이 공간
의 어디에 있는지 어떻게 움직이는지에 대한 정보를 뇌에 제공한다. 또
한 2차 횡격막의 구조에 기여하며 근육 톤, 신체 이미지, 애씀effort의 조
절, 중력과의 관계에 대한 정보를 알려 준다. 주요 고유의 수용체들은
발목, 골반, 목 윗부분에 있다.

고강도 충격의 부상은 힘줄과 인대에 심각한 영향을 미칠 수 있어
서 인대 안에 있는 고유수용감각 수용체proprioceptive receptors에 영향을
미친다. 이 수용체가 다치게 되면 동작하는 중에 몸의 움직임과 가속에

대한 알아차림인 운동 감각, 몸의 여러 부분 간의 관계에 대한 알아차림과 우리가 하는 애씀의 강도에 대한 알아차림인 고유수용감각, 머리 부상으로 균형과 공간적 정향을 지원하는 전정 기능이 손상될 수 있다. 그러면 자주 넘어지거나 쓰러질 수 있다. 도로 경계석이나 테이블 옆에서 자기의 몸이 어디에 있는지 정확히 모르기에 사물들과 부딪히게 된다.

이러한 고유수용감각 수용체proprioceptive receptors가 다치게 되면 자신의 주변 환경에 대한 정향 능력과 안전과 위험에 대한 반응 전략을 세우는 능력이 손상된다. 어지럼증, 균형감각의 상실, 메스꺼움, 깊이 지각의 저하, 멀미, 두통을 경험할 수도 있으며 쉽게 방향을 잃을 수 있다. 몸통과 팔다리 간의 관계가 혼란스러워지면서 신체 반응을 조직하기가 어려워진다. 뇌나 뇌신경 손상을 초래하는 머리 부상은 '고유수용감각 정보이상 증후군Proprioceptive Disinformation Syndrome'에 특히 취약해져 뇌가 근육과 관절에 잘못된 명령을 내려 재부상의 위험에 처할 수 있다. 결국 발생할 수 있는 위협에 더 취약해진다.

위에서 언급한 대로 나무 요소는 눈, 인대, 힘줄뿐만 아니라 혈액도 해당한다. 침술 및 동양의학(AAM)에서 혈액은 힘줄과 인대의 유연성을 유지하는 데 도움을 줘서 관절이 움직이고 비틀리고 안정성을 유지하는 기능을 지원해서 위협이 어디에 있는지 정향하고 방어 반응을 가동화하는 능력들을 갖추게 한다.

트라우마에 의한 스트레스 반응 연구에서 침술 및 동양의학(AAM)에서 설명하고 있는 혈액 생리와 기능에 대한 간의 역할을 이해하는 것이 중요하다. 우리가 텐트 밖의 호랑이를 감지한다면 심장은 빠르고 불규칙적으로 뛰는 심장박동과 함께 혈액을 통해 몸의 왕국에 경보를 알리게 된다. 위협이 매 심장박동과 함께 모든 세포에 전달된다. 전달은 즉각적이고 전달되는 범위는 넓다. 몸 전체가 고도의 각성상태에 빠지게 된다. 9장에서 위협을 전달하는 심장의 역할을 자세히 살펴볼 것이다.

혈액을 통한 심장의 전달이 위협 대응 관리의 중심이라면 간은 중요한 방식으로 혈액을 지원한다. 첫째, 침술 및 동양의학(AAM) 고전 문헌에 따르면 간은 혈액의 원활한 이동을 담당한다. 혈액이 온종일 몸 전체를 이동하는 것을 감독하며 영양분과 수분을 공급하고 눈, 근육, 힘줄, 인대의 기능은 물론 월경 주기의 원활한 흐름을 지원한다. 이 조직들tissues은 모두 나무 요소에 해당하며 그들을 유연하고 튼튼하게 유지하기 위해 혈액에 의존한다. 이 원활한 이동 기능이 방해받으면 그 결과로 흐르지 않는 혈액은 '응고' 또는 흐르지 않는 혈액으로 굳고 찌르는 듯한 통증이 특징인 혈액의 정체를 일으킨다. 극단적인 경우에 혈액의 이러한 장애로 인해 밀도 높은 낭종이 형성될 수 있다. 월경 주기에 영향을 줄 수 있으며 커다란 혈액 덩어리, 월경 통증, 자궁벽에 근종 등의 증상이 나타날 수 있다.

트라우마 생리학의 맥락에서 침술 및 동양의학(AAM)에서 설명하고 있는 혈액이 밤에 간으로 돌아가 저장되는 곳에서 우리의 수면 중에 '회복'된다는 사실을 이해하는 것이 중요하다. 혈액이 트라우마에 의한 스트레스에 뿌리를 둔 높은 수준의 조절 곤란dysregulation을 가지고 있거나 이전에 가동화가 좌절된 경험으로 인해 간의 기능이 손상된다면 혈액을 회복시키는 이러한 기능은 압도될 수 있다. 몸은 물론 마음, 감정, 정신 기능에 영양과 수분을 공급하는 혈액의 기능이 손상된다.

혼魂 또는 영묘한 영ethereal soul이라고 불리는 간의 정신 기능은 혈

273

액 안에서 '휴식'한다고 한다. 혼은 자신의 운명을 보는 능력, 인생 계획을 드러내 보이는 능력, 영적 통찰력을 경험하는 능력, 미래에 대한 비전을 지닐 수 있는 능력과 관련이 있다. 심각한 출혈, 영양실조, 간기울결(역주: 간기울결肝氣鬱結은 간의 기가 원활하게 소통하지 못하고 막히거나 정체되어 생기는 상태를 말하는 한의학 용어)의 경우처럼 혈액이 방해받거나 부족하면 그것은 혼에게 적절한 휴식처를 제공하지 못하게 되어 혼魂이 밤에 쉴 수 없게 된다. 이는 불면증, 불안하고 생생한 꿈, 악몽, 몽유병으로 이어져 짐을 잘 수 없기에 혈액이 회복되지 않는 악순환의 고리에 빠지게 된다. 다시 말해 혈액이 충분히 회복되지 않으면 결과적으로 잠을 잘 수 없게 된다. 건강한 혼이 없다면 비몽사몽 꿈을 꾸는 듯한 느낌이나 멍하고 혼란스러운 느낌일 수 있다. 방향감각이나 목적의식이 부족하거나 몸으로부터 분리된 듯한 느낌이 들 수 있다.

나무 요소와 관련된 감정은 분노이다. 나무가 균형을 잃으면 분노로 인해 '눈이 멀게' 될 수 있으며 더 나아가 나무 요소와 눈의 관련성을 명확히 드러낸다. 정신적, 정서적 측면에서 미래의 성장하는 계절에 대한 희망을 볼 수 없다. 우울하고 부동화 상태이거나 장애물을 피할 방법을 찾지 못해서 맞닥뜨리게 되는 모든 장애물을 관통해 가면서 긴장되고 분노하며 분개해 하는 자신을 발견한다. 압도되며 충동적인 분노로 불필요한 싸움, 운전 중의 분노, 깨트리는 그릇들로 나중에 후회하게 된다. 자신의 궁극적인 목적과 운명을 향한 성장이 방해받게 된다.

나무(木) 요소의 조절 능력을 회복하기 위한 요법

나무 요소의 생존자 유형은 이전 장에서 설명한 대로 치료사가 나무의 조직tissues과 기능에 더 직접적으로 관여하기 전에 물 요소에서 역량을 구축하는 데 중점을 둔 작업을 통해 도움을 받을 수 있다. 침술 및 동양의학(AAM)의 지혜에 따르면 물 결핍이 식물의 적절한 유연성과 힘을 잃게 된다고 하는데 그러면 나무는 부러지게 되고 쉽게 부서지게 되거나 식물은 적절한 팽창이 부족해서 너무 축 늘어지게 된다. 물이 나무를 생성하기에 물 요소의 안정성이 나무 요소를 키운다.

자기 보호 반응 5단계(5-SPR)의 관점에서 보면 물 요소가 나무에 적절하게 영양분을 공급해 주지 않는다면 자기 보호 반응이 고갈될 수 있고 불안정할 수 있으며 이럴 때 위협에 정향을 하면 붕괴할 가능성이 더 높다.

아래에서 설명하는 접근 방식은 모두 나무 요소와 관련된 조직tissues과 기능을 회복시키는 능력과 위협에 대해 정향하고 반응의 전략 세우기에 대한 나무 요소의 역할과 방어하고 보호하기 위한 행동을 가동화하는 나무 요소의 역할에 맞춰서 구성되어 있다. 이러한 방어 기능에서 조절을 회복하려면 내담자가 그들의 아직 완료되지 않은 가동화 반응을 완료할 수 있도록 돕는 것이 포함되어야 한다.

2차 횡격막에서 보호와 방어 반응을 회복하기

자기 보호 반응의 첫 번째 단계는 폐의 정신 기능인 포의 내부수용감각 능력을 활용하여 환경에서 무언가 잘못됐음에 대한 알아차림이다. 금속 요소는 제어 주기를 통해 나무 요소로 메시지를 전송하여 잠재적인 위협에 대한 정향이 시작되게 한다. 우리 몸은 예측의 반사적인 놀람 자세를 취한다. 잠재적인 위협에 대해 몸과 모든 감각이 회전하고 머리를 숙이며 근육과 관절이 반응할 수 있게 준비시키기 위해 몸을 웅크리고 생존 전략을 세우기 시작한다. 이 자세는 투쟁 또는 도피 반응의 전조이다.

이 자세를 취할 때 가동화가 좌절된다면 5장과 6장에서 그림 8-3의 가짜 수용의 창을 설명한 것처럼 횡격막 시스템 관점에서 본다면 과다 각성 또는 과소 각성 상태를 억제하고 관리하며 숨길 수 있다.

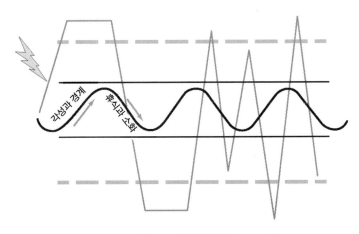

그림 8-3 가짜 수용의 창

주목할 점은 나무 요소의 담낭 경락經絡 위치는 반사적인 놀람 자세를 지원하는 골반, 무릎, 발목, 발에 있는 2차 횡격막뿐만 아니라 모든 1차 횡격막을 가로지른다. 간과 함께 담낭은 위협에 대한 정향을 지원하고 관절의 구조를 제공하는 힘줄과 인대를 관장하며 고유수용감각 기능에 에너지를 공급한다.

6장에서 언급한 대로 횡격막 시스템은 몸통과 두개골에 있는 1차 횡격막과 주로 관절에 있으며 어떤 곳이라도 종 구조나 그릇 구조가 있는 신체 부위에 있는 2차 횡격막을 모두 포함한다. 2차 횡격막 시스템의 맥락에서 관절에 하는 치료작업은 방어 반응이 좌절되어 발생하는 조절 곤란을 몸의 말단으로 이동하게 해서 방출하도록 돕는다.

5장에서 심도 있게 다룬 적정화 또는 수위 조절titration은 1차 또는 2

차 횡격막과 작업을 할 때 매우 중요하다. 트라우마 생리학의 맥락에서 횡격막은 과도한 각성 상태를 관리하는 데 도움을 준다. 앞서 언급한 자동차 비유에서 우리가 브레이크나 가속 페달 중 하나에서 발을 너무 빨리 떼면 자동차는 통제 불능 상태로 획 돌게 된다. 자동차를 다시 제어하기 위해서는 가속 페달에서 살짝 발을 떼고 그런 다음 브레이크에서 살짝 발을 떼는 식으로 이를 번갈아 가며 해야 한다. 횡격막 작업의 맥락에서 한 횡격막의 변화가 있으면 다른 횡격막에도 영향을 미치게 된다. 관계적 맥락에서 이들 횡격막을 이동하며 하는 작업은 수위 조절의 원칙에 도움이 된다.

임상의 도전 과제는 가동화 반응을 끌어내기, 한입 크기로 나눠서 조금씩 작업하기, 다룰 수 있도록 수위 조절이 되는 방식으로 완료할 수 있도록 돕는 작업이다. 가짜 수용의 창 안에서 각성을 다루는 작업을 하게 되면 횡격막에 있는 활성화에 접근하지 못하는 것만큼 내담자를 압도하기 쉽다.

내담자의 방대한 가동화 반응 전체를 한 번에 방출하면 압도적이고 소모적인 분노를 유발할 수 있다. 많은 사람은 자신의 이러한 분노의 심각함에 대해 수치심을 느끼게 되며 더 깊은 얼어붙는 상태에 빠지게 되는데 그들의 높은 수준의 각성을 진정시키기 위해서 동등하게 강력한 브레이크가 필요하기 때문이다. 더 깊은 얼어붙는 상태는 더 큰 조절이 아닌 더 큰 조절 곤란을 일으키고 내담자와 치료사 간의 관계를 위태롭게 할 수 있다.

또한 너무 조심스러워서 내담자의 횡격막 시스템에 담겨 있고 숨겨져 있는 좌절되었던 반응에 결코 접근하지 못하는 위험도 있다. 내담자는 자신의 과다 각성을 억제하기 위해 고도로 발달되고 미세하게 조정된 접근하기 어려운 무의식적인 관리 전략들을 사용하고 있을 수 있다. 횡격막 시스템에 담겨 있는 다량의 과다 각성에 접근할 수 있는 기술이 부족한 치료사는 내담자의 과다 각성과 짝을 이루고 있는 얼어붙는 반응을 해동시키는 데 결코 성공하지 못할 것이다.

내담자가 일반적으로 자기 조절에 어려움을 겪다가 자동차 사고가 있었다고 한다면 그 자동차 사고에서 적절한 방어 반응을 하지 못하고 핸들을 꽉 잡아야만 하는 식의 방어 반응의 좌절을 겪은 후 팔꿈치나 손목에 저장된 높은 수준의 활성화를 방출하면 내담자의 정향 반응과 방어 반응의 회복을 촉진하기보다는 오히려 압도될 수 있다. 이 경우에 치료사는 안전의 닻을 구축하고 이후에 내담자의 나무 요소의 정향과 방어 시스템의 회복을 지원하기 위한 토대로써 내담자의 자기 조절 능력을 지원하는 신장과 부신을 감싸주는hold 작업을 여러 회기를 진행하는 선택을 할 수도 있다. 자원이 풍부한 닻의 경험을 확고히 함으로써 횡격막 시스템에 있을 수 있는 각성을 수위 조절하면서 작업하는 데 도움이 될 수 있다.

치료사와 내담자가 준비되었다면 기능적으로 손상되었거나 생애 초기의 사고나 손상 후에 생긴 만성 통증을 겪고 있는 팔다리의 말단 관절을 선택한다. 그림 8-4과 그림 8-5를 참고하여 발목이나 손목 또는 손가락 관절이나 발가락 관절을 알아차림의 마음챙김을 하면서 감싸는 것holding으로 시작한다. 한 손이나 양손으로 관절을 둘러싼다. 그리고 마치 관절이 숨을 쉬는 것처럼 내담자의 경험을 통해 당신의 손으로 들어오는 파동wave의 감각을 찾아본다. 내담자의 역사와 체질에 따라 이 작업은 몇 분 또는 여러 회기에 걸쳐 진행될 수 있다. 이 작업은 횡격막들의 종과 그릇의 공명하는 시스템을 통해 무릎, 골반, 팔꿈치, 어깨의 횡격막 또는 몸통의 1차 횡격막을 자연스럽게 깨울 가능성이 있다.

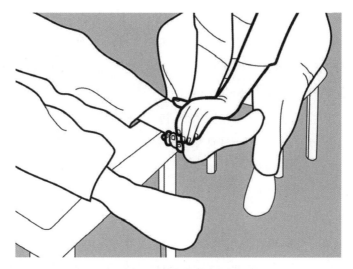

그림 8-4 발목 관절 터치하기

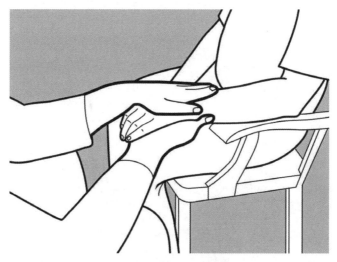

그림 8-5 손목 관절 터치하기

더 깊은 치유를 위해 내담자들은 오래전에 좌절되었던 행동을 경험하고 완료할 필요가 있다. 신체적인 표현을 통해 2차 횡격막에 있는 과다 각성을 몸 밖으로 이동시키려면 도피하려는, 밀쳐내려는, 발을 세게 구르려는 것과 같은 충동들이 필요하다. 이 작업은 추가 손상이나 가동화 반응의 과다 활성화를 방지하기 위해 통제된 방식으로만 진행하는 것이 중요하다. 내담자가 신체적으로 행동하는 대신에 내담자가 그 움직임을 하는 심상을 떠올리게 하면서 심상의 세계에서만 작업하는 방식을 선택할 수도 있다. 세션 중에 내담자가 충분히 조절되고 있을 때 내담자가 행동의 완료를 신체적으로 표현하도록 하는 방식이 안전할 수 있다. 항상 안전한 수준의 속도와 강도로 진행해야 한다.

1차 횡격막과 마찬가지로 그림 8-6, 그림 8-7, 그림 8-8, 그림 8-9의 2차 횡격막과 작업을 할 때 치료사는 생존 반응이 좌절되어 갇혀 있게 된 에너지가 횡격막 밖으로 이동하도록 지원하면서 동시에 정합성 coherence의 증가에도 주의를 기울여야 한다. 관절에서의 정합성은 순서대로 각 관절을 통해 호흡이 점차 균형 잡히고 리듬이 있는 움직임으로 나타나는 경향이 있다.

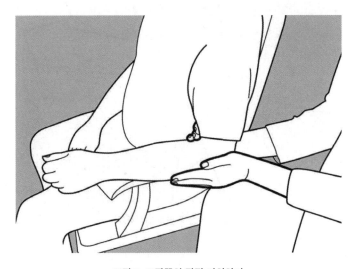

그림 8-6 팔꿈치 관절 터치하기

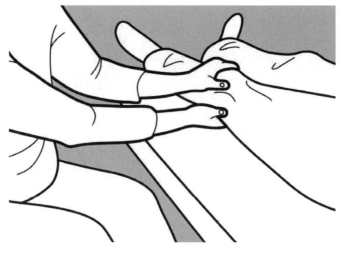

그림 8-7 무릎 관절 터치하기

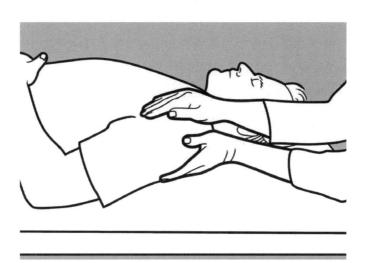

그림 8-8 어깨 관절 터치하기

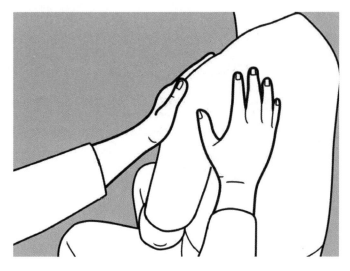

그림 8-9 앉아서 어깨 관절 터치하기

　　내담자 몸의 말단에 있는 횡격막에서 이러한 변화에 주목하면 치료
사의 터치에 대한 내담자의 전반적인 반응을 모니터링할 수 있다. 치료
사가 내담자의 관절에 터치했을 때 내담자가 긴장하거나 혹은 '멀리 가
버리는go away' 것 같은가? 치료사의 손에 있는 내담자 팔다리의 무게는
어떤 특성이 있는가? 버티고 있고 들어 올려져 있는가? 너무 가볍거나
공기처럼 느껴지거나 현존이 부족한가? 관절에서 자신의 현존을 철회
했는가? 즉 생동감과 반응성이 적은가? 이 터치에 대한 치료사의 반응
은 어떤가? 치료사는 자신의 내부에서 정합성을 더 느끼고 있는가? 치
료사 안에서, 내담자의 호흡에서, 내담자의 관절들에서 정합성이 커지
고 있는가? 정합성은 정합성을 높인다. 정합성은 스스로 퍼져 나간다.
그것을 찾아봐라.

　　2차 횡격막에서 정합성을 구축하게 되면 근육계의 조절을 가져오는
토대가 되는데, 이에 대해서 10장에서 자세히 살펴볼 것이다. 힘줄, 근
육, 뼈는 모두 통합된 방식으로 작동한다. 근골격계의 어느 한 측면에

서 조절을 회복하면 모든 측면에서 조절이 이뤄진다.

내담자 사례

드웨인Dewayne은 8살이며 선천적으로 신장의 기능이상을 가지고 태어났다. 의사들은 가능한 한 수술을 연기했고 마침내 신장을 제거할 필요가 있다고 결정했다. 이는 드웨인의 장기적인 건강을 위한 올바른 결정이었지만 수술 후 회복은 힘들었다. 한 달이 지난 후에도 그는 불안하고 밤에 잠을 잘 수 없어 온 가족에게 영향을 미치고 있다.

마취의 기능 중 하나는 수술 중에 우리를 부동화시키는 기능이다. 팔다리는 흔히 끈으로 움직임을 제한하여 외과의사가 수술하는 동안에 부상의 위험을 방지한다. 이 접근 방식은 내담자와 의사의 안전을 보장하기 위한 목적이지만 이러한 부동화로 인해 영향이 있을 수 있기에 주의가 필요하다. 수술받은 내담자들이 수술의 부작용으로 가동화 반응이 좌절되는 경험을 하는 경우는 흔히 있다. 생존의 관점에서 볼 때 우리의 몸은 수술용 메스와 날카로운 발톱의 차이를 알 수 없음에도 싸우거나 도피하려는 노력이 수술 절차 동안 어쩔 수 없이 물리적으로나 약물에 의해 막히거나 좌절된다.

내가 드웨인의 발목 안의 말단에 있는 횡격막에 작업을 하자 드웨인은 도피하고 싶은 충동으로 가득 찼다. 그의 피곤과 잠을 못 자는 상태에 대한 모든 보고에도 불구하고 그는 정말 도피하고 싶어 하고 빨리 도피하고 싶어 했다! 그가 터치 테이블에서 내려오고 우리는 함께 제자리에서 천천히 달렸다. 나는 그에게 안전한 곳으로 뛰라고 안내했다. 그에게는 안전한 곳이 쿠키가 구워지고 있는 할머니의 부엌이었다. 내담자가 도피 충동을 느낄 때는 위험한 곳으로부터 도피하기보다는 안전한 곳으로 뛰어 가게 하는 치료개입이 바람직하다.

그날 밤에 드웨인은 수술 후 처음으로 밤새 푹 잠을 잘 수 있었고 이후 몇 주 동안 계속해서 잠을 잘 잤다. 수술 부위의 통증이 급격히 줄었다. 그의 가족도 모두 잠을 잘 잘 수 있었고 가족의 이 중요한 시기의 정서적 고갈을 더 쉽게 관리할 수 있게 되었다.

정향 시스템의 운동motor 기능과 감각sensory 기능의 통합

눈은 나무 요소의 감각 기관이다(역주: 간주근肝主目이라 하는데, 간이 눈을 주재한다는 의미의 한의학 용어). 나무 요소는 우리가 유형의 것뿐만 아니라 무형의 것도 볼 수 있도록 도와준다. 미래를 상상하게 하고 새로운 가능성을 보고 눈으로 볼 수 없는 것을 꿈속에서 시각화하도록 도와준다. 청각, 후각, 미각, 운동 감각과 결합하여 눈은 주변 환경에 대해 정향하고 위협을 사정查定하고 성공적인 가동화 반응을 전략적으로 계획하는 나무 요소의 기능을 지원한다.

겨울이 비정상적으로 따뜻하거나 건조하면 이듬해 봄 과일나무에 피는 꽃의 수에 영향을 주듯이 우리에게 안전하고 안정된 경계감sense of boundary으로 제공되는 7장에서 살펴보았던 물 요소의 기능이 트라우마를 겪으면서 파열되면 위협이 어디에 있는지 정확하게 정향하고 해결을 위한 전략을 세우는 나무 요소의 기능이 손상된다. 우리는 파열이 있었던 경계boundary에 대해 과다 인식을 하거나 과소 인식을 하게 되어 나무 요소에 해당하는 감각 기관인 눈이 또 다른 위협에 대해 정향할 필요가 있을 때 특히 기능이 발휘되지 않는다.

이는 물 요소가 나무 요소에 영양분을 공급하는 방법의 또 다른 예이다. 물 요소의 다양한 기능에서의 안정성은 나무 요소에 속하는 운동motor 기능과 감각sensory 기능을 움직이게 하고 회복시키는 데 중요한 토대가 된다. 특히 내담자의 안전하고 안정된 경계boundary 기능에 있는 어떠한 파열이라도 이를 먼저 회복시키는 작업이 매우 중요하며 그 후에 운동 기능과 감각 기능의 복구 작업을 진행하는 순서가 효과적이다.

포식동물의 눈 위치는 먹잇감이 되는 동물의 눈 위치와 다르다. 포식자들은 먹잇감을 찾기 위해 먼 거리를 넓은 범위에 걸쳐 볼 필요가 있다. 그들의 눈 위치는 불가피하게 얼굴 앞쪽으로 정향하고 동공이 둥글다. 고양이, 코요테, 올빼미, 그리고 인간은 모두 포식자의 눈 위치에 있다.

반면에 먹잇감이 되는 동물들은 위협을 감지하는 능력을 최적화하기 위해 가까이에서 모든 방향으로 볼 필요가 있다. 그들의 눈은 특히 움직임에 민감하다. 먹잇감이 되는 동물의 눈은 반드시 머리의 측면에 위치하여 고도로 조정된 주변 시야를 제공한다. 토끼, 다람쥐, 쥐들은 모두 이런 유형의 눈 구조와 기능을 보인다.

인간은 때로는 포식자이고 때로는 먹잇감이 되기도 한다. 우리는 두 역할 모두에서 성공을 지원할 수 있는 능력을 갖출 필요가 있다. 우리의 눈은 얼굴의 앞부분에 있어 포식자처럼 넓은 영역과 거리를 스캔할 수 있다. 우리의 목은 감각 기관을 이리저리 움직여서 위협이 어디에 있는지 찾고 판단하며 안전한 곳을 찾고 탐색하도록 한다. 목은 우리가 먹잇감의 위치에 있음을 발견했을 때 기능을 발휘하도록 돕는다. 목은 필요한 상황에서 잠재적인 위협을 식별하도록 감각을 조준하는 데 도움을 준다. 우리가 위협을 느낄 때 목의 기능은 매우 중요하다. 먹잇감이 되어 온 내담자는 치료사가 몸을 움직이지 않고 내담자의 주변 시야에 치료사가 있지 않으려고 피할 때 더 안전하고 덜 활성화가 된다고 느낄 수 있다. 내담자들은 자신의 중앙 시야로 치료사를 보기를 원할 것이다.

예를 들어 무거운 책이 당신의 뒤에서 떨어진다면 앞에서 살펴본 반사적인 놀람 반응은 동시에 머리를 돌려 소리의 근원을 향해 정향하고 목이 무너지면서 움츠러들게 할 수 있다. 몸을 비틀고 몸을 숙이는 대응 동작에 내재된 긴장감은 흔히 트라우마 생존자들에게서 자주 발견되는 수축과 목의 통증을 설명해 준다. 만약 이 목의 수축에 익숙해진다면 또는 자기 보호 반응이 위협이 있는 위치를 찾으려는 시도가 좌절된다면 트라우마에 의한 스트레스는 목을 지지하고 안정시키는 조직tissues과 구조에 남아 있을 수 있다. 이는 감각 기관을 유동적으로 움직일 수 없게 되어 주변을 정확하게 판단할 수 없게 된다. 결국 안전이 위태로워지는 것이다.

위협이 어디에 있는지 정향하는 생리적 능력이 저하된다면 우리는 환경에서 정보를 얻기가 어려워질 수 있거나 위협에 정향하여 성공적인 반응을 완료하지 못할 수 있다. 자신의 환경에 정향할 수 없다면 안전하다고 느낄 수 없기에 계속 과다 각성 상태로 있게 되어 자신을 조절할 수 없게 된다.

정향 시스템을 부드럽게 자극하고 정향 시스템의 청각적 측면과 함께 목의 운동motor 기능을 통합하는 한 가지 연습을 위해 콩주머니, 스카프, 조용한 공간을 준비한다. 이 연습의 맥락을 설정할 때 시력 검사에서 시력 검사 차트의 가장 작은 줄을 읽을 수 없음이 수치스러운 것이 아니듯이 소리에 정향할 수 없음이 수치스러운 것이 아니라는 점을 분명히 하는 것이 중요하다. 이 연습은 정향하는 단계에서 생존자의 반응이 좌절된 경우에 남아 있을 수 있는 감각 시스템의 정향 기능에 과다 결합이 되었는지 또는 과소 결합이 되었는지를 사정査定하고 복구하기 위해 사용하는 방법이다. 청각적 정향과 내담자의 청각과 목 기능 간의 정합성coherence에 대한 내담자의 역량을 탐색할 수 있다.

트라우마 생존자들이 트라우마 경험으로 인해 신체 생리에 너무 많은 영향을 받았기에 자신이 잘못됐다고 느끼거나 부서졌다고 느끼는 것은 흔한 일이다. 그래서 치료사는 내담자가 경쟁, 완벽의 욕구, 성공에 대한 평가를 붙들고 살기보다는 호기심의 상태에 닻을 내릴 수 있도록 최선을 다하는 것이 중요하다.

서너 개의 콩주머니로 구성된 두 세트가 필요하며 콩주머니는 각각 다른 색깔이지만 무게와 크기는 동일 해야 한다. 치료사가 한 세트를 가지고 내담자에게도 한 세트를 준다. 내담자의 정향 기능에서 시각을 제외하기 위해 눈을 스카프로 가리고 그것을 편안하게 느끼는지 확인한다. 스카프가 내담자를 너무 활성화되게 한다면 눈을 감는 방식으로도 할 수 있다.

두 사람이 서로 6피트(역주: 6feet: 1feet=30.48cm, 6feet=182.88cm) 내지 8피트 떨어진 곳에 서 있을 것(약 2미터 정도)이라고 설명한다. 치료사가 콩주머니를 내담자의 앞, 양옆, 뒤, 내담자 근처의 바닥으로 던지고 콩주머니가 떨어지는 소리가 들리는 곳을 알아차려 보라고 안내한다. 내담자가 그 떨어지는 소리를 듣고 그 위치를 맞춰서 자신의 콩주머니를 던지도록 한다. 이 연습은 내담자의 목과 청각 사이의 정합성을 탐색하며 내담자의 정향 시스템의 청각 와해 여부를 사정査定한다.

내담자의 콩주머니가 치료사가 던진 콩주머니 가까이에 떨어지면

이는 내담자의 청각 정향 시스템의 정합성을 나타낸다. 내담자 근처의 새로운 장소에 치료사의 다음 콩주머니를 던진다. 내담자가 환경에서 신호를 듣는 능력에 결여가 있는 부분을 찾는다. 내담자의 콩주머니가 치료사가 던진 콩주머니로부터 조금 먼 위치에 떨어진다면 그 위치와 치료사가 던졌던 콩주머니 사이에 다음 콩주머니를 던져 놓는다. 내담자의 정향 시스템이 복구는 이 평가와 함께 진행된다. 이는 내담자의 청각 시스템에 가장 부드러운 탐색으로 내담자가 성공을 경험할 수 있는 조건을 만들게 된다. 내담자의 몸이 이 기능을 유기체적으로 회복하도록 지원하게 된다. 내담자의 다음 콩주머니가 치료사가 던져 놓은 콩주머니에 더 가까이 떨어진다면 이는 내담자가 자신의 환경에서 소리에 정향하는 역량이 향상되었음을 나타낸다. 이 성공의 순간 내담자의 교감신경계 과다 각성이 진정되었음을 알 수 있다.

하지만 내담자의 다음 콩주머니가 아직도 멀리 있다면 이 연습을 중단하는 것이 좋다. 치료사로서 내담자가 할 수 없는 것을 요청하거나 내담자가 충족시킬 수 없는 요구를 하거나 내담자의 시스템을 과도하게 자극하기를 원치 않을 것이다. 내담자가 압도되거나 수치심을 유발하여 내담자의 청각적 정향을 회복시킬 수 없다. 내담자를 더 조절된 상태로 돌아올 수 있도록 돕는 틱톡tick-tock 모델(역주: 틱톡 모델: 진자운동처럼 주어진 시간을 '틱'과 '톡'으로 나누어 '틱'은 자극과 활동이 집중되는 시간을 의미하며 '톡'은 쉬고 휴식하는 시간을 의미한다. 이 모델은 일상적인 활동과 휴식의 균형을 유지하면서 조절과 피로 관리를 돕는 데 사용된다.)을 사용하라. 내담자가 신장과 부신 작업 또는 내담자에게 의미가 있는 자원을 구축하는 활동으로부터 혜택을 얻을 수도 있다. 내담자가 준비되었을 때 향후의 세션에서 이 작업으로 돌아와서 천천히 진행하라.

내담자 사례

간호사인 마리나Marina는 2년 전 직장에서 일하다가 몸을 다친 후 만성적인 두통과 목 통증을 경험하고 있다. 그 사고는 교대 근무가 끝날 무렵 선반에서 몇 가지 물건들을 가져오려고 창고에 들어갔는데 문밖으로 다시 나가려고 돌아섰을 때 이상한 소리가 들렸다. 그 소리를 확인하려고 몸을 돌리기 시작했을 때 무거운 상자가 선반 꼭대기에서 떨어져 그녀의 정수리를 쳤다. 당시에는 크게 다친 것 같지 않았으나 그 후 2주 동안 자신이 직장에서 너무 신경질적이라는 것을 알아차렸으며 두통이 시작되었다. 3개월 후 그녀는 간신히 머리를 돌릴 수 있었고 일주일에 최소 세 번은 두통이 있었다.

우리는 위에서 언급한 콩주머니 작업으로 세션을 시작했다. 첫 번째 콩주머니를 마리나의 오른쪽 뒤로 던졌을 때 그녀는 목이 '잠기는 lock' 느낌이 있었고 동시에 머리를 좌우로 돌리려 했으나 콩주머니가 어디에 있는지 알 수 없었다. 몸은 떨렸고 땀을 흘리며 이해할 수 없는 무서움과 방향감각을 잃어버린 느낌을 받았다. 마리나가 안정되도록 돕고 호흡이 정상으로 돌아오는 데 몇 분이 걸렸다.

그런 다음 우리는 다시 시작했다. 이번에는 콩주머니가 어디에 떨어졌는지 명확하게 볼 수 있도록 눈을 뜨고 있도록 제안했고 이번에는 콩주머니를 거의 그녀 바로 앞에 던져서 콩주머니가 떨어지는 것을 볼 수 있도록 했다. 우리는 이것을 몇 번 더 반복한 후 더 이상 그녀의 목이 콩주머니가 어디에 떨어졌는지 주의를 기울이는 과정에 있었던 강한 반응이 일어나지 않기에 다시 눈을 감고 하는 방식으로 돌아갔다. 천천히 첫 번째 콩주머니를 던졌던 같은 위치로 되돌아갔다. 마리나가 활성화될 때마다 안정될 때까지 시간을 가졌다. 마지막으로 콩주머니를 던졌을 때 마리나는 콩주머니가 떨어지는 소리를 듣고 거의 그 콩주머니 위로 자신의 콩주머니를 던질 수 있었다.

마지막 던지기에 성공한 후 우리는 여전히 몇 피트 떨어진 곳에 서 있었다. 나는 그녀에게 창고에서 소음을 듣는 순간을 상상해 보라고 요청했다. 그녀는 그대로 했고 곧 머리를 오른쪽으로 돌리더니 자신도 모르게 앞으로 발을 옮겼다. 그녀는 활짝 웃으며 나를 향해 돌아시면서 "내가 그 소리가 무엇인지 알았더라면 피할 수 있었을 텐데!"라고 말했다. 우리는 몇 번 더 연습했고 그녀는 소리를 듣는 것을 상상했고 떨어지는 상자를 피할 방법을 실험했다. 그녀의 몸은 떨어지는 상자에 성공적으로 정향하고 성공적인 반응을 가동화하는 경험을 할 수 있었고 자기 보호 반응 5단계(5-SPR)에서 좌절되었던 단계를 완료했다.

그 한 번의 세션 이후에 마리나의 두통과 목 통증은 상당히 개선되었다. 6번의 세션을 더 진행한 후에는 통증이 사라졌다.

간혈the liver blood의 활력을 회복하기

마음챙김과 함께 터치로 간혈에 주의를 기울이면 균형과 조절을 회복하는 데 도움이 될 수 있으며 혈액이 운반하는 경고의 메시지로부터 혈액을 진정시키는 데 도움이 될 수 있다. 혈액을 다루는 작업을 하면 몸, 마음, 감정, 정신 기능에 영양분과 수분을 공급하는 혈액의 능력이 회복되도록 도울 수 있고 혼魂이 쉴 수 있는 공간을 제공한다. 이 작업은 치료사가 눈에 보이지 않는 것을 자신의 손가락들로 터치하여 자신의 혼魂과 함께 '보는seeing' 임상을 할 기회가 허락된다.

마음챙김과 함께 하는 터치에 대한 자세한 정보는 5장에서 다루고

있으며 간혈 기능을 회복하기 위해 터치를 적용하는 구체적인 전략은
다음과 같다.

1. 이 장의 '나무 유형의 일반적인 증상: 간과 담낭' 부분을 참조하여
   내담자에게 간의 중요성, 혈액 생리학에서 간의 역할, 그리고 간
   을 터치하며 주의를 기울이는 것으로 어떤 도움을 받을 수 있는
   지를 공유하라. 내담자로부터 이런 유형의 터치에 대한 명시적인
   동의를 얻는다.

2. 내담자의 오른편에 앉는다. 내담자는 의자에 앉거나 터치 테이블
   에 등을 대고 누울 수 있다.

3. 마음을 고요하게 하고 집중하기 위해 치료사가 먼저 자신의 간에
   주의를 기울인다. 간은 오른쪽 갈비뼈 흉곽 아래에 있는 커다란
   장기이다. 호흡기 횡격막은 간의 위에 있고 오른쪽 신장은 간의
   뒤편 약간 아래에 있다.

4. 내담자의 신체에 터치를 하지 않으면서 내담자의 간에 주의를 기
   울인다. 이는 두 사람 사이의 연결 경험을 깊게 할 수 있다.

5. 내담자의 반응에 주의를 기울인다. 치료사의 터치를 받아들이는
   내담자의 어떠한 감각이라도 주목하라. 내담자가 여기에 현존하
   고 있는지 혹은 여기에 없는지에 대한 반응을 주목하라. 터치를
   받아들이는 감각이 나타나기를 기다린다.

6. 터치를 받아들이는 감각이 있다면 치료사의 손을 내담자의 오른
   쪽 갈비뼈 흉곽 아래에 부드럽게 놓는다. 내담자의 피부와 갈비
   뼈 흉곽을 통해 손으로 내담자의 간을 '보려고see' 하는 의도를 갖
   는다. 치료사의 마음의 눈으로 밀도가 높고 큰 것을 찾는다. 처음
   에는 상당히 건조하게 느껴질 수도 있지만 시간이 지나면 내담자
   의 간을 통해 맥박을 느낄 수도 있고 내담자의 간이 점점 더 생기
   가 있고 더 많은 공간을 차지하는 것을 감지할 수도 있다. 치료사
   는 간의 부드러운 움직임이나 '채워지는filling in' 감각을 찾는 것이

다. 그림 8-10을 참조하라.

7. 6장에서 살펴본 내부수용감각interoception을 향상시키는 기법을 활용하여 "간이 부드러워지고 확장되는 것을 알아차릴 때 다른 부분들에서는 어떤 것이 알아차려지나요?"와 같은 질문을 하라. 내담자가 간에서 경험하는 충만감, 많아지는 수분, 부드러운 움직임을 느끼는 것을 몸을 통해 경험하도록 돕는다. 내담자의 간이 충만감, 많아지는 수분, 부드러움을 더 느낄 때 내담자의 전체 시스템에서 그게 어떤 것이건 더 커진 조절감에 주의를 기울일 수 있도록 돕는다.

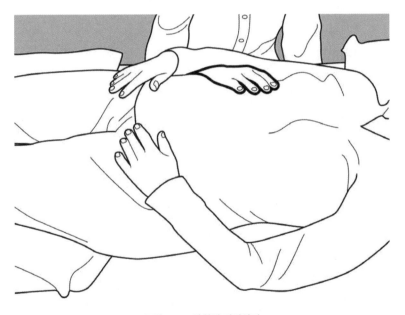

그림 8-10 간혈에 터치하기

내담자 사례

수Sue는 20대 초반이다. 그녀는 고등학교 때 공부를 잘했으나 대학에 진학하지 않았고 '커서 무엇이 되고 싶은지'를 찾을 수 없었다.

현재 부모님과 함께 살고 있으며 백화점에서 점원으로 일하고 있다. 그녀는 항상 소심하고 우유부단하다.

수는 갈라진 발을 가지고 태어나 세 살이 되기 전에 두 번의 수술을 받아야만 했고 두 번째 수술을 받는 동안 너무 많은 마취제가 투여되어 거의 죽을 뻔했다. 현재 그녀는 수면에 어려움이 있어 밤에도 잘 깨어 있다. 잠을 자더라도 자주 무서운 악몽으로 인해 괴로워한다.

나는 수의 간혈에 집중하기 전에 신장과 부신을 감싸는 작업을 활용하여 수의 불안감을 진정시키는데 몇 번의 세션을 가졌다. 그녀가 이 작업을 할 준비가 된 후 나는 그녀의 오른쪽 갈비뼈 흉곽에 손을 얹고 그녀의 간과 간혈에 주의를 기울였다. 잠시 후 나는 부드러운 맥박을 느끼기 시작했다. 마치 풍선에 따뜻한 물이 천천히 채워지는 것 같았다. 그것은 점점 더 튼튼하고 부드러워지면서 물렁물렁하게 느껴지기 시작했다. 수는 눈을 크게 뜨면서 나를 올려다보면서 "제 간이 납작하고 텅 빈 봉투처럼 느껴지지 않고 꽉 차 있고 둥글고 활력이 넘치는 것이 느껴져요. 이런 느낌은 처음이에요."라고 말했다. 다음 세션에서 그녀는 "간의 주요 동맥이 막 열려서 제 다리를 채우고 있는 것처럼 느껴져요. 사실 제 모든 혈관은 지금 선홍색의 혈액이 흐르는 튼튼한 관처럼 느껴져요."라고 말했다.

수는 규칙적으로 밤에 잠을 잘 수 있게 되었으며 수학을 잘하던 그녀는 지역 커뮤니티 대학의 컴퓨터 과학 프로그램에 등록하고 부모님 집을 떠나 고등학교 친구와 함께 아파트로 이사할 계획을 세우기 시작했다.

나무(木) 요소의 조절 회복에 대한 사회적 시사점

트라우마 생존자가 교감신경계 조절을 회복하면 사회적으로 큰 영향을 미칠 수 있다. 다른 사람을 보호하거나 자신을 방어하려는 충동이 좌절되는 경험을 한 사람들은 마음, 감정, 정신 기능뿐만 아니라 신체 생리에도 상당한 차단이 있을 수 있다. 보호하거나 방어하려는 충동을 완료하지 못하게 되는 불능 상태는 우리 존재의 모든 측면에 강력하고 막대한 충동이 그대로 남아 있게 된다. 과거의 그곳에서 경험한 후에 현재의 지금 여기에서 우리가 해야 할 반응을 의식적이거나 무의식적으로 소멸시켜 버린다. 위협감에 대해 정확하게 정향하고 적절하게 반응하는 역량이 왜곡되어 버렸다.

작업의 목표는 내담자에게 중단되었던 것을 완료하고 다음 단계로 나아가서 결국 자기 보호 반응의 전체를 온전하게 완료할 수 있도록 돕는 것이다. 건강한 기능은 성공적인 생존 경험에 뿌리를 두고 있다.

예를 들어 거리에서 자신을 공격하는 자를 처음 발견하고 그 사람의 접근 방향이 어디인지 정향하기를 시작했을 때 우리가 그 위협에 압도되었다면 가동화 반응은 성공하지 못하고 얼어붙은 상태로 무너져버린다. 결국 도둑은 지갑을 빼앗아 가고 근육과 관절의 과다 각성 상태는 우리의 무너져버리는 경험 아래에 묻히게 된다. 우리는 살아남은 것에 감사함을 느낀다하더라도 무너지고 얼어붙는 대신에 자신을 방어할 힘과 능력을 느낄 필요가 있다. 이 도둑에 의해 차단됐던 펀치를 완료할 필요가 있다.

어쩌면 더 중요한 것은 어린 시절이나 유아기에 반복적으로 얼어붙는 상태로 빠졌다면 만성적으로 얼어붙는 상태로 변해버린 그 아래에 숨겨져 있는 압도적인 분노에 특히 더 취약할 수 있다는 점이다. 이 분노는 가정폭력이나 지역 사회의 폭력으로 나타날 위험이 있다.

고열, 난산, 태아기의 약물 노출이나 알코올 남용, 정신 질환, 가정 폭력, 전쟁 지역에 거주 등으로 위협을 느꼈을 수 있다. 발달 과정에 갖게 되는 능력이나 사회적 지원으로 가동화 반응을 시작하거나 완료하는 데 도움을 받을 수 없는 상황에서 할 수 있는 유일한 선택은 심장의 압도되는 높은 각성을 진정시키기 위한 얼어붙는 생존 방식이었을 것이다.

이와 같은 발달 트라우마의 맥락에서는 이런 무너진 상태가 만성화되는 큰 위험에 처하게 된다. 생존을 위한 충동을 성공적으로 완료하는 경험의 기회가 없고 교감신경계가 켜져 있음에도 싸우거나 도피하기 위한 걷기나 뛰기 또는 주먹을 쥐는 움직임이 불가능하기에 심장을 과다 각성으로부터 보호해야 할 필요가 있었고, 결국 얼어붙는 상태로 무너지게 되는 과정을 여러 번 반복했을 것이다.

이런 경험들은 가동화의 자동 온도조절기가 제대로 작동되지 못하게 만들 수 있다. 높은 수준의 충동적인 분노로 경직된 태도를 가지게 될 수 있다. 운동장에서 괴롭힘을 당하거나 친구나 동료와의 가벼운 의견 차이에 적절하게 반응해야 하는 우리의 필요성은 유아기나 어린 시절에 경험한 위협에 반응하지 못했던 과거의 불능 상태에 의해 영향을 받는다. 현재의 삶에서 자신의 진정한 힘을 보여주기를 꿈꿀지 모르지만 결국 잘못된 시간, 잘못된 사람, 잘못된 반응 수준을 선택하게 된다. 인식된 위협에 반응하기 위한 전략은 생각할 틈도 없이 0에서 바로 60으로 순식간에 진행된다. 그것을 묘사할 언어를 찾기도 전에 일어난 방어적 반응을 완료하려는 이 무의식적으로 일어나는 커다란 충동은 학교와 지역 사회에서 벌어지는 대규모 폭력의 중요한 근본적인 요인일 수 있다.

반대로 다른 사람들이 끊임없이 우리를 이용하기에 완전히 수동적으로 보일 수도 있다. 하지만 잠재된 살인적인 분노는 무너진 모습 아래에 여전히 남아 있게 된다. 이것이 대규모 폭력 가해자의 친구나 동료들이 '그 사람은 항상 너무 조용하고 혼자였다.'라고 보도하는 언론 기사의 뒷이야기다.

치료사는 이 장에 소개된 접근법들을 활용하여 나무 요소와 직접 작업할 수 있다. 6장에서 살펴봤듯이 나무 요소를 통제하는 역할을 하는 금속 요소와의 작업을 통해 나무 요소의 생존자 유형을 지원할 수도 있다. 금속이 만들어 내는 특성으로 '서로 다른' 사람들의 고유성에 대한 존중감을 기르는 것은 당장에라도 폭발할 듯한 불신이나 분노를 완화하는 데 도움을 줄 수 있다. 예를 들어 자녀의 학교에서 있었던 일로 크게 분노하고 있는 학부모에게 "아이가 안정 속에서 건강하게 자라도록 진심으로 돌보는 당신의 모습을 보면서 감동했습니다."라고 말함으로써 다른 사람이 보이는 분노의 긍정적인 측면을 인정하면 내담자가 자녀의 교사나 교장에 대해 느끼는 다소 잘못된 분노를 완화할 수 있다.

이 장과 7장에서 살펴봤듯이 침술 및 동양의학(AAM)은 물이 나무에 영양분을 공급한다고 한다. 생존자들이 물 요소에서 위험뿐만 아니라 안전을 인식할 수 있는 역량을 구축할 수 있도록 도와주면 나무 요소에 더 정확한 위협 신호를 제공할 수 있게 된다. 물 요소에서 두려움이나 불안을 지혜와 평화로 대체하면 나무 요소의 유연성이 회복된다. 분노는 누그러지고 생존자들은 과거에 좌절된 경험들로부터 영향을 덜 받게 되며 창의력, 계획을 세우는 것, 의사결정을 지원하는 나무 요소의 본질적인 기능이 회복된다.

좌절된 가동화 반응은 가정과 거리에서 벌어지는 복잡한 폭력의 역동을 이해하는 데 있어 중요한 측면이다. 분쟁 해결 치료사가 할 수 있는 가장 중요한 기여는 내담자의 좌절된 가동화 반응이 수위 조절이 되고 속도가 조절되고 안전한 방식으로 완료될 수 있는 조건을 제공하는 것이다. 생존자들은 성공하지 못한 가동화 아래에 숨겨진 충동에 접근할 기회가 필요하며 이를 완료할 수 있도록 허용해야 한다. 정서적인 차원에서 이러한 충동은 분노, 좌절, 격노로 나타날 수 있으며 이 충동은 생존자가 자신의 좌절된 반응의 온전한 성공을 경험하면서 자신의 시스템 밖으로 방출되기 전까지 남아 있게 된다.

좌절된 반응의 완료로 그 충동이 방출되면 생존자들은 분노에 눈이 멀지 않고 삶의 도전들에 본능적으로 반응하는 대신에 창의적으로 반응하는 능력을 되찾게 되어 자기 자신, 가족, 지역 사회를 위한 새로운 가능성을 볼 수 있게 된다. 나무 요소는 본래의 자애로운 본성으로 돌아갈 수 있다.

결론

나무 요소는 불 요소에 영양분을 공급한다. 성공적인 가동화 반응은 불 요소에 명확한 성공 메시지를 보내며 불 요소는 이 메시지를 맥박의 조절되고 정합된 진동으로 전달한다. 다음 장에서는 생명 위협의 메시지가 심장의 모든 문제에 미치는 영향을 살펴볼 것이다.

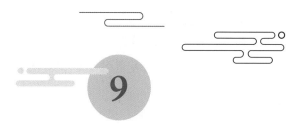

불(火)과 여름:
일관성 회복하기

자기 보호 반응의 다섯 단계

1. 정지/놀람 – 각성은 탐색적 정향에서 깨어나게 한다. 금속.

2. 방어적 정향 – 공포 신호가 위협을 알린다. 물.

3. 구체적인 자기 보호 반응 – 가동화 반응이 시작된다. 나무.

4. **완료 – 성공적인 방어를 했거나 위협이 더 이상 없는 경우 일관성을 회복한다. 불.**

5. 통합 – 어려운 경험을 소화하고 교훈을 얻는다. 흙.

   주기가 금속으로 돌아가며, 탐색적 정향 능력이 회복된다.

불 요소의 계절은 여름이다. 불은 모든 "심장(마음)의 문제"를 관장하고 우리란 존재의 중심에 기쁨과 평화, 평온과 적절성을 구현한다.

생명의 위협을 알리는 강한 메시지가 우리의 심장을 관통할 때 모든 장기 시스템은 각성하도록 명령받는다. 이러한 반응을 보이도록 반복적으로 명령을 받으면 지속적인 위협감에 익숙해져 위협이 끝났고 생존했다는 것을 깨닫지 못하게 될 수 있다. 불안하고 중심을 잃고 인지, 집중, 기억과 씨름할 수 있다. 잠을 잘 자지 못하거나 평안하지 못할 수도 있다. 감정뿐만 아니라 눈도 밋밋해지고 깊은 슬픔을 느낄 수 있다. 사회적 상호 작용은 우리를 억압하고 어색하게 만든다. 우리는 관계에서 취약하고 안전하다고 느끼고 싶어 한다. 다른 한편으로, 신체와 분리 된 기쁨이나 히스테리는 의미 있는 존재감과 연결에 대한 우리의 역량을 압도할 수 있다. 성적인 표현이 고조되었다는 느낌을 받을수 있지만, 이 표현은 친밀감, 연결, 도에 유대가 부족할 수 있다.

내담자와 함께 있을 때는 다음 질문을 염두에 두고 내담자를 관찰한다. 이를 통해 내담자가 위협이 끝났다는 사실을 어느 정도 인지하고 있는지, 자기 심장과 전체 시스템에서 일관성을 회복했는지 알 수 있다.

- 내담자는 당신과 다른 사람들과 쉽게 관계를 맺는가? 사람이나 동물과 사랑스럽고 지지적인 관계를 맺고 있는가?
- 눈에서 생기나 반짝임이 있는가? 얼굴은 빛이 나는가?
- 내담자의 사회적 상호 작용이 내담자의 나이와 문화에 적절한가?
- 기억력이 선명하고 정신 집중력이 예민한가? 건망증이 자주 나타나는가?
- 밤에 편한 마음으로 쉴 수 있나? 쉽게 잠들고 밤새도록 자는가?
- 기쁨을 찾을 수 있는가? 아니면 마음이 무거워 보이는가?
- 성적인 표현에서 열정, 즐거움, 친밀감, 연결을 느끼는가?

자기 보호 반응에서 불(火) 요소의 역할

요소	불
계절	여름
신체 기관	심장, 소장, 심포, 삼초(Triple Heater)
감정	기쁨, 패닉
성공적인 자기 보호 반응의 역할	일관성의 회복
성공적이지 못하거나 완료하지 못한 자기 보호 반응	과다 각성: 패닉 발작, 조증, 어두운 농담, 불면증, 멈추지 않는 생각. 과소 각성: 해리, 생기가 없는 눈과 감정, 연결의 어려움 기억력과 집중력저하
발생	소화 및 수확
제어	감각적 호기심
신체 조직	혈관
가치	적절성, 예의
저장	영혼 혹은 마음
정신 기능	의식, 존재
원형적인 질문들	모든 심장을 뛰게 하는 단 하나의 위대한 심장을 어떻게 찾을 수 있을까? 다른 존재들과 함께 사랑과 기쁨을 찾을 수 있을까?
조절을 강화하기 위한 실습들	심포 출입구 안의 내수용 감각 복구

정향: 불(火) 요소의 성질

자기 보호 반응에서 불 요소의 특성과 기능을 이해하는 것은 트라우마(외상) 생존자와 함께 작업하는 데 중요하다. 우리의 심장은 불 요소와 우리 몸 전체에 있어 가장 주요한 기관 시스템이다. 이것은 우리의 필수적인 조절을 감독한다. 이것의 5-SPR에서 역할은 우선 신체의 모든 시스템이 생명 위협에 대한 반응에 완전히 유대하도록 명령한 다음, 우리가 성공적으로 반응을 완료했을 때 일관성과 평정성으로 되돌아가는 신호를 보내는 것이다.

우리가 살아남았다는 것을 마음속 깊이 알게 되면 시스템 전반의 조절이 회복되어 우리의 몸, 마음, 감정, 영혼에 평화와 평온을 가져다준다. 도교의 의학자들은 그들의 서예에서 심장과 마음 사이의 공명적인 연관성을 인정했다. 심장을 위한 글자는 마음을 위한 글자와 같다. 이것은 오늘날 쉽게 받아들여지는 진리를 표현한다. 즉, 심장의 동요는 우리의 마음에 영향을 미치고 마음의 동요는 우리의 심장에 영향을 미친다.

불의 생존자 유형이라면, 5-SPR의 완료 단계 또는 일관성 복원 단계에서 중단되었을 가능성이 높다. 생존을 인식할 수 없는 우리의 심장과 각 장기 시스템은 생명의 위협에 대한 메시지에 반응하여 자세를 유지한다. 우리는 우리의 성공적인 생존에 대한 구체화된 경험을 통합하기 위해 고군분투할 것이며, 모든 장기 시스템에 비상경계 태세를 갖추게 될 것이다. 우리는 우리의 본능과 능력을 신뢰하기 위해 고군분투할지도 모른다. 우리는 끊임없이 우리가 틀렸다고 느낀다. 이렇게 스며든 실패감은 5-SPR의 특정 단계에서 중단의 특징이다.

반면에 불 요소가 균형 잡히고 건강할 때 우리는 기쁨을 경험하고 쉽게 평화를 찾는다. 심장이 안정되고 조용한 리듬은 모든 장기 체계에 조절를 가져오는 일관된 박자를 전달한다. 우리는 다른 사람들과 열린 관계를 경험하고 고통받는 사람들에 대해 연민을 느낀다. 우리는 성적 표현을 즐기고 삶의 즐거움을 찾는다. 마음이 평온할 때 우리는 평온함을 느낀다.

불 요소의 계절인 여름은 봄과 나무의 요소에서 나온다. 나무가 불을 만들고, 나무가 불을 창조한다는 AAM의 진술은 문자 그대로이면서 동시에 은유적이다. 불에 더 많은 나무를 넣으면 더 많은 불꽃과 열이 생긴다. 이 진술은 또한 우리에게 여름의 열매가 봄의 꽃에서 나온다는 것을 은유적으로 말해 준다. 봄의 시원하고, 바람이 불고, 비가 오는 자연은 여름의 길고, 따뜻하고, 밝은 날을 만들어 낸다. 마찬가지로, 나무의 요소가 지배하는 성공적인 동적 반응은 자연히 불의 지배 아래에 있는 심장(마음)의 완성 및 평온함의 메시지를 불러일으킬 것이다. 태양은 여름에 절정에 이른다. 우리는 밖에서 더 많은 시간을 보내며, 따라서 다른 사람들과 더 많이 교류한다. 밝은 태양은 기쁨과 더 재미있는 상호 작용을 불러일으키는 것 같다. "만물은 창조에 번성하고 성장한다."

태양은 자연이 표현하는 불 요소다. 우리의 심장처럼, 태양은 삶의 중심이다. 동물과 식물을 포함한 모든 생물은 생존을 위해 태양에 의존한다. 태양은 우리의 낮과 밤에 일관된 리듬을 제공하며, 태양의 빛과 따뜻함은 우리가 평생 의지하는 모든 것을 존재하게 한다. 밝은 여름의 태양은 우리가 다른 사람들과의 관계를 사랑하는 것에서 발견하는 따뜻함, 연민, 생명력뿐만 아니라 우리 존재에 대한 일관성 있는 조절과 리듬에 대한 우리의 필요성을 상징한다.

AAM 체계에서 불 요소는 다른 요소보다 두 배 많은 기관 시스템을 포함한다(4대2의 비율). 이는 모든 문화에서 이해되는 심장 문제의 복잡성을 보여 준다.

AAM에서 심장은 소장과 짝을 이루는데, 둘 다 정신의 확장성과 관련이 있다. 그들은 우리를 더 높은 의식과 모든 인류, 그리고 모든 생명과의 관계라고 부른다. 심막(심포 또는 순환/성 기관 시스템이라고도 함)과 그 파트너인 삼초(트리플 버너 또는 트리플 에너자이저라고도 함)는 우리의 관계, 특히 우리의 가장 취약한, 친밀한, 또는 성적 표현에서 기쁨과 즐거움을 느낄 수 있게 해 준다.

마음, 혹은 AAM 안에서 최고 통치자라고도 하는 심장은 AAM의 고전 문헌에서 "주권과 주권자의 직책"을 갖는 것으로 묘사된다. "영혼의 광채는 그것에서 비롯된다(역주: 心者 君主之官 神明出焉. 심장이 장부 중에서 으뜸이며, 정신 의식 활동과 밀접한 관계가 있다라는 뜻)." 우리의 심장은 시스템 전체의 일관성과 조절을 보장할 책임이 있다. 그것은 우리의 자아 인식과 내적 연결, 그리고 정신적인 인식과 집중의 능력에 책임이 있다. 건강에서 그것의 본질은 기쁨, 만족, 예절, 질서이다.

심장의 전자기장에 관한 서양의학의 연구 결과가 심장 일관성이 전신 기능에 미치는 영향을 지적하는 것처럼 AAM은 전신의 안녕이 심장에 달려 있다고 말할 것이다. 우리 심장의 일관된 전자기장은 우리 뇌파와 우리로부터 8에서 15피트 떨어진 다른 사람들의 뇌파에 영향을 미친다.

신체 건강의 측면에서, 조절된 심장박동은 우리의 중추신경계와 자율신경계는 물론 신경, 폐, 대사, 면역, 내분비계와 모든 세포까지 신체 전체에 질서와 조직을 가져오는 일관된 리듬을 제공한다. 배경에서 조용하고 꾸준한 리듬을 만들어 내는 심장박동은 우리의 신체, 마음, 감정, 그리고 영혼이 통합되고 건강한 기능을 하도록 장려하며 가까운 사람들에게 조절 진동을 보낸다. 따라서 트라우마 생존자의 수면 파트너가 더 큰 심장 일관성을 갖게 되면, 생존자도 역시 밤에 더 조절된 파트너 옆에서 쉬는 것만으로 더 큰 조절을 경험할 것이다.

『황제내경The Yellow Emperor's Classic of Internal Medicine, 黃帝內經』은 가장 오래된 고전이며 지금도 전 세계에 AAM 교육에 대한 정보를 제공하고 있다. 외상성 스트레스가 심장에 미치는 영향에 대한 현명한 해석을 담고 있다.

> 만약 그때 주권자가 (미덕을) 발산하면 그 아래 있는 사람들은 평화로워질 것이다. 이로부터 생명의 양육은 대대로 장수를 가져오고 제국은 큰 빛을 발할 것이다.
> 〈黃帝內經素問靈蘭秘典論篇, 第八 第二章〉故主明則下安, 以此養生則壽, 歿世不殆, 以爲天下則大昌.

> 그러나 주권자가 발산(미덕을)하지 않으면 열두 가지 전하(열두 가지 장기계)가 위험에 처하게 되고, 이에 따라 길이 폐쇄되고 막혀 마침내 의사소통이 중단되고 몸이 중상을 입게 된다. 이로부터 생명의 양육은 재앙으로 가라앉을 것이다. 하늘 아래 사는 모든 생명은 가장 큰 위험으로부터 조상 대대로 위협받을 것이다.
> 〈黃帝內經素問靈蘭秘典論篇, 第八 第二章〉主不明則十二官危, 使道閉塞而不通, 形乃大傷,以此養生則殃, 以爲天下者, 其宗大危, 戒之戒之

심장은 모든 물질 중에서 가장 대기적etheric인 물질, 즉 심령 또는 신shen(神)을 지배하고 저장한다. 배쪽 미주신경의 기능을 반영하여(2장에서 설명) 심장의 '신'은 눈의 반짝임과 얼굴의 광채에서 볼 수 있다. 신shen(神)이라는 용어는 두 가지 방법으로 사용된다. 때때로 "마음

mind"으로 번역되며, 이 맥락에서의 신shen(神)은 의식, 기억, 사고의 예리함, 그리고 감정의 균형과 관련이 있다. 그것은 우리의 단기 기억과 내부 통제 감각과 집중적이고 안정적인 사고를 위한 우리의 역량을 지원한다. 신shen(神)은 또한 "정신spirit"으로 번역되며, 그것은 각각의 오행 요소와 관련된 영혼을 포함한다. 심장의 신shen(神)은 물의 의지력, 나무 천상의 영혼, 불의 마음, 흙의 사려 깊은 마음, 금속의 동물 영혼을 감독하고 알려 준다. 외상성 스트레스가 심장을 관통할 때, 이러한 영혼들은 모두 소집된다. 그리고 이 경보가 지속되면, 우리는 우리 존재의 가장 깊은 수준에서 시스템 전체의 혼란에 빠지게 된다.

심장의 파트너인 소장은 순수한 것과 불순한 것을 가려내는 일을 한다. 신체 수준에서, 소장은 소화된 음식을 받고, 더 나아가 음식을 변형시키고, 흡수할 순수한 것을 결정하고, 불순물을 제거하기 위해 대장에게 전달한다(역주: 小腸者, 受盛之官, 化物出焉. 소장은 영양을 흡수하여 인체를 급양하며, 거친 음식물을 받아 분별해서 수액은 소변으로 배출시키고 찌꺼기는 대장을 거쳐 대변으로 배출시킨다는 뜻).

소장의 더 큰 역할은 가장 순수한 충동만이 심장에 도달하도록 하는 것이다. 물론 음식은 이런 분류 과정을 거쳐야만 하는 물질이지만, 소장은 또한 우리 삶의 다른 측면에서 불순한 것들로부터 순수한 것을 분류하는 것을 돕는다. 영화와 텔레비전, 음악과 책, 사람들과 정치가 좋은 예이다. 우리의 소장은 우리가 보고, 듣고, 경험하는 모든 것 중에서 무엇을 통합하고 싶은지 결정하는 데 도움을 준다. 잘못 조절된 소장은 불순물을 너무 많이 받아들이거나 적절한 양의 순수 물을 흡수하지 못할 수 있다. 예를 들어, 우리는 너무 많은 무서운 영화나 책이나 뉴스에 나오는 극단적이고 선동적인 의견으로 우리 자신을 과부하 시킬 수 있고, 이는 우리의 내적 균형과 조절에 영향을 미칠 것이다. 마찬가지로,

진실하고 아름답고 생명을 주는 것을 유지할 수 있는 유능한 분류 기능
이 없다면, 우리는 우리의 삶을 풍요롭게 하고 새롭고 의미 있는 방식
으로 성장할 기회를 놓칠 수 있다.

AAM의 심포와 삼초의 발견은 서양 생리학에서 대부분 인정되지 않
는 유용한 체계를 제공한다. AAM 고전에서는 심포를 "마음의 대사"라
고 부른다. "그것으로부터 기쁨과 행복이 파생된다(心包者 臣使之官
喜樂出焉)." 우리에게 친밀감, 연약함, 타인과의 관계를 위한 역량을 준
다. 연결, 애정, 사랑의 따뜻함과 기쁨을 발산하고 받을 수 있도록 도와
준다. 그것은 관계를 위한 마음의 문을 열고 필요할 때 우리의 보호를
위해 문을 닫는다. 중요한 것은 이 관문이 윤활유 상태를 유지하고, 적
절하고 쉽게 열리고 닫혀야 심장이 사랑하고, 사랑받고, 보호받을 수
있다는 것이다.

심포의 파트너인 삼초는 5-SPR의 맥락에서 복잡하고 유용한 기능
을 수행한다. 삼초는 우리가 가장 친숙한 의미에서의 장기가 아니다.
삼초는 우리의 모든 장기 시스템을 연결하고 영향을 주는 일관된 메시
지를 전달하는 에너지 충동에 가깝다. "이름은 있지만 존재하지 않는
기관(有名而無形, 無形而有用)"이라고 일컬어진다.

삼초는 발생학적으로 발달한 최초의 장기 시스템이다. 삼초는 가슴
으로 가는 몸통, 호흡 격막에서 허리까지의 영역, 그리고 허리에서 골
반 그릇pelvic bowl까지의 영역, 그리고 이 세 가지 영역이 가지고 있는 모
든 장기인 "3개의 화로 공간"을 발생시킨다. 수정시 받은 원초적 에너
지 각인이 각 경락 경로에 분배된다. 이 "본래의 기"를 우리 몸 전체에
분배하는 기능은 일관성이라는 메시지를 전신에 만드는 역할을 한다.
삼초는 기본적으로 연결과 일관성에 관한 것이다.

삼초와 결합 조직 사이에는 주목할 만한 유사점이 있다. 삼초와 마찬가지로 결합 조직은 발생학적으로 형성된 최초의 조직으로 이해된다. 우리의 뼈, 근육, 장기, 신경, 힘줄, 근막, 혈액 및 림프를 포함한 많은 신체 구조를 발생시키는 것으로 이해된다. 결합 조직은 모든 신체 구조를 관통하고, 감싸고, 연결하는 거미줄과 같은 매트릭스이다. 내부에 박혀 있고 각 구조물의 외부에 코팅되어 있다. 각 구조물을 위한 컨테이너를 만들고 다른 모든 구조물과 연결한다. 우리 몸속에서 모든 형태와 주름을 따른다. 실제로, 결합 조직을 제외한 모든 것을 몸에서 제거한다고 해도, 우리는 여전히 완전히 알아볼 수 있을 것이다. 트라우마의 도Tao of Trauma의 통합적 의미에서 삼초는 우리의 결합 조직에서 운반되는 에너지 기능이라고 생각할 수 있다.

삼초는 또한 시스템 전체에 온기를 분배한다. 그것은 각 신체 기능의 원활한 작동을 위한 적절한 온도뿐만 아니라 우리의 삶에서 다른 사람들(우리의 편지 배달원, 동료, 어린 시절 친구, 그리고 친한 파트너)과의 관계를 지원할 적절하고 뚜렷한 따뜻함의 정도를 보장한다.

이 장의 뒷부분에 설명된 치료법은 이러한 장기 시스템을 더 큰 조절로 가져오고 배쪽 미주신경의 건강한 기능을 지원하기 위해 관여할 것이다.

맥락: 자기 보호 반응에서 불(火) 요소의 역할

우리의 내적 다람쥐가 나뭇가지가 부러지는 소리를 들을 때, 우리의 감각 시스템은 발생할 수 있는 위험을 감지하고 우리의 교감신경계가 조금씩 상승하여 우리를 이 잠재적인 위협으로 향하도록 경고한다(6장에서 설명). 공포의 메시지는 우리의 신장과 가까운 동료인 부신(7장에서 설명)에 경고한다. 이 두려움은 우리 부족과의 관계에 대한 초기 충동을 일으킨다.

신장/부신 시스템에서 공포의 경험은 제어 사이클相剋을 통해 심포에 도달한다. 인간으로서 우리의 첫 번째 본능은 초기의 경험이 소멸하지 않는 한 관계적 본능이다. 우리의 심포는 우리가 주변 사람들과 관계를 맺고 도움을 받을 수 있도록 도와주는 수단이다. 우리는 사회적 동물이다. 우리가 건강할 때, 부족과 협력하는 능력은 우리가 위협의 영향을 경험하는 방법에 큰 차이를 만들 수 있다.

우리의 심포가 우리의 연결과 관계 능력을 사용하여 갈등을 해결하고 우리의 각성을 완화할 수 있다면, 우리의 나무 요소가 싸우거나 도망치는 반응을 동원할 필요가 없을 것이다. 다미주신경 이론의 언어에서, 배쪽 미주신경과 관련된 사회적 참여 기능은 우리의 교감 신경계에서 낮은 수준의 각성을 완화하는데 성공했다.

예를 들어, 한 동료가 우리 책상에서 펜을 계속 "빌리고" 하여, 우리를 점점 더 짜증 나게 한다. 우리가 잘 쉬었고 차분할 때, 우리는 가볍고 관계적인 방법으로 분명하게 우려를 표현한다. 우리는 그에게 펜 한 상자를 사주고, 우리의 펜에 대해 특이하고 어쩌면 바보 같은 소유 의식을 가지고 있다고 말하고, 더 이상 우리 책상에서 그것들을 가져가지 말아 달라고 부탁한다. 그는 사과하고, 우리에게 점심을 사고, 우리는 여전히 동료 관계를 유지한다. 우리의 심장은 관계의 맥락에서 의견 불일치를 협상할 수 있는 우리의 능력에 의해 과다 각성으로부터 보호되어 왔다. 이것은 서양 신경생리학 언어 또는 AAM안의 심포에서 배쪽 미주신경에 의해 지원되는 기능이다.

그러나 관계를 유지하면서 낮은 수준의 갈등을 협상할 수 있는 우리의 역량이 이전의 트라우마에 의해 손상되었다면, 우리의 심포는 사회적 유대의 기능 내에서 이와 같은 갈등을 관리할 수 없을 것이다. 우리가 관계를 유지할 수 있게 해 준 가볍지만, 분명한 결심 대신 분노와 원한을 품게 되었다면, 우리는 동료와 이야기하는 것을 거절할 수도 있고, 결국 직원회의에서 관련 없는 일로 그에게 화를 낼 수도 있다. 우리는 그와 관계를 잃을 뿐만 아니라, 변덕스럽고 예측할 수 없다는 평판을 얻게 되고, 이는 모든 동료와의 우정을 쌓을 기회를 손상시킨다.

마찬가지로, 만약 우리가 다른 사람들에게 도움을 요청하거나 받을 수 없거나, 우리 부족을 이용할 수 없거나, 쓰나미, 허리케인 또는 지진과 같은 엄청난 위협에 대응하고 있다면, 우리의 심포는 생명의 위협이 우리의 심장을 관통하는 것을 막을 수 없을 것이다. AAM은 어떤 것도 실제로 심장에 닿으면 안 된다고 주장한다. 그래서 심포가 압도되고 이 신성한 곳에 생명 위협 메시지가 들어오면, 엄청난 전반적인 시스템에 경보가 생성된다.

만약 자기 보호 반응의 이 단계에서 위협이 계속 증가한다면, 심장은 위험에 대처하는 것을 도우려는 시도로 잠재적으로 생명을 위협하는 각성으로 곤두박질치게 된다. 심장은 모든 경보를 울리며, 신체의 왕국에 생명의 위협이 임박했음을 알리기 위해 소방서에 있는 모든 소방차를 출동시킨다. 심장에 침투했다는 메시지는 전신을 아우르는 진동으로 신체의 왕국 전체에 전달된다. 메시지는 심장의 맥박에 의해 혈액으로 운반된다.

이것은 본질적으로 생리적 쿠데타이다. 우리 신체 전체의 좋고, 리드미컬하고, 일관성 있는 기능을 지탱하는 심장은 신장에서 오는 공포로 짓누르는 힘에 추월당한다. 우리의 모든 신체-마음-정신과 모든 장기와 세포는 이 경보를 받는다. 우리의 금속 요소는 이 순간에 우리가 필요로 하는 기를 만드는 데 필요한 호흡을 제공하고 소화관을 비움으로써 우리가 대장에 가지고 있을지도 모르는 과도한 무게를 버리도록 명령받는다. 우리의 물 요소는 동력을 위한 힘을 제공하라는 지시를 받았다. 우리의 나무 요소는 그 힘을 어떻게 사용하는지, 우리의 근육과 관절에 모든 피와 기를 보내고, 싸우거나 도망치는 데 필요한 행동을 수행하라는 명령을 받는다. 그리고 우리의 흙 요소는 이 즉각적인 위협에 대응하기 위해 모든 에너지가 우리의 근육과 관절로 향할 수 있도록 일시적으로 소화와 장gut(腸)-뇌(종종 '복부 뇌'라고 일컬어진다)의 모든 기능을 정지하라는 명령을 받는다. 우리가 이용할 수 있는 모든 기는 우리의 생명을 구하도록 명령을 받는다.

이는 우리의 몸이 우리를 돌보는 것이다. 이것이 바로 우리가 생명의 위협에 직면했을 때 우리가 원하는 것이다. 위협이 끝났을 때, 심장이 일관성과 평정성으로 돌아가는 신호를 보낼 수 없고 대신 이 높은 상태의 각성이 필요하다는 신호를 계속 보낼 때만 문제가 된다.

위협 신호는 신장과 물의 요소에서 발생하지만, 위협에 대응하는 명령은 심장과 불 요소에서 발생한다는 점에 유의해야 한다. 이 두 기관의 시스템은 5-SPR에서 밀접한 관계에서 기능한다. 신장에서 안전을 인식할 수 있는 능력을 키우면 심포와 심장에 대한 위협 메시지를 더욱 정확하게 전달할 수 있다.

심장은 전두피질의 기능을 감독하는 반면, 신장은 뇌의 하부 구조의 기능을 감독한다. 물의 공포가 우리를 집어삼킬 때, 전두엽 피질의 더 사려 깊고 관계적인 기능들은 인질로 잡힌다. AAM은 물이 불을 압도했다고 말할 것이다. 서양의 신경생리학은 교감신경계와 부교감신경계 모두에서 동시에 높은 긴장이 존재한다고 말할 것이다. SNS의 각성이 최대치로 높아졌고, 이는 다시 SNS의 극단적인 각성을 진정시키기 위해 등쪽 미주신경인 PNS가 비상 브레이크를 걸기 위해 최대의 긴장으로 스스로를 올려야 하는 것이다. 이 브레이크 시스템은 우리를 얼어붙기 반응으로 보낼 것이다. 만약 우리가 얼어붙기 반응에 익숙해진다면, 우리 몸의 모든 측면과 그 기능에 혼돈이 지배할 것이다.

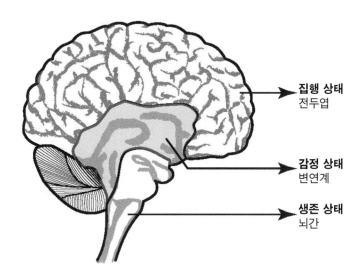

집행 상태
전두엽

감정 상태
변연계

생존 상태
뇌간

그림 9-1 뇌의 구조

만약 우리가 위협에 대한 대응이 성공적이거나, 애초에 위협이 없었거나(뱀이 아니라 밧줄이었다), 또는 우리가 성공적으로 싸우기 또는 도망가기 반응을 동원했다면, 간(국군 장군으로 알려져 있다)은 우리의 성공을 심장(최고 통제관)에 보고한다. 우리는 이것을 알아채기 위해 필요한 시간을 갖는다. 나는 살아남았다. 난 안전해, 다 끝났다. 심장은 몸의 왕국을 안정시키는 규칙적인 심장 박동의 형태로 육체-마음-정신에 성공적인 완료를 신호한다. 우리의 호흡은 느려지고, 소화 기능이 돌아온다. 음양, SNS와 PNS의 균형, 일관성, 규제 등이 회복된다.

조절되지 않은 생존 생리는 두 가지 방식으로 심장에 영향을 미칠 수 있다. 우리는 우리의 등쪽 시스템을 과도하게 사용하는 것에 익숙해 져서 낮은 수준의 위협에 마치 생명을 위협하는 것처럼 반응하여 습관적으로 얼어붙기 상태에 들어갈 수 있다. 우리는 만성적으로 우리의 심장에 너무 강한 브레이크를 걸 것이다. 이와는 대조적으로, 우리는 SNS에서 과도하게 반응할 수 있고, 관계적인 상황에서 배쪽 미주신경의 PNS를 사용하는 것이 더 적절할 때 불필요하게 동적 반응을 일으킬 수 있다.

불(火) 유형에 일반적인 증상:
심장, 심포, 소장 및 삼초

만약 우리가 우리의 심장이 다시 한번 생명의 위협에 반응하도록 주목되기 전에 평정, 일관성, 그리고 조절로 돌아갈 시간이 없다면, 우리는 끊임없는 위협감에 익숙해질 수 있고, 우리의 배쪽 미주신경의 기능이 저하될 것이다. 우리의 심장과 폐 사이의 관계는 우리의 호흡과 심장박동 사이의 중요한 연결을 방해하면서 지대한 영향을 받을 수 있다. 우리는 사람들을 믿고 표정이나 목소리의 미묘한 의미를 이해하지 못하는 데 어려움을 겪을 수 있다. 자신의 진정한 자아와 가족 및 공동체에서 우리의 역할과의 연관성은 왜곡되고, 착각적이며, 혼란스러워질 것이다.

이 상태에서 불 요소의 많은 기능과 그중 가장 중요한 신체 조절과 일관성이 구축되는 신호를 제공하는 심장 박동의 규칙적인 리듬은 무질서하고 비동기적일 수 있다. 우리는 공황 발작을 일으키거나 기억과 인지의 손상을 경험하거나 안전과 위협 사이의 미묘한 구별이 필요한 상황을 통제하거나 지휘하기를 어려워할 수 있다. 우리는 심장 부정맥, 고혈압, 울혈성 심부전 또는 심장 전문의의 치료를 해야 하는 다른 증상들을 경험할 수 있다. 우리는 또한 여러 신체 시스템에서 일반적인 조절 장애의 감각을 경험할 수 있고, 예를 들어, 내분비, 면역, 폐 또는 대사 기능에 영향을 미치는 증상을 보일 수 있다.

중요하게도, 심장의 진동을 몸의 가장 먼 곳까지 운반하는 것은 우리의 혈액이다. 심장의 영혼인 신shen(神)은 핏속에 있다. 우리의 피가 흐트러지면, 우리의 신shen(神)은 뿌리째 뽑혀서 집을 찾을 수 없게 될 것이다. 이것은 불안, 동요, 초조, 건망증, 또는 불안정한 마음을 일으킬 수 있다. 우리는 잠을 자기 위해 마음을 진정시키는 데 어려움을 겪을 것이고 불안한 꿈에 의해 깨어날 수도 있다.

AAM에서 심장은 말하는 것을 통제하고 심장 대 심장의 의사소통을 지원한다. 혀는 심장의 분화로 간주하며, 외상성 스트레스는 더듬거나 언어 소통 능력이 저하된 것으로 나타날 수 있다.

만약 소장의 분류 기능이 트라우마에 의해 영향을 받았다면, 우리는 예절을 구별하는 데 어려움을 겪을 수 있다. 우리는 사회적 관습을 벗어날 것이다. 예를 들어, 우리는 언제 어디서 저속한 농담을 해야 할지 모르고 결국 장례식에서 부적절한 말을 하게 될 수도 있다. 우리는 표정과 목소리의 미묘한 차이를 해석하는 데 실수를 할 수도 있고, 소리를 잘못 해석할 수도 있다. 우리는 사회적으로 어색함을 느낄 수 있고 부적절한 대인 관계에 관여할 수 있다. 이것들은 AAM 소장의 기관 시스템이 배쪽 미주신경의 기능을 구현하는 방법들이다.

우리의 심포가 가까운 관계의 배신으로 상처를 입었다면, 그것은 이후의 관계에서 보호기로서의 역할을 덜 할 것이고, 위협은 이 취약하지만, 중요한 공간을 더 쉽게 침투할 것이다. 누가 또는 무엇이 심장에 들어가야 하는지 잘못 해석할 수 있다. 순환/성 장기 시스템Circulation/Sex Organ System이라고도 불리는 심포는 우리의 가장 연약하고 친밀한 표현을 관리하도록 도와준다. 그것이 손상되었을 때, 우리는 성적 파트너와 성적 표현에 대한 우리의 선택에 대해 판단을 잘못할 수 있다. 우리의 심포의 문이 활짝 열려 있어, 이에 따라 우리는 계속해서 마음의 상처를 경험하게 될지도 모른다. 또는 그 문이 굳게 닫혀 있어서, 친밀감을 쌓는 것이 거의 불가능하게 되고, 압도적인 슬픔과 외로움으로 이어질 수도 있다. 슬프게도, 우리는 또한 우리의 성적 욕구를 충족시키기 위해 의욕만 넘쳐서 원치 않거나 부적절한 파트너와 폭력적이거나 학대적인 성적 표현을 할 수 있다.

우리의 결합 조직과 같은 기능을 하는 삼초는 큰 수술이나 폭발 혹은 특정 자동차 사고와 같은 높은 속도 부상으로 인해 방해를 받을 수 있다. 이러한 종류의 상해로 인한 높은 수준의 각성은 우리의 결합 조직에 남아있을 수 있다. 삼초의 포괄적 특성은 이러한 공포 상태를 사실상 우리 시스템 모든 측면으로 몰고 갈 것이다. 결합 조직의 손상은 만성적이고, 멈추지 않으며, 당황스러운 통증 패턴으로 나타날 수 있다. 서로 유동적으로 미끄러져야 할 조직이 대신 건조하거나 두꺼워지거나 끈적끈적해져 서로 마찰을 일으키고 기의 흐름을 방해하며 통증을 유발하게 된다.

결합 조직이 관계를 만들고 경계를 만드는 독특한 기능도 트라우마가 우리에게 미치는 대인 관계에 중요한 역할을 한다. 특히 관계가 깨진 후, 우리의 심리적 트라우마는 우리에게 더욱 심하다. 특히 관계가 깨진 후에는 우리의 심리적 경계가 너무 두텁거나 융통성이 없어져 타인과 연결되거나 가족이나 공동체에서 관계와 분리의 역동 관계와 구별을 탐색하기가 어려워질 수 있다. 결합 조직과 작업하는 것은 우리의 삼초에 있는 이러한 심리적 상처의 치유를 지원할 수 있다. 마찬가지로, 심리적으로 건강한 관계를 배양하는 것은 결합 조직의 신체적 기능에 영향을 미치고 가르쳐 줄 것이다.

불(火) 요소의 조절 능력을 회복하기 위한 요법

불火 요소는 배쪽 미주신경의 기능을 미러링한다. 이 절에서 설명하는 불 요소의 조절 장애에 대한 치료법은 모두 사회 유대 시스템을 사용하여 낮은 수준의 각성을 완화하는 배쪽 미주신경 기능의 향상과 시스템 전체의 일관성을 확립하는 중요한 목표를 공유한다.

트라우마 생존자들이 그들의 내적 조절을 회복하도록 돕는 것은 관계의 맥락에서 일어난다. 안전한 관계의 맥락 밖에서는 아무도 깊거나 지속적인 재조절을 달성할 수 없으며, 그렇기 때문에 내담자에게 우리의 (바라건대) 더 조절된 신경계와의 조율 경험을 제공하는 것이 필수적이다. 이것은 자신의 내적 조절에 주의를 기울이는 것이 매우 중요한 이유 중 하나다. 그것은 우리의 가장 중요한 임상 도구이다. 관계에 대한 우리의 역량을 배양하는 것은 살핌을 제공하는 모두에게 중요하고 지속적인 관행이다.

불 요소의 관계, 연결 및 일관성 기능은 트라우마에 의해 깊은 영향을 받는다. 극심한 취약성은 심막/심포의 연결 입구, 삼초의 사회기반 시설, 그리고 신shen(神)의 포괄적인 일관성과 조절 능력을 복구하기 위한 미묘한 접근 방식이 필요하다.

심포의 출입문에 있는 내수용 감각 복원

우리의 심포의 기능을 지원하는 것은 우리의 사회 유대 시스템을 회복하는 데 도움이 된다. 그것은 우리의 관계에 대한 역량과 우리가 위협을 느낄 때 다른 사람들의 도움을 찾고 관여하는 우리의 능력을 향상한다. 우리는 결국 부족 동물이다. 우리는 공동체에서 살아가는 운명이다. 우리의 교감신경계의 불필요한 유대는 대인 관계 상호 작용에서 좋아하기 힘든, 경직되고 논쟁적인 스타일을 초래할 수 있다. 만약 우리가 관계의 맥락에서 갈등을 해결할 수 있는 능력을 잃는다면, 우리는 시간이 지남에 따라 공동체에서 자리를 잃게 될 것이다. 공동체가 없거나 도움이 필요할 때 도움을 청하고 환영할 수 있는 능력을 잃으면 생존 능력이 저하된다.

트라우마 관련 질병 및 사망률의 맥락에서, 잘 작동하는 심포는 낮은 수준의 위협 메시지가 우리의 심장에 침투되는 것으로부터 보호한다. 우리의 교감 시스템이 동적화 되고 우리의 등쪽 미주신경이 심장의 과다 각성을 멈추게 하는 요구를 감소시킨다. 만약 우리의 심포가 그러한 메시지를 막을 수 없다면, 우리는 불필요하게 동적 반응을 보일 것이다. 이것은 신체에 대한 높은 신진대사가 요구될 뿐만 아니라, 또한 관계 침해를 초래하는 비극적인 실수를 초래할 수 있고, 최악의 경우 가슴 아픈 가정이나 공동체 폭력을 초래할 수 있다. 우리의 심포가 잘 작동할 때, 우리의 온몸과 마음, 감정, 영혼은 불필요한 교감적 각성이나 붕괴에 관여하는 부정적인 영향으로부터 보호받는다.

심포는 관계가 안전할 때 문을 열고 안전하지 않을 때는 닫는다. 이상적으로는 이러한 출입구는 쉽게 접근할 수 있고 개폐를 현명하게 할 수 있어야 한다. 다음 예제에서는 심포의 기능뿐만 아니라 내담자의 내부 감각 수용력에 대한 취약성과 개인 역량을 탐색하고 배양한다.

당신의 내담자는 의자에 앉아 있거나 테이블에 누워 있을 수 있다. 내담자가 본 임상의 목적에 관한 질문이나 생각을 모두 표현하게 하여 동의의 무결성을 보장하도록 한다. 당신은 내담자가 당신의 터치 요청에 내재된 취약성을 무시하기를 원하지 않는다. 이것은 악수나 등을 두드리는 터치가 아니다. 당신은 내담자에게 신체 터치와 연결에 대해 예, 아니오라고 대답할 수 있는 능력을 포함하여 내담자의 심포의 문에 있는 경첩을 탐색하도록 초대하고 있다.

내담자와 함께 내담자의 신체에서 내담자가 당신의 터치에 대해 '예', '아니오'를 탐색하기에 안전하다고 느끼는 위치를 선택하라. 손등, 무릎 바깥쪽, 팔뚝 뒤쪽 또는 어깨와 같이 일반적으로 극단적인 취약성을 유발하지 않는 곳을 선택하는 것이 가장 좋다. 손바닥이나 손끝이 아닌 손등으로 만지는 것도 내담자가 덜 취약하다고 느끼는데 도움이 될 수 있다. 예를 들어, 내담자에게 "당신의 손을 터치해도 될까요?"라고 물어보라. 내담자가 시간을 갖고 그가 자신 안에서 예와 아니오를 느끼는지 알아차리도록 격려하고, 항상 그의 대답을 존중하도록 하라. 만약 '예'가 당신을 기쁘게 하려고 자신의 취약성을 무시한다는 것을 의미한다면, '예'라고 대답하는 것보다 그 자신의 내수용성 감각을 아는 것을 존중하는 것이 더 중요하다. 내담자에게 그의 대답이 "예"인지 "아니오"인지, 아니면 "아직"인지 숙고할 시간을 많이 주도록 하라. 그가 의식하게 되는 습관적인 반응 감각을 알아차리도록 초대하라.

만약 내담자가 당신의 터치를 편안하게 느낀다면, 지속적인 호기심을 초대하라. 예를 들어 눈을 떴을 때와 감았을 때의 차이와 같이 터치의 변화를 살펴본다. 손에서 무릎, 어깨 또는 심장 위로 터치의 위치를 변경한다. 매번 반드시 그의 허락을 구하라. "당신의 'OO'을

317

터치해도 될까요?"그의 대답을 항상 존중하라.

건강하게, 우리는 다른 환경에서 다른 사람들과 함께 있을 때 예와 아니오를 둘 다 말할 수 있는 능력을 가지고 있다. 내담자가 예와 아니오를 살펴보도록 초대하라. 내담자는 '아니오'라고 하기 전에 수십 번 '예'라고 말할 수도 있다. '예'라고 하기 전에 '아니오'라고 수십 번 말할 수도 있다. 각각의 질문에 고유한 식별을 위한 시간, 주의 및 기회를 제공하라.

각 답변에서 내담자가 자신의 내부에서 일어나는 일에 대한 인식을 키워 '예' 또는 '아니오'를 유도한다. 그가 이 내수용성 감각적 메시지를 추적하도록 도와준다. 나타나는 모든 각성을 자극할 수 있는 자원으로서 안전 또는 안락한 경험을 제공한다. 심포의 기능을 배양할 때, 당신의 존재나 내담자의 현재나 과거로부터 안전하고 사랑하는 사람의 존재를 상상하는 것과 같은 관계에 기반을 둔 안전의 경험을 사용하는 것이 특히 유용할 수 있다. 그에게서 나타날 수 있는 개인의 능력과 취약성의 역학을 거둘 수 있도록 도와준다.

각성의 파도들이 조절을 찾을 수 있는 시간과 맥락이 주어짐에 따라, 내담자의 위협을 관리하기 위한 사회적 유대 시스템 사용 능력은 증가할 것이다. 위협의 첫 징후에서 얼어붙기 반응으로 바로 가거나 불필요하게 동적 반응을 시작하는 대신 관계의 맥락에서 낮은 수준의 위협을 더 잘 해결할 수 있을 것이다. 그들은 더 안전하다고 느낄 것이고, 대인 관계는 더 기능적일 것이고, 더 많은 기쁨을 찾을 수 있을 것이다.

내담자 사례

카할리아의 이야기는 우리가 함께 작업한 몇 달 동안 펼쳐졌다. 그녀는 거의 끊임없는 불안감에 시달렸고, 잠을 잘 수 없었고, 사회적 상황에서 두려움으로 거의 마비되었다. 그녀는 고립되었고, 거의 외출하지 않았으며, 일과 관련하여 그녀가 필요하거나 가족이 참석하도록 압박하는 경우에만 사회적 행사에 참여했다. 참석하게 되면 그녀는 문제가 되지 않은 정도라고 느끼는 최소한의 시간만 머물곤 했다. 그녀는 자신이 다른 사람들과 관계를 맺지 못하는 것에 대해 깊은 자괴감을 느꼈다. 그녀는 연애하고 싶었지만, 누군가를 만나 정상적으로 데이트를 할 수 있을까라는 생각에 절망했다.

카할리아의 아버지는 그녀가 10살 때 돌아가셨다. 그녀는 아버지와 친밀한 관계를 맺었고 그가 죽는 것을 목격했다. 함께 길을 건널 때 차가 아버지를 치었다. 카할리아는 가벼운 상해만 입었지만 사고 이후 심각한 불안감이 생겼다. 그녀의 어머니는 남편의 죽음으로 망연자실했다. 어머니는 카할리아의 일상생활을 끊임없이 감시하고 집을 나설 때마다 조심하라고 상기시키는 등 딸을 과잉보호하기 시작했다.

우리의 초기 논의에서 카할리아의 삶은 두려움에 의해 지배되었고 아버지의 죽음으로 인해 슬퍼하고 회복할 기회가 전혀 없었다는 것이 명백해졌다. 그 사고에서 그녀가 경험했던 극심한 공포는 상실감과 가슴 아픈 감정들에 접근할 수 있는 그녀의 능력을 압도했다.

처음에는 그저 마주 앉아 얼굴을 마주 보는 것만으로도 그녀는 활성화되었다. 가슴이 조여오고, 숨결이 얕아지며, 손이 떨리는 것이 보였다. 우리는 우리 사이의 거리를 협상했고, 나는 주기적으로 다른 곳을 쳐다보면서 나의 시선을 수위 조절했다. 잠시 후, 우리는 위에서 설명한 터치로 작업을 시작했다. 그녀는 무릎 바깥쪽이 촉각의 시작점으로 사용하기에 안전한 부위이며, 내가 손등을 사용하는 것에 대해 동의했다. 이 세션에서 내가 물은 여섯 번의 질문에 대한 대답은 모두 '아니오'였고 일곱 번째로 무릎을 터치해도 되는지 물었다. 그녀는 주저하며 '예'라고 답했다. 나는 그녀를 아주 잠깐만 터치했다. 우리는 그녀가 겪은 각성이 사라지도록 함께 시간을 보냈다. '예'라고 대답하기까지 또 많은 '아니오'가 나왔다. 그녀는 내 손이 조금 더 머무를 수 있도록 허락했다. 이번에는 그녀의 각성이 더 빨리 누그러졌다.

시간이 흐르면서 카할리아는 내가 손바닥을 그녀의 무릎 위에 올려놓는 것을 허락했다. 아버지의 애틋한 터치를 떠올리며 그녀의 눈에 눈물이 맺혔다. 우리는 오랫동안 함께 앉아 그녀가 눈물을 흘릴 수 있도록 허용하고 그녀의 아버지가 그녀에 대해 가졌던 사랑과 그녀가 아버지에 대해 가졌던 사랑을 그녀의 시스템에 깊이 받아들일 수 있는 시간을 주었다.

그녀의 온몸이 부드러워지고 얼굴에 미소가 떠올랐다. "이만큼 오래 함께 할 수 있어서 정말 행운이었다." 그녀가 계속해서 아버지를 그리워하고 어머니로부터 독립하기 위해 고군분투하는 동안 그녀는 또한 이따금 있는 다른 사람들과의 사회적 유대와 상호 작용을 관리할 수 있게 되었다. 그녀는 덜 불안해졌고 더 많은 활력과 자신감을 경험했다.

자기 조절 복원 및 지원을 위한 공동 조절의 사용

신체 전체의 조절과 일관성의 기능은 AAM의 심장과 서양 신경생리학에서 배쪽 미주신경에 속한다. 우리는 배쪽 미주신경의 기능을 가지고 태어나지만, 그것이 적절하고 완전하게 기능하기 위해서는 유아기와 어린 시절에 자극받을 필요가 있다.

배쪽 미주신경은 우리의 정서적 지능, 즉 사회적 지능에 매우 중요하다. 그것은 우리의 유아기와 유년기에 사랑스럽고 안전한 관계의 맥락에서 발전된다. 이러한 관계를 통해 우리는 목소리의 억양에서 의미의 뉘앙스를 분별하고, 부드러운 눈으로 다른 사람을 들여다보고, 표정에 담긴 의미를 정확하게 해석하며, 타인과 정서적으로 일치하는 감각을 느낄 수 있는 능력을 키운다.

우리의 사회 유대 시스템이 공동의 조절 놀이로 배양되는 것과 동시에, 배쪽 미주신경은 우리의 의식적인 통제 밖에 있는 것, 즉 면역 기능, 호흡, 심장 박동, 영양소의 흡수, 호르몬 조절과 같은 것들을 눈에 보이지 않게 조절하는 능력을 발달시키고 있다.

어린이와 보호자 사이의 상호 작용은 유아에게 공동의 조절을 촉진한다. 이들은 발달하는 배쪽 미주신경에 에너지를 공급하고, 스스로 조절하기 위한 유아의 능력을 배양한다. 우리 눈의 반짝임, 목소리의 운율, 함께 부르는 노래, 그리고 우리가 던지는 공은 발달하는 배쪽 미주신경에서 발생하는 어린 몸의 자기 조절 능력을 형성하는 데 도움을 준다. 우리의 시스템은 저녁 식사 자리에서 애정 어린 관계를 경험함으로써 영양소를 소화하고 흡수하는 방법을(깊고, 조절되는 수준으로) 학습한다.

인생의 초기 단계에서, 이러한 자율적 기능은 여전히 발전단계에 있고 취약하다. 외상성 스트레스가 이 기간에 우리의 배쪽 미주신경에 지장을 준다면, 성인이 됐을 때 자율적인 조절에 지장이 갈 위험이 크다. 완전한 배쪽 미주신경 기능을 배양하기 위한 적절한 자극이 부족하기 때문에, 정신적 충격을 받은 유아와 어린아이들은 심장, 폐, 대사 및 사회 유대 시스템의 온화하고 미묘한 조절을 포함하여 이러한 자율 기능의 전체 범위의 습득을 놓친다.

고맙게도, 임상가들은 발달 과정에서 누락되거나 중단되었던 기능을 복구하기 위한 다양한 회복 경험을 제공할 수 있다. 손뼉놀이(어린이 박수게임)를 천천히, 고의로 그리고 주의 깊은 방법으로 하는 것은 생존자의 자기 조절 능력을 회복하고 구축하는 것을 도울 수 있는 공동의 조절 활동의 한 예이다. 낮은 수준의 교감적 각성(두려움 없는 흥분, 따라서 스트레스 화학 반응이 없는 흥분)의 경험은 당신의 내담자가 두려움이 없는 상태에서 그의 자율적인 반응의 모든 범위를 즐기고 노는 법을 배울 때 배쪽 미주신경의 섬세하고 미묘한 기능을 성장시킬 수 있다.

이 실습을 사용할 때 임상가는 맥락context을 설정하는 것이 중요하다. 손뼉 놀이는 경쟁을 요구되는 것도 아니고 우리가 얼마나 잘하는지는 중요하지 않다. 공동의 조절을 강화하는 기회이다. 속도를 늦추면 서로를 반영하는 데 도움이 될 것이다. 움직임을 단순하게 하라. 우리는 빠른 속도나 복잡한 패턴을 따라가지 못해 나올 수 있는 수치심의 가능성을 최소화하기를 원한다.

서로 마주 앉아 편안한 거리를 협상한다. 중요한 것은 안전한 관계를 유지하는 것이다. 몸의 정중선을 넘지 않고 무릎을 두드리며 서로의 손을 두드리며 시작하는 것이 좋을 수 있다. 정중선을 넘어야 한다는 신경학적 요구(양손을 대각선으로 교차해서 가져온다)는 어려울 수 있으며 심각한 초기 트라우마로 인해 발생한 뇌 발달 장애를 경험한 사람에게는 너무 과할 수 있다. 또한 트라우마적 뇌 손상을 경험한 사람들에게도 너무 과할 수 있다. 내담자가 할 수 없는 것을 요구하지 않는다. 이미 존재할 가능성이 있는 취약점이나 수치심을 악화시킬 위험이 너무 크다. 내담자는 당신이 당신의 무릎을 두드리는 동안 자신의 무릎을 두드리는 정도만 할 수 있을 것이다. 이 경우, 당신은 단지 시선과 미소로 연결하며 리드미컬한 두드림 공유를 즐길 수 있다.

내담자가 자신의 감각을 추적하도록 돕는다. 다른 동작이나 조금 더 복잡한 동작을 실험하면서 움직임을 수위 조절한다. 각성이나 새로운 조절의 물결이 일 수 있다. 이 파도가 오고 갈 수 있도록 시간과 공간을 둔다. 각성이 누그러질 수 있도록 충분한 시간을 주고, 내담자가 당신과 자신의 내적 자기 조절과 함께 증가하는 공동의 조절 상태를 수확할 수 있도록 한다.

내담자가 더 복잡한 움직임의 단계를 실험하기 전에 반대쪽 손이나 무릎을 두드리면서 더 복잡한 뇌의 통합이 요구되는 정중선 넘기를 할 준비가 되어 있는지 지켜본다. 둘 중 하나가 다음 움직임에 관한 상대방의 신호를 놓치거나 둘 다 따라갈 수 있는 속도보다 더 빨리 갈 경우 관계 침해의 영향이 있음을 주목하도록 한다.

내담자 사례

요수프는 아프가니스탄의 한 보육원에서 생애 첫 2년을 보냈다. 비록 그의 양부모는 마침내 돌봐야 할 아이를 갖게 된 것에 대해 기쁘

고 흥분했지만, 그들은 요수프가 그들과 관계를 맺지 못하는 것에 대해 어려움을 겪었다. 시간이 지남에 따라, 그들은 그를 놀이에 끌어들이려는 시도를 포기하고 그저 그가 받아들일 수 있는 어떤 방식으로 그를 사랑하면서 최선을 다해 요수프를 돌보았다. 요수프는 이제 20대 후반이다. 그는 부모님의 어린 시절에 대한 사랑을 느꼈고, 그것이 자신의 기억과 일치한다고 말한다. 부모님의 사랑을 느꼈지만 놀이나 장난기 있는 상호 작용은 많이 기억하지 못했다고 말했다. 요수프는 항상 학습에 어려움을 겪었고, 새로운 깃을 시도할 때, 심지어 그것이 그가 흥미를 느끼는 것일지라도 불안감을 느끼는 경향이 있었다.

요수프가 보육원에서 보낸 시간은 그가 껴안고 노는 것과 같은 평범한 공동의 조절 경험에 접근하는데 제한이 있었다는 것을 의미했을 가능성이 있다. 특히 공동의 조절을 제공하는 방식으로 다른 사람들과 연결하는 그의 능력은 다소 제한되었다. 건강한 공동의 조절에 대한 접근성의 부족은 또한 그의 자기 조절에 대한 능력을 억제했다.

요수프가 나를 보러 왔을 때, 우리는 손뼉놀이를 하는 것으로 시작했다. 요수프는 자신이 할 수 없다는 것을 알았을 때 놀랐다. 그는 자신의 움직임과 나의 움직임을 동시에 추적할 수 없었기 때문에 우리는 함께 앉아서 각자 무릎을 두드리며 공유할 수 있는 리듬을 찾았다. 이것이 첫 번째 시도에서 우리가 한 전부이다. 두 번째에, 우리는 다시 우리의 리듬을 찾아 손뼉을 쳤다. 무릎을 세 번 치고, 자신의 손을 한 번, 그리고 다시 무릎을 세 번 쳤다. 이것을 짧게 연습한 후, 요수프는 서로의 손뼉을 치며 같은 리듬을 시도하는 것에 흥미를 느꼈다. 우리 모두 그가 이런 시도를 하는 것에 대해 약간 불안

해하는 것을 알아챘고 우리는 그가 진정하고 그가 정말로 다음 단계를 시도하고 싶은지를 결정할 수 있도록 몇 분의 시간을 주었다.

요수프는 이 놀이를 즐기고 있었고, 비록 그가 여전히 긴장했지만, 그는 시도해 보고 싶다고 말했다. 우리는 무릎 세 번, 손뼉 한 번, 무릎 세 번, 손뼉 한 번 더 치기로 합의했다. 우리는 천천히 이것을 했기 때문에 요수프는 그의 움직임을 나의 움직임과 신중하게 일치시킬 기회를 얻었다. 요수프가 우리 패턴을 성공적으로 완성했을 때, 그는 기뻐서 킥킥 웃으며 다시 하고 싶어 했다. 이번에는 요수프가 속도를 맞출 수 있게 했고, 그는 더 빨리할 수 있게 되었고, 심지어 실수했을 때도 실수에 대해 웃을 수 있었다. 우리는 공동의 조절의 여정을 함께 시작했다.

연결을 위한 기반 복원

앞서 언급했듯이, 삼초라고 불리는 물리적 기관은 존재하지 않는다. 삼초의 에너지 기능은 우리의 결합 조직의 구조와 가장 밀접하게 일치한다. 우리의 목적을 위해, 우리는 이 통합 렌즈를 통해 결합 조직에서 발견되는 연결에 대한 에너지 충동인 기를 운반하는 삼초를 고려할 것이다. 결합 조직과 삼초는 우리 몸 안에서 일관성 있는 연결과 타인과의 관계에서 적절한 연결을 지원하는 유무형의 이중 기반 시설 역할을 한다. 우리가 주의 깊게 결합 조직을 접할 때, 우리는 삼초의 에너지 기능 또한 접한다.

결합 조직은 온도에 따라 젤과 유사하거나 고체일 수 있다. 추울 때는 딱딱하고 뻣뻣하지만, 마찰이나 외부 열로 데우면 다시 모양이 변경될 수 있다. 이론적으로, 결합 조직은 보편적으로 탄성이 있다. 하지만, 우리 모두 우리의 인생 경험의 반영으로 두껍고 묶인 영역을 가지고 있다. 강하고 습관적인 감정이나 신체적 자세는 결합 조직의 수축을 일으킬 수 있다. 결합 조직의 탄력성은 정서적 삶의 유연성에 영향을 미친다.

특히 높은 속도의 부상에 취약하며 거의 항상 폭발 부상에 의해 영향을 받는다. 우리가 떨어지거나 멀리 던져졌을 때 충격을 받는 것은 망web이다. 우리의 결합 조직은 충격을 없애기 위해 충격을 흡수하는 역할을 하며 그 과정에서 상처를 입을 수 있다. 결과적으로 경직되면, 탄력이 있고 유연한 결합 조직을 가진 사람이 빠르게 회복할 수 있는 경험에서도 미래의 경험에서 쉽게 충격을 없앨 수 없다.

부상, 수술 또는 염증 반응으로 인해 흉터 조직이 생길 수 있는데, 이는 결합 조직을 두껍고 경직되게 만든다. 골절 후 뼈가 두꺼워지는 것과 같이 어떤 경우에는 이것이 필수적이다. 하지만 다른 경우에는, 그 흉터가 움직임을 제한하고, 미끄러지고, 따로 미끄러져야 하는 것들을 결합하고, 고통과 추가적인 자극, 심지어 더 많은 염증을 만드는 방법으로 묶고 당기면서 건강한 기능을 방해할 수 있다.

내담자가 단단하거나 경직되어 더 많은 유연성을 원하거나 느슨하고 더 많은 부드러움이 필요한 경우 당신은 결합 조직으로 작업할 수 있다. 만약 그가 파편화되거나 그의 내적 연결, 온전함, 그리고 전체성에 대한 감각이 부족하다고 느낀다면, 결합 조직은 작업하기에 완벽한 조직이다. 그것은 본질적으로 우리의 연결성에 대한 정보와 경험이 있다.

결합 조직을 다루는 데 있어 우리의 과제는 각성의 수위 조절이다. 뼈나 근육은 시작과 끝이 뚜렷하고 따라서 국소적인 성질을 가지고 있지만, 결합 조직은 본질적으로 전체적이다. 어디든 가고 모든 것을 연결한다. 몸 전체, 마음, 감정, 정신을 통해 정보를 전달하는 데 효과적이다. 우리가 이 시스템 내에서 더 큰 의사소통을 촉진할 때, 결합 조직은 몸 전체와 개인의 자아감으로 퍼지고 공유되는 경향이 있다. 공유되는 정보가 공포라면, 자기 조절에 어려움을 겪는 내담자는 빠르게 흥분할 수 있다. 궁극적으로 이러한 공포감이 몸 밖으로 이동하기를 원하지만, 우리는 그것을 전체적으로 휩싸는 방식으로 일깨우고 싶지 않다. 내담자를 공포에 떨게 하고 그의 습관을 얼어붙게 하거나 지나치게 각성시킬 위험이 있기 때문이다. 우리가 신중하고 사려 깊게 이 작업의 시기를 선택하고 내담자가 기본적인 조절을 가지고 있을 때까지 진행하지 말아야 하는 이유이다.

결합 조직을 찾기 위한 몇 가지 유용한 장소가 있다. 결합 조직은 살이 많은 지역에서 가장 쉽게 찾을 수 있다. 팔뚝의 이두근이나 삼두근 같은 큰 근육에서 결합 조직 둘러싸여 있는 것을 느낄 수 있을 것이다. 등 하부에서 투명하고 시트 같은 느낌을 느낄 수 있을 것이다. 우리 손의 "눈"은 그것을 피상적이고 깊게 볼 수 있다. 우리의 터치는 주로 정지된 터치가 될 것이고, 우리는 때때로 탄력을 찾고 내담자의 조직을 부드럽게 풀어주고 미끄러지라는 요구를 느낄지도 모른다. 작업하면서 유연성, 움직임, 연결 및 경계에 대해 궁금해하도록 한다. 우리가 내담자의 옷 위에 있는 그의 결합 조직을 가지고 작업한다면 내담자는 덜 친밀하거나 위협적이라고 느낄 수 있다.

이와 같은 작업을 할 때 수위 조절은 매우 중요하다. "틱톡tick-tock" 방법을 사용하여 위협에 대한 가장 작고 가장 예비적인 인식(약간의 불안, 두려움 또는 분노로 나타날 수 있음)으로 주의와 인식을 옮긴 다음 내담자가 안전하고 편안한 상태로 돌아오도록 초대하여 나타나는 모든 각성의 파도가 다시 조절되도록 한다. 그런 다음 내담자의 인식을 다음 단계의 각성 경험으로 돌려 보낸다. 비교적 짧은 시간 동안 천천히 작업한다. 임상가는 뼈나 근육과 같은 더 국소적인 성질을 가진 조직에 주기적으로 손을 움직이거나 주의를 기울이는 것을 선택할 수 있다. 신장/부신 시스템을 사용하여 조절을 지원하는 것은 내담자가 공황 상태와 같은 높은 각성을 하는 경우 좋은 선택이 될 수 있다. (다양한 신체 조직의 특성에 대한 논의는 4장을 참조하라.)

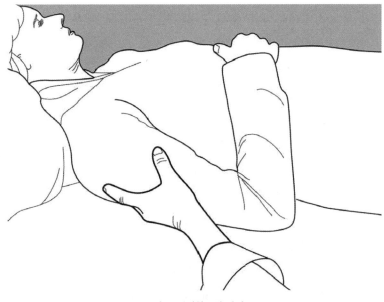

그림 9-2 결합조직 터치

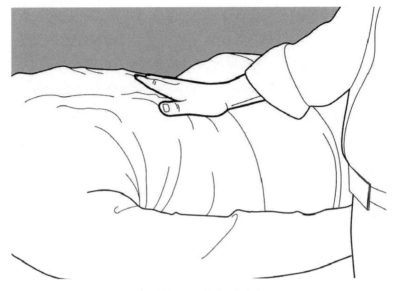

그림 9-3 등쪽 결합조직 터치

당신이 결합 조직 밖으로 각성을 옮기면, 내담자는 그의 전체 시스템에서 점점 더 편안함을 느낄 것이다. 결합 조직을 다루는 당신의 목표는 전반적 공포를 전반적 조절로 대체하는 것이다. 다음 예에서 알수 있듯이 결과는 강력할 수 있다.

내담자 사례

조안은 불의 생존자 유형이다. 그녀는 쉽게 웃으며 다른 사람들과의 연결이 그녀의 치유 여정에 중심이 된다는 것을 발견한다. 그녀는 동료들과 친구들에게서 호감을 사고 있다. 의사는 1년 전에 조안의 식도에서 암을 발견했고 그녀의 위 윗부분을 수술로 제거했다. 대수술이었고 관련 조직에서 광범위한 탐색과 절개가 필요했다. 그녀는 아랫배에서 가슴까지 이어지는 흉터가 있다.

조안의 생명을 구하기 위해 수술은 필요했지만, 그것은 조안을 두 개의 자율 신경계 모두에 있어 과다 각성 상태에 빠뜨렸다. 어떤 수술이든, 우리의 교감신경계는 의사의 절개에 대해 싸우거나 도망치는 반응을 할 수 없다. 마취는 고맙게도 마비를 유발한다. 그리고 수술용 끈 또한 시술을 받는 동안 내담자가 움직이지 못하게 하는 데 도움이 될 수 있다. 우리의 소화 기관은 터치하는 것을 좋아하지 않으며, 특히 수술 후에 얼어붙기 쉽다. 조안의 위는 물론 그녀의 소장과 대장도 영향을 받았다. 그녀는 대사 및 소화 기능 장애뿐만 아니라 심각한 수술 후 통증으로 고통받았다.

우리는 7장에 설명한 경계 작업으로 그녀의 일반적이고 전신적인 조절을 지원하는 것으로 시작했다. 해당 작업으로 그녀의 각성 수준은 낮아졌고, 그녀는 밤에 더 잘 자고 낮에는 덜 불안해지기 시작했다. 그녀는 또한 그녀의 내장에 다시 연동운동이 일어나는 것을 경험했다. 소화 문제가 여전히 남아있는 동안, 그녀의 몸무게는 안정되었고, 그녀의 장 기능은 회복되었다.

수술 후 안정을 취하자 항암 치료를 받고 메스꺼움과 영양소 동화를 저해하는 일반적인 부작용을 가지고 내게 왔다. 그녀는 체중이 줄었고 만성 설사를 겪었다. 방사선 치료는 복부 전체에 흉터 조직을 남겼다. 우리는 신장/신장의 터치로 온몸의 조절을 계속 지원했다.

조안이 항암 치료와 방사선 치료를 완료하고 몸무게가 돌아오고 다시 편안하게 먹고 배출하게 되면서 우리는 그녀의 결합 조직을 작업하기 시작했다. 나는 그녀의 팔뚝 뒤쪽에 손을 가볍게 얹고 삼두근 주변의 결합 조직에 주의를 집중했다. 얼마 지나지 않아 그녀는 자신의 내장에 관심이 집중되는 것을 느끼기 시작했다. 그녀의 다리가 어른거리고 흔들리기 시작했다. 이는 각성의 방출이었다.

우리는 이 각성의 배출이 수술 중에 그녀가 움직이지 못하게 하는 끈의 결과인지 아니면 다리를 타고 내려오는 위 경락이 그녀의 위 기관 체계에서 각성을 운반하고 있는지 알 방법이 없었다. 이유가 무엇이든 간에, 이 각성이 완료될 시간을 주고 그녀의 시스템이 그 것의 버팀목 일부를 놓도록 허용한 것은 그녀가 내장에서 편안함 을 경험하는 데 도움이 되었다. 조안의 얼굴이 환해지며 그녀는 말 했다, "제 안에 새로운 방식으로 연결된 것을 느껴요. 온전한 느낌이 들어요." 우리는 그녀에게 그녀의 내장에서 나오는 이 중요한 내수 용성 감각의 메시지를 받아들일 시간을 주었다.

다음 세션에서, 우리의 관심이 팔 뒤에 있는 내 손에서 내장으로 이 동하자, 그녀는 다시 똑같은 기분 좋은 내적 연결감을 느끼기 시작 했다. 잠시 후, 그녀는 나를 바라보면서 말했다. "저 자신과 연결된 것 같아요. 당신과도 연결된 것 같아요. 나는 나 자신의 사람이고, 나 자신과 연결되어 있다고 느끼지만, 또한 당신과 연결되어 있다고 느껴요. 난 나만의 사람이지만 우린 함께입니다. 나는 당신과의 관 계에서 깊은 안전감을 느껴요."

조안은 이제 다시 풀타임으로 일할 수 있게 되었고, 남편과 친구들 과 춤추러 가는 것을 즐긴다. 그녀는 조금씩 자주 식사하고 비타민 을 먹어야 하지만, 그녀는 음식을 즐기고 문제없이 다 먹는다.

마음의 정력 회복

종격은 가슴의 양쪽을 서로 나누는 중심막이다. 실제로 심장과 터치하 지 않고, 심장과 심막 사이에 액층을 가지고 그것을 둘러싸고 있다. 이와 같은 구조의 또 다른 층은 호흡 격막의 전체 표면에 부착되고 가슴의 내벽 표면 위로 반사된다. 이것은 폐의 표면에 직접 붙는 또 다른 층을 가지고 있다. 뒤쪽은 척추 바로 앞에 있는 지방과 조직에 부착하고, 앞쪽은 흉골 안쪽에 부착한다. 이 복잡한 구조의 모든 다양한 층은 심장과 폐를 동시에 지탱하면서 심장이 방해받지 않고 뛸 수 있도록 하는 역동적이고 반응적인 시스템을 만든다. 말 그대로 종격 구조는 AAM에서 이해한 바와 같이 심장의 확장 기능을 보호한다.

대부분의 의학 및 외과 문서는 흉강 양쪽을 분리하는 완전히 수동적이고 중요하지 않은 신체 구조라고 언급할 것이다. 트라우마 스펙트럼 반응의 맥락에서, 우리는 그것을 심장 주변의 중요한 진동장을 유지하는 물리적 구조로 받아들인다. 트라우마 생존자의 배쪽 미주신경의 많은 기능에 접근하고 일관성을 회복하는 중요한 관문이 되는 것은 종격의 이러한 에너지 기능이다.

종격과 가슴의 인접한 조직은 특히 만성적인 관계 트라우마의 맥락에서 깊고 진심이 담긴 감정을 전달할 수 있다. 흉부 수술 후 특히 취약하며, 이 막의 긴장이나 붕괴는 심장 수술 후 흔히 나타나는 우울증이나 불안 경험의 한 측면일 수 있다.

종격의 생리는 상당히 복잡하다. 여러 다른 시스템과 여러 기능에 영향을 미칠 수 있다. 심박과 호흡의 리듬을 도와줌으로써 기와 피의 분포를 도와준다. 목구멍에 모이고, 목소리와 목소리의 힘에 영향을 미친다. 그것은 심오한 영적, 심리적 기능을 가지고 있다.

만약 내담자가 자신의 마음과 마음을 통합하는 데 도움이 필요하다면, 이 막은 시작하기에 좋은 장소이다. 내담자가 열린 마음으로 자신과 다른 사람들과 소통할 준비가 되어 있을 때 우리는 종격을 사용할 수 있다. 이러한 유형의 작업은 상처 입은 영혼에 귀중하고 특히 영양을 공급하며, 미래의 트라우마에 대한 예방 접종 역할을 할 수 있다. 잃어버린 자아감을 회복하는 데 도움을 줄 수 있다.

종격은 흉골, 흉골 상부 또는 늑골의 가장자리를 따라 호흡 횡격막과의 연결 등 다양한 연결 지점에서 접근할 수 있다.

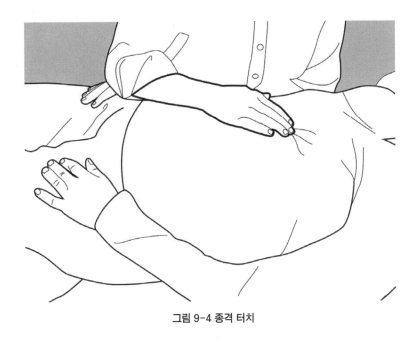

그림 9-4 종격 터치

항상 그렇듯이, 우리 자신 안에 있는 동등한 구조에 대한 광범위한 주의를 환기하는 것부터 시작하도록 한다. 이 경우에는 우리의 심장 공간을 인식해야 한다. 이는 중심을 잡고, 집중하고, 당신의 주의를 진정시키는 데 도움이 될 것이다. 그런 다음 손이 유기적으로 주의를 끌도록 허용하기 전에 내담자의 심장 공간에 주의를 기울이도록 한다. 내담자와의 관계에 주목하라. 내담자와 함께 작업하는 동안 자신의 종격 구조에 대한 인식을 유지한다. 우리의 인식이 내담자 안에서 이와 같은 해부학적 구조를 추적하도록 허용하고, 결합되거나, 꽉 막히거나, 누락되었다고 느껴지는 부분을 발견하도록 한다. 신체의 깊은 구조를 만지는 것이 익숙하지 않다면, 이러한 방법들을 사용하는 것에 대한 정보는 5장에서 얻을 수 있다.

우리 자신과 내담자 사이의 영원하고 심오한 유대감을 찾는다. 우리는 내수용 감각 인식을 배양하고 내담자가 더 큰 조절 상태를 수확할 수 있도록 지원하기를 원한다. 우리의 내담자와 공명하는 관계를 유지한다. 이에 대해선 말이 더 필요 없다. 종격을 작업하는 것은 종종 내담자에게 깊은 내적 경험이 된다.

내담자 사례

도널드는 1년 이상 전에 심장마비를 일으켰었다. 그는 나와의 약속을 몇 달 앞두고 심장병 전문의로부터 일상생활을 해도 된다는 얘기를 들었지만, 운동을 하거나 심장 박동수나 혈압이 오르면 또 다른 심장마비를 일으킬 것이라는 두려움 때문에 거의 마비된 상태로 있었다. 그는 평생 운동선수였음에도 불구하고 더 이상 격렬한 운동을 하지 않았다. 그는 심장마비가 발작한 이후 아내와 사랑을 나누지 않았고, 결혼기념일을 축하하기 위해 3년 동안 꿈꿔왔던 등산 여행을 더 이상 할 마음이 없다고 털어놨다.

그는 가슴의 압박으로 느꼈던 이 깊은 공포감을 극복하는 데 도움이 될 수 있는 무언가가 있는지 물었다. 그가 이 압박을 확인하기 위해 요청한 많은 검사와 테스트를 통해 의사는 그 원인이 스트레스와 관련이 있고 신체적인 것이 아니라고 확신했다.

도널드가 어느 정도의 안심을 받아야 한다는 절박감을 느꼈기 때문에 우리는 종격으로 시작하기로 했다. 도널드가 테이블 위에 누웠을 때, 나는 그의 가슴에 한 손을 얹고, 그의 심장 바로 위에 다른 한 손을 그의 등 아래로 미끄러 넣었다. 나는 그를 그의 심장 공간에 초대했다. 그러자 그는 그곳에서 무엇을 발견할지 모른다는 두려움의 물결을 경험했다. 나는 우리가 그의 종격막, 즉 심장을 보호하는 구조에 주의를 기울일 수 있다고 설명했다. 그것은 그에게 즉각적인 안도감을 주었다. 그는 심장이 손상되었더라도 "알 필요가" 없기 때문이다.

우리는 함께 그의 종격과 연결되었을 때 그가 느꼈던 지지감을 탐색했다. 그는 자기 심장을 더 직접적으로 탐색하는 것에 대해 서서히 호기심을 느끼기 시작했다. 그는 마치 하얀 코트를 입은 의사처럼 천천히 그의 심장 주위를 걸어가는 작은 여행을 할 수 있다고 상상했다. "흠." 그가 말했다. "실제로 그렇게 나빠 보이지는 않아요." 나는 그가 걱정했던 마음 한구석을 주목하도록 그를 초대했다. 그는 그가 걱정했던 것보다는 심장의 상태가 건강하다는 것을 알아차렸다.

놀랍게도 그는 울음을 터뜨렸다 "어머니는 돌아가신 지 20년이 되었지만, 제가 심장마비를 일으킨 후, 제가 원했던 것은 어머니가 저를 안아주시며 제가 괜찮을 것이라고 안심시켜 주는 것이었습니다. 저는 어머니가 돌아가신 후 몇 달 동안 하지 못했던 방식으로 그녀와의 만남을 갈망했어요. 마음 공간을 다시 찾을 수 있게 도와주셔서 두려움으로 인해 연결되지 못했던 그런 응원과 안심을 찾게 되는 것 같아요."

세션이 끝날 무렵, 도널드의 가슴의 압박은 완전히 완화되었다. 두려움이 줄어들기 시작하면서 그는 심장마비 이후 그 시간 동안 아내와의 관계에서 얼마나 멀리 떨어져 있었는지를 깨달았다. 그의 두려움은 그를 고립시켰고, 더 이상 아내의 애정 어린 관심이 그 고립의 장벽을 뚫고 들어가지 못하게 했다는 것을 알았다.

그 다음 주에 도널드가 돌아왔을 때, 그는 집에 가서 마침내 두려움을 떨쳐버린 자신의 경험에 대해 아내와 이야기했다고 보고했다. 그들은 그때부터 1년 동안 기념일 여행을 다시 가기로 했는데, 이는 그가 건강을 되찾을 수 있는 시간을 주고 그들이 진정으로 꿈꿔왔던 여행이 될 수 있도록 그들의 관계에 다시 연결될 수 있는 시간을 주기 위함이었다.

불(火) 요소의 조절 회복에 대한 사회적 시사점

불 요소는 우리 심장의 일관된 리듬을 보장하고, 우리의 전두엽 피질의 실행 기능을 강화하며, 내부와 다른 사람들과의 연결 능력을 지원하고, 우리의 성적 표현에서 즐거움을 만들어 낸다. 이것은 우리의 눈에 반짝거림을 주고, 감정을 표현하는 얼굴 근육, 그리고 말의 미묘한 의미를 분별할 수 있도록 돕는 귀의 근육에 영향을 미치는 배측 미주신경의 기능을 반영한다. 이러한 기능은 우리의 가정, 이웃, 직장에서 건강하고 사랑하는 관계에 필요한 소통과 연결의 깊이를 지원한다. 이 조화롭고 평화로운 중심에서 나타나거나 나타나지 못하는 상호 작용은 가족과 공동체에 엄청난 영향을 미친다.

우리의 심포(역주: 다른 표현으로는 심낭Pericardium이라고 하기도 함)는 순환/성 장기 시스템이라고도 불린다. 이는 우리의 성적 관심의 순환과 표현의 복잡성을 찾는 데 도움을 주는 역할을 말한다. 심낭이 심장에 가까이 있어서, 우리는 성적 친밀감에서 경험하는 높은 각성을 공포나 생명의 위협과 같이 우리의 심장에서 또한 느꼈던 다른 높은 각성의 경험을 쉽게 과다 결합할 수 있다. 만약 우리가 심장 박동이 빨라질 때 높은 교감 각성 상태에 들어가는 것에 익숙해지면, 우리는 성적인 친밀감 속에서 공포의 플래시백이나 부적절한 싸우기 반응을 보일 수 있다. 가정 폭력은 비극적인 결과를 낳을 수 있다.

조가 이것의 예이다. 20대 초반에 결혼한 그는 이라크에서 집으로 돌아왔을 때 성적으로 흥분할 때마다 전투 경험이 생각난다는 것을 알게 되었다. 그가 전쟁터에 동원되었을 때 경험한 흥분의 두근거림을 아내와 사랑을 나누면서 경험한 흥분의 두근거림으로부터 분리하기까지 그의 성적인 친밀감에는 문제가 있었다. 다행스럽게도, 그는 참전 용사들의 가정 폭력에 대한 많은 통계 중 하나가 되지 않았다.

가까운 사람으로부터의 강간이나 근친상간으로 인한 외상성 스트레스는 이 순환/성 장기 시스템에 오래 지속되는 흔적을 남길 수 있다. 우리는 성적 파트너와 성적 표현에 대한 우리의 선택 판단에서 오류를 범할 수 있으며, 이는 우리 가족에 복잡하고 해로운 역동적 관계를 만들어 낼 수 있다. 또한 기계적이고 학대적이거나 폭력적인 방법으로 성을 표현할 수 있으며, 이는 관련된 모든 사람에게 지대한 개인적 영향을 미칠 뿐만 아니라 평생을 따라다닐 수 있는 형사 처벌을 초래할 수 있다. 성적 표현이 어떻게 발현되는지에 대한 안전과 존중이 부족할 때 우리 공동체의 조직은 상처를 입는다. 많은 성폭행 가해자는 그들의 삶에 또 다른 시점에서 피해자였다.

조절되고 평화로운 심장은 우리 신장의 안전에 대한 내수용성 감각의 인식에 달려 있다. 마찬가지로, 심장의 일관성은 신장의 위협감을 완화하는 전신 조절을 전달한다. 신장과 심장 사이의 동적 관계를 이해하면 임상가가 "세계를 관통하는 작업"이라는 맥락에서 그들의 작업의 영향을 이해하는 데 도움이 될 수 있다.

신장은 위협을 알리고 심장은 신체에 반응하라는 명령을 내린다. 신장은 원초적이고 대부분 무의식적이며 본능적이고 충동적인 뇌간을 지배하는 반면, 심장은 뇌의 더 사려 깊고 관계적이며 실행적인 전두피질을 지배한다. 만약 공포가 뇌간의 구조와 기능을 범람시킨다면, 등쪽 미주신경은 잠재적으로 위험한 심장의 과다 각성에 제동을 걸기 위해 활성화되어야 한다. 이 소모성 브레이크는 전두엽 피질의 실행 기능을 손상시킬 수 있다.

이러한 상황에서, 전두엽 피질은 더 이상 우리가 두려움, 분노, 또는 우리 자신이나 다른 사람들과의 연결을 관리하는 것을 도울 수 없을 것이다. 경험을 소화하거나, 새로운 현실을 받아들이거나, 오래된 현실을 내려놓거나 하는 우리의 능력도 손상되어 최고 통제관이 평화로운 중심을 갖지 못하는 혼란 상태에 빠지게 될 것이다. 우리는 우리 자신으로부터 그리고 공유된 인간성에 대한 우리의 감각으로부터 단절감을 느낀다. 우리는 다른 사람들을 믿거나 마음을 터놓고 연결하는 우리의 능력을 잃는다. 불확실한 미래와 모르는 사람들에 대해 특히 위협적으로 느껴질 수 있다. 우리가 즉각적인 생명의 위협을 느낄 때, 공동체 전체와 우리의 아이들과 후손에게 무엇이 좋은지를 기반으로 결정을 내리는 것이 불가능하다고 느낀다.

심장과 신장 사이의 중요한 역동에서 균형과 조절을 회복하기 위한 치료사의 작업은 건강한 실행 기능에 깊은 영향을 미칠 수 있으며 생존자들이 함께 살고 세상을 공유하는 방법에 대해 하는 선택의 종류를 개선할 수 있다.

이 역동적 사회적 함의에 대한 한 가지 설명은 초기 발달 트라우마의 영향에 있다. 어린아이는 위협을 느낄 때 어른처럼 배쪽 미주신경의 부교감 기능을 사용하여 각성을 완화할 수 있는 능력이 없다. 위협감을 반복적으로 경험하는 아이는 심장의 과다 각성을 관리하기 위해 등쪽 미주신경의 브레이크를 사용할 것이다. 이는 심장과 전두엽 피질의 실행 기능을 모두 압도한다. 이런 일이 반복되면 습관화될 위험이 있으며 어린 생존자의 전두피질이 성인이 되어 반사회적 행동을 억제하는 능력이 제한될 수 있다. 이후의 삶에는 수년 전에 등쪽 미주신경에 의해 만들어진 붕괴 아래에서 그녀의 조직에 남아있는 동적 반응을 행동할 가능성이 더 높다.

유년기의 부정적인 경험에 관한 연구에 따르면 유년기에서 부정적인 경험의 증가는 성인이 된 후 가정 및 지역 사회 폭력 및 기타 범죄 행위의 증가와 관련이 있다. 한 연구에 따르면 성적 학대를 받은 소년은 청소년기에 데이트 폭력에 가담할 가능성이 최대 45배 높았다.

가정 폭력, 스토킹, 아동 신체 학대, 일반 폭력, 성적 일탈 등의 범죄로 유죄 판결을 받은 성인 남성을 대상으로 한 한 연구에서 연구자들은 어린 시절에 부정적인 경험이 4배 더 많다는 사실을 발견했다. 저자들은 신경생물학적 조절 장애와 애착 병리(어린 시절의 부정적 경험으로 인한)가 범죄 행동의 극명한 비율을 설명한다고 결론지었다. 연구진은 이러한 신경생물학적 상처를 치유하려는 시도 없이 범죄에만 초점을 맞춘 치료 개입은 "실패할 수밖에 없는 운명"이라고 결론지었다.

신장과 심장, 뇌간과 전두피질이 건강하고 역동적인 관계를 맺을 때 더 좋고, 더 긍정적이며, 더 오래 지속되는 결과가 나타나 더 평화롭고, 생산적인 삶을 가능하게 한다. 이러한 사람들 사이의 건강한 상호 작용은 가족, 이웃, 직장은 물론 국가 전체로 퍼져 나간다. 위협에 대한 신호 센터가 "켜짐" 위치에 고착된 개인, 지역 사회 또는 국가는 안전, 가치 및 존중을 느끼는 개인, 지역 사회 또는 국가와 인식된 위협에 대해 다른 반응을 보일 것이다.

결론

불 요소를 다루는 것은 전신 조절, 인지기능, 대인 관계, 사회 지능은 물론 통증 패턴, 성적 표현의 즐거움, 삶의 즐거움 등에 이르기까지 광범위한 영향을 미친다. 임상 제공자는 내담자가 관계를 유지하고 전두피질의 건강한 실행 및 억제 기능을 활용하도록 도와줌으로써 과거의 상처를 치유하고, 즐거운 삶을 누리며, 자신과 지역 사회를 더 안전하게 지킬 수 있도록 도울 수 있다. 이 작업은 개인과 공동체 심장에 조절되고 일관된 리듬을 회복하는 데 도움이 될 수 있다.

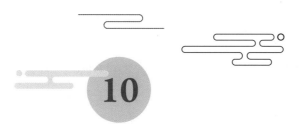

10

흙(土)과 늦여름:
어려운 경험을 소화하기

자기 보호 반응의 다섯 단계

1. 정지/놀람 – 각성은 탐색적 정향에서 깨어나게 한다. 금속.

2. 방어적 정향 – 공포 신호가 위협을 알린다. 물.

3. 구체적인 자기 보호 반응 – 가동화 반응이 시작된다. 나무.

4. 완료 – 성공적인 방어를 했거나 위협이 더 이상 없는 경우 일관성을 회복한다. 불.

5. **통합 – 어려운 경험을 소화하고 교훈을 얻는다. 흙.**

   주기가 금속으로 돌아가며, 탐색적 정향 능력이 회복된다.

흙 요소의 계절은 늦여름이다. 퇴비 더미의 열이 풍부한 부식질을 생성하는 것처럼 불은 흙을 생성한다. 여름은 중국 농업 주기에서 늦여름을 다섯 번째 계절로 만든다. 비장과 위는 지구 흙 요소의 장기 시스템이다. 그것들은 음식을 소화할 수 있는 물질로 분해하고, 기/에너지 및 혈액으로 변형하며, 생명을 주는 영양분을 우리 몸으로 운반하는 역할을 한다. 비장과 위는 또한 우리의 경험을 소화할 수 있는 조각으로 분해하고, 미래의 위협을 다루는 데 도움이 되는 삶의 교훈을 수집하고 동화하도록 도와준다.

나무 요소Wood Element에 의해 조직된 5-SPR의 동원 반응mobilize-a-response 단계는 내장에서 연동 운동의 정지를 촉발한다. 즉, 혈액과 기가 싸움이나 도피를 지원하기 위해 근육과 관절로 향하는 동안 영양분을 받고 변형하며 운반하고 통합하는 능력이 손상된다. 만약 이 상태가 만성화된다면, 음식과 도전하는 것에서 영양분을 흡수하는 데 어려움을 겪을 수 있다. 자신의 '세계관을 확장하기보다는 축소하거나, 영원히 희생자처럼 느끼면서 스스로 신뢰할 수 없다는 것'을 발견할 수 있으며 삶을 살아가기 위한 자신감이 완전히 부족하다고 느낄 수 있다. 트라우마 이야기는 항상 찾아다니지만, 적절한 위로와 이해를 찾지는 못한다.

내담자와 함께 있을 때, 다음 질문들을 염두에 두고 내담자를 관찰한다. 그리고 그 질문들을 5-SPR의 통합 또는 소화 단계에서 불완전한 응답이 지속적으로 미치는 영향을 평가하는 데 사용한다.
- 내담자는 복부 팽만감, 가스, 트림 없이 음식을 쉽게 소화하는가?
- 트라우마 경험을 소화하거나 제거하는 삶으로 전환하기 위해 준비하는 것이 어려운가?
- 트라우마 경험에서 얻은 교훈이 세계관으로 확장되는가, 축소되는가?
- 분노, 상처받은 감정 또는 트라우마 기억이 소화할 수 없는 것인가? 내적 경험은 항상 희생자가 되는 것 중 하나인가?

- 위로나 동정을 받아들이고 통합하여, 내면의 현실을 변화시키는 데 사용할 수 있는가?
- 체중이 많이 나가거나, 과민성 대장으로 고통받거나, 영양분을 흡수하는 데 문제가 있는가?

자기 보호 반응에서 흙(土) 요소의 역할

요소	흙
계절	늦은 여름
신체 기관	비장, 위
감정	동정, 무관심
성공적인 자기 보호 반응의 역할	어려운 경험을 소화하고 교훈을 얻음
성공적이지 못하거나 완료하지 못한 자기 보호 반응	과다 각성: 소화 시스템의 높은 톤과 근육-뻣뻣하고, (긴장, 공포 등으로)굳은 몸. 건조하고 단단한 변. 지원이나 보살핌을 받기 어렵다. 과소각성: 소화 시스템의 낮은 톤과 근육 부드럽고 연약한 몸. 영양소를 흡수하거나 음식을 에너지로 변환하는 데 어려움이 있다. 교훈을 얻거나 경험을 통합하기 어렵다.
발생	호기심을 자극
제어	위협에 대한 신호
신체 조직	살, 근육
가치	이타심
저장	자양물
정신 기능	목적, 의도
원형적인 질문들	어떻게 하면 인생의 교훈을 열매로 바꿀 수 있을까요? 어떻게 하면 어려운 경험을 소화하고 내 삶에 통합할 수 있을까요?

조절을 강화하기 위한 실습들	내장의 연동 운동 회복 근육과 살에 저장된 완료 반응을 지원 체액 조절 회복

흙(土) 요소의 본질

흙 요소는 늦여름의 수확 시간과 관련이 있다. 과일과 채소는 무겁게 축 늘어져 있고, 정원은 여러 가지 것들로 가득 차 있다. 곤충은 생의 마지막 순간에 번성한다. 더 이상 과일이나 채소는 떨어지지 않을 것이다. 그러나 포도나무에 달린 것들은 익어 달아지고 무거워질 것이며, 수확하지 않으면 떨어져 썩을 것이다. 공기는 무겁고 밀도가 높으며 두껍게 느껴진다. 이 계절은 한 해의 수고와 경험의 열매를 수확하여 몸과 마음 그리고 영혼에 통합하도록 요구한다.

비장과 위의 기능은 밀접하게 연결되어 있다. 위는 양분을 받아 "썩히고 숙성시킨다." 비장은 이 양분을 기氣/에너지와 혈血로 바꾸어 몸 전체로 운반한다. 비장의 주된 기능은 "변형하고 운반"하는 것이다(역주: 한의학에서 이를 脾主運化라 하며 비장의 주요 기능은 음식물의 소화, 흡수 그리고 영양분의 운송을 담당한다는 뜻). 비장과 위는 함께 주는 것과 받는 것 사이에 역동적인 균형을 만든다.

건강하고 영양가 있는 음식은 비장이 만들 수 있는 기와 혈액의 질에 영향을 준다. 마찬가지로 건강하고 영양가 있는 경험과 관계는 존재의 생명선에 영향을 미친다. 다시 말해, 만약 어린 시절에 두려움, 분노, 미움(증오)의 양육을 받았다면, 성인이 되어서도 건강한 기와 혈을 누리지 못할 것이다.

흙土 요소의 주요한 특성은 영양과 안정성이다. 흙土이 가장 균형

잡히고 건강한 상태에 있을 때, 우리는 음식과 경험을 쉽게 기/에너지와 피로 바꾼다. 즉, 우리가 먹는 음식 그리고 살아가면서 사람들을 돌보는 행위를 통해 영양을 얻는다. 또한 육체에 뿌리내리고 구체화되는 것을 느끼며, 주변 사람들의 필요에 주의를 잘 기울이고 자유롭게 양육과 지원을 제공한다. 이때 관계에는 주는 것과 받는 것 사이에 건전한 균형이 있다. 우리는 삶의 경험을 완전히 소화하고 구체화하며 식사와 삶에서 소화되지 않는 것을 제거한다.

소화 기관의 휴식 및 소화 기능은 건강한 낮은 톤으로 작동할 때 등쪽 미주신경에 의해 지원된다. AAM에서 이러한 기관은 "불순한 물질을 처리하고 이동시키는" 조직 단위로 기능한다. 내장은 어젯밤의 어려운 경험을 오늘 아침의 쓰레기로 바꾼다. 이 기능은 자율 신경계에 의해 통제된다. 그것은 완전히 무의식적이며 조절할 수 없다.

우리의 흙이 균형을 잃었을 때, 우리는 음식이나 경험을 변형하거나 소화할 수 없다. 과식하거나 지나치게 궁핍하다고 느낄 수도 있다. 여분의 짐을 모으는 형태로 비만을 유발하거나, 분노를 조장하거나 심지어 사재기를 할 수 있다. 우리의 마음은 경험을 완전히 분해하거나 소화하지 않고 계속 생각하고 또 생각하며 이리저리 돌아다닌다. 다른 사람에 대한 관심이 인색할 수도 있고, 양육과 지원을 줄 수는 있지만 받지 못할 수도 있다. 삶의 달콤함에 대한 감사가 부족하며 불안정하고 그라운딩 되지 않은 느낌을 받을 수 있다.

흙土 요소는 또한 근육과 살과도 특별한 관계를 맺고 있다(역주: 한의학에서 이를 비주기육脾主肌肉라 하며, 비장이 우리 몸의 기육과 사지의 건강을 주관한다는 뜻이다. 간 역시 근육을 주관하나 힘줄이나 인대 등 근육의 탄력성을 의미하고, 본문에서 흙 요소와 관계하는 근육이라 하는 것은 주로 넓은 의미의 기육을 일킨는다). 비장이 기를 만드는 기능은 근육의 질과 능력에서 볼 수 있다. 근육은 내적 경험에서 발생하는 감각을 전달한다. 예컨대, 방해를 받은 동원 반응mobilizeresponses, 자기 보호 실패, 변형되지 않은 트라우마 경험이 근육에 저장될 수 있다. 이러한 실패에 대해 무엇을 믿고 어떻게 느끼는지 근육 기억에서 찾을 수 있으며 삶에 대한 자세와 입장에도 반영될 수 있다. 5-SPR에서 비장Spleen의 역할은 삶의 스튜에서 어려운 경험을 소화하고 이러한 경험의 변형을 지원하며 근육의 힘과 회복틴력성을 키우는 것이다.

침술 및 동양의학(AAM) 고전문헌에서 위장은 위뿐만 아니라 소장과 대장을 포함한 전체 소화 기관에 대해 "체액의 기원"이라고 설명한다. 이는 전체 소화 기관을 "체액의 기원"으로 포용하는 고전 문학에 대한 다니엘 케오운Daniel Keown의 해석을 따르는 것이다. 액체는 마시는 음료와 수분이 많은 음식을 통해 위장으로 들어간다. 그것들은 소장과 대장에서 조직으로 흡수된다. 전체 소화 시스템은 음식과 음료를 받아들이고, 이를 썩히고 숙성시켜 신체에 영양과 수분을 공급하고, 궁극적으로 "퇴비" 또는 노폐물을 생성하기 위해 작동한다.

성인의 신체는 평균 45~65%의 수분을 함유하고 있으며 근육질을 가진 남성의 신체가 더 높은 수분량을 나타내며 높은 지방량을 가진 여성의 신체는 낮은 수분량을 초래한다. 체액은 거의 모든 신체 기능에서 역할을 한다. 즉 신체 전체, 결합 조직 사이의 층, 혈관, 모든 세포 내부와 주변에 포함되어 있다.

독성 물질이나 고전압 전기에 노출되는 것과 같은 생리학에서 전반적인 반응을 일으키는 경험은 필수적인 체액의 매트릭스에 극적인 영향을 줄 수 있다. 체액의 존재가 보편적이라는 사실은 우리가 만연한 생명 위협에 노출될 때 전체적으로 과도한 흥분을 경험하게 한다. 예컨 대, 싸움이나 도피 반응 모두 유독성 독극물이나 전기 충격에 성공적으 로 대응할 수 없으므로 시스템은 그러한 대응을 시도한 후 붕괴될 수 있다. 그러면 전체적인 체액의 매트릭스는 높은 교감신경 활성화의 감 각을 표현하거나, 부교감신경 붕괴와 함께 높은 교감신경 각성의 복잡 한 (원)동력을 표현할 수도 있다. 체액의 이 엄청난 대규모 조절 장애는 본질적으로 모든 체액에 의존하는 세포, 조직 및 신체 기능에 영향을 미친다.

우리 몸 안에 있는 즉각적인 위협에 대한 전체적인 감각은 몸 밖 에서 위협적으로 느껴지는 모든 것에 반응을 일으킬 수 있다. 내부에 존재하는 이 소모적인 위협감은 너무 강해서 강한 냄새나 알레르겐 allergens(알레르기를 일으키는 물질)과 같이 볼 수조차 없는 환경 침입 자가 과민 반응과 시스템 전체의 각성을 유발할 수 있다. 이러한 유형 의 혼란을 경험하는 생존자들은 종종 식료품 가게의 세제 코너, 엘리베 이터 안의 낯선 사람의 향수, 또는 새 카펫, 새 차, 혹은 신선한 페인트 냄새를 견딜 수 없다. 그들은 특정 음식이나 방부제에 알레르기 반응을 보일 수 있으며, 먼지, 곰팡이, 풀, 그리고 동물의 털 등에도 민감할 수 있다.

앞의 네 장에서 보았듯이 각 요소는 정신의 한 측면을 제공한다. 비 장은 "생각thought(思)"으로 번역된 의意를 의미한다. 의는 사고, 학습, 집중 및 암기 능력에 영향을 준다. 그것은 우리가 삶의 경험을 통해 생 각할 수 있도록 도와준다. 만약 의가 손상되면 트라우마로부터 교훈을 얻거나 그것을 소화할 수 없게 된다. 소화되지 않은 상처는 계속해서 돌아다닐 것이며 같거나 유사한 실수를 반복할 것이다. 영원히 희생자 처럼 느낄 위험이 있다.

흙土 요소는 계절 주기의 다섯 요소 묘사에서 여름의 불과 가을의 금속 원 사이에 가장 자주 묘사된다. 5-SPR의 관점에서, 이 다섯 가지 요소의 이미지는 모든 외상적 경험에 무겁게 매달려 있는 삶의 교훈을 수확하도록 돕는 흙의 역할을 설명한다. 흙土은 삶의 스튜에서 어려운 경험을 소화하고, 그 스튜에서 영양분을 수확하고, 영양분을 장기적으로 저장하여 미래의 문제를 관리하는 데 도움을 준다.

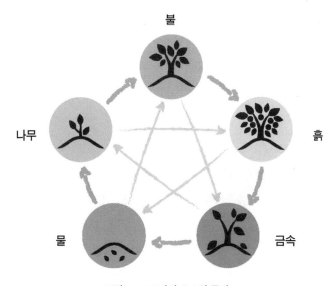

그림 10-1 5가지 요소의 주기

흙土은 또한 5가지 요소 차트에서 다른 4개 원의 중앙에 있는 원으로 묘사되기도 한다. 이 이미지는 존재의 중심에 있는 흙의 특별한 위치를 말해 준다. 중국의 역사는 기근과 굶주림으로 가득 차 있다. 동양의학(AAM)에서는 생명의 기초로써 영양과 소화를 중요하게 여긴다. 흙土 요소가 음식을 받아들여 기氣와 혈血로 변환하고 이를 신체의 모든 기관, 조직, 및 기능으로 운반하지 않고는 삶이 불가능하다. 그 중요성은 아무리 강조해도 지나치지 않다. 즉, 모든 신체 기능을 수행하기 위해 살과 연료를 제공하는 기/에너지 및 혈액 생성의 중심이다. 5가지 요소의 주기에 대한 이 묘사는 다른 모든 요소와 흙의 역동적인 관계를 은유적으로 표현한다.

- 금Metall(金): 흙은 금을 만든다. 흙은 삶의 교훈을 통합하는 데 도움이 된다. 5-SPR의 결론에서 새로운 강점, 기술 및 탄력성과 확장된 자신감을 얻었다. 지금 구현하고 있는 이 개방적이고 호기심이 많으며 반응이 없는 상태는 필요할 때 자기 보호의 새로운 주기를 시작하기 위한 토대이다.

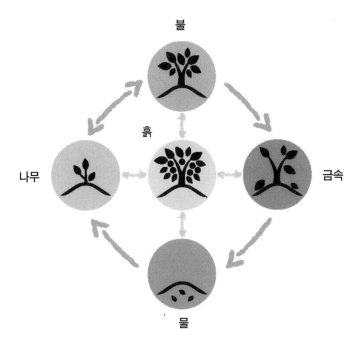

그림 10-2 5가지 요소의 주기. 중심부의 흙

- 물水: 강둑처럼 흙은 제어 주기를 통해 물의 공포를 담는 용기를 제공한다. 안정적이고 근거가 있는 중심부 흙이 안전을 인식하고 불필요한 두려움을 억제하는 데 도움이 된다.
- 나무木: 생명 위협에 대한 대응을 동원하는 상황에서, 나무는 제

어 주기 전체에 도달하여 흙의 소화를 차단하며 모든 생명 에너지
가 근골격계의 동원에 집중되어 즉각적인 생존을 보장할 수 있도
록 한다. 이 셧다운shutdown은 몸을 보호하기 위해 흙이 짊어져야
하는 엄청난 부담이다.

• 불火: 흙은 심장의 영혼이 쉴 수 있는 장소를 제공하는 혈액 생성
  에 중요한 역할을 한다. 심장은 또한 혈액을 사용하여 각성과 평
  정의 메시지를 신체에 전달한다.

흙 요소의 기능을 지원하는 것은 모든 장기 시스템의 건강한 기능과
자기 보호 반응의 각 단계의 핵심이다.

맥락: 자기 보호 반응에서 흙(土) 요소의 역할

환경의 새로운 자극(예: 나뭇가지가 부러지는 것과 같은)에 대한 반응
으로 인간 내면의 다람쥐는 엄청난 주의를 기울이게 된다. 금속 요소
의 감각 자극은 잠재적인 위협을 확인하기 위해 신장과 가까운 동반자
인 부신을 깨운다. 신장/부신 시스템에서 일어나는 두려움은 제어 주기
를 통해 심포에 도달하고 부족의 도움을 구하려는 충동을 만든다. 하지
만 우리의 심포가 이 위협을 관리할 수 없다면, 심장은 이 압도적인 공
포 경험에 의해 관통될 것이다. 그런 다음 심장은 생명 위협의 메시지
에 대응하기 위해 모든 장기 시스템과 기능에 맥박을 통한 필사적인 명
령을 보낸다.

이제 필요한 싸움이나 도피 행동을 수행하는 것의 일부에는 내장에
서 연동 운동을 차단하라는 제어 주기를 통해 숲에서 흙으로 전달되는
메시지가 포함된다. 신체는 일시적으로 소화를 중단하도록 명령을 받
았으므로 모든 기/에너지가 근육과 관절로 보내져 즉각적인 위협에 대

응할 수 있다. 위협을 경험하는 많은 동물과 마찬가지로 체중을 줄이고 신체 기능을 향상시키기 위해 결장의 내용물을 버릴 수 있다.

만약 이 위협에 성공적으로 대응한다면, 심장은 일관되고 규칙적인 심장 박동의 규칙으로 돌아가는 신호를 보낼 것이다. 장에서는 연동운동이 다시 시작될 것이고 우리는 음식을 다시 소화할 수 있게 된다. 다시 말해, 이 경험을 소화하며 미래를 위한 중요한 교훈을 배울 수 있다. '뜨거운 난로를 만지지 말고 길을 건너기 전에 양방향을 살펴라'라는 말은 안전을 유지하는 데 도움이 되도록 고안된 초기 교훈이다.

위협에 대한 대응이 방해를 받으면 AAM이 "비장을 침범하는 간(역주: 이를 한의학에서 간기범비肝氣犯脾라 하며, 간의 기운이 비장의 기능을 침범하여 소화불량, 복통 등 소화기계의 이상 증상을 나타낸다는 뜻으로 스트레스와 소화기 장애의 연관성을 설명한다.)"이라고 명명한 소화 기능의 중단이 내장에 남을 것이다. 앞에서 설명한 것처럼, 서양 과학에서는 이 현상을 얼어붙음 또는 부동화 반응이라고 명명한다. 이것은 부교감신경계의 등쪽 미주신경에 의해 매개되며, 미주 신경은 차단을 달성하기 위해 미주신경의 긴장도는 높아지기 시작한다. 압도적인 각성을 멈추고 심장을 보호하기 위한 마지막 시도에서 몸-마음은 거대한 비상 브레이크를 작동시킨다. 이 차단에는 '횡격막 아래의 기능들', 특히 소화 기관이 포함된다.

내장은 장 또는 복부의 뇌에 중대한 영향을 준다. 이 뇌는 정확한 이유를 설명할 수 없더라도 안전한 것, 생명을 유지하는 것, 위협하는 것이 무엇인지 알려주는 데 특화되어 있다. 누가 소름 끼치는지, 누가 도움이 되는 멘토나 좋은 친구가 될 수 있는지, 그리고 잘 익은 복숭아의 즐거움이 무엇인지 알려주기 위해 인지보다는 감각을 사용하여 의사소통한다. "나는 그것을 직감으로 알고 있었습니다."라고 말할 때 우리는 이 복부의 뇌를 언급하고 있다. 인간이 얼어붙은 상태에 빠지면 그 결과로 나타나는 마비 및 억제 효과로 인해 장이 제공할 수 있는 안전, 위협, 편안함, 자기 연결 및 다른 사람과의 관계에 대해 느끼는 중요한 정보에 대한 인식은 사라진다.

흙(土) 유형의 일반적인 증상: 비장과 위

내장의 장기간 부동화Freeze(얼어붙음) 영향은 다양한 증상을 일으키고 종종 장기적으로 질병률과 사망률에 깊은 영향을 미친다. 그것은 과민성 대장증후군이나 특정 영양소 대사 문제와 같은 소화 장애로 나타날 수 있다. 또한 음식을 혈액과 기로 바꾸는 비장의 능력이 없으면 우리 몸의 중앙에 체중이 축적되는 결과를 초래할 수 있다. 생존자들은 특징적인 신체 즉, 하체보다 상체에 살이 몰려 있는 사과 모양의 신체를 발달시킬 수 있으며, 이는 고혈압, 고콜레스테롤, 비만 및 고혈당이 동반되는 대사 증후군의 발달뿐만 아니라 심장 질환의 위험이 더 높아지는 것과 관련이 있다.

그것은 종종 장기적인 내장의 부동화Freeze(얼어붙음)와 관련이 있다. 즉, 내장의 박테리아 구성과 내장 내벽의 완전성에 변화를 일으킬 수 있다. 장腸내 미생물군 유전체는 음식과 의약품의 대사를 도우며 기분과 정신 건강에 영향을 미치는 세로토닌 및 도파민과 같은 신경 전달 물질을 생성한다. 그것은 인간의 면역 체계의 조절에 강한 영향을 미친다.

종종 "제2의 뇌"라고 불리는 내장內臟의 또는 장腸 뇌는 귀 사이에 있는 뇌보다 많은 신경 전달 물질이 포함되어 있다. 세로토닌의 90%

그리고 도파민의 50%가 장gut(腸)-뇌에서 생산되고 분배된다. 인간의 척수와 뇌에 있는 뉴런 수의 다섯 배인 5억 개의 뉴런이 우리의 장 내벽에 내재해 있다.

종종 "장누수증후군leaky gut(장 내벽의 세포 사이의 틈으로 인해 발생하는 질환)"이라고 하는 내장 내벽의 완전성 상실로 인한 염증은 우울증, 불안, 자폐 스펙트럼 장애 및 조현병에 중요한 역할을 하는 것으로 나타난다. 장gut(腸)내 염증 수준의 증가와 면역 조절의 변화는 PTSD 진단을 받은 개인과도 관련이 있다. 수면, 휴식 및 이완 중에 지배적인 낮은 음조의 등쪽 상태에 대한 접근은 장gut(腸)의 장벽 유지와 건강한 면역 반응, 특히 염증의 진정을 지원한다.

장gut(腸)은 내수용성 감각interoceptivesense(內受容性感覺)에 중요한 역할을 한다. 그것은 내부 상태를 인식하고 이러한 인식을 사용하여 선택을 알릴 수 있는 능력을 제공한다. 이러한 장gut 메시지는 주로 구심성이며, 장 뇌에 있는 ANS 신경의 80%가 정보를 중추 신경계로 보낸다.

내장 부동화Freeze(얼어붙음) 상태로 인한 장gut(腸)-뇌 신호 전달의 혼란은 신뢰할 수 없는 내수용성 감각interoceptivesense(內受容性感覺)의 메시지를 유발할 수 있다. 간단히 말해서 무엇이 안전한지, 무엇이 안전하지 않은지 항상 분별하지 못할 수 있다. 이러한 혼란은 또한 비정상적인 뇌 기능과 행동, 생각, 감정 및 통증 인식의 변화로 이어질 수 있고, 신경을 갉아 먹는 내적 불편함과 몸의 안전 부족을 느낄 수 있다. 효과적인 장기 전략은 아니지만 내장 시스템에 나타나는 경고를 무시하는 생존 전략을 개발할 수 있다. 예를 들어 이산가족 상봉에 참석하는 것이 불편할 때 가족 구성원이 한때 끔찍한 범죄를 저질렀다는 사실을 기억하지 못한다면 즉시 기분이 나아질 수 있다.

우리가 내장의 신호를 무시하는 법을 배울수록, 더 많은 당혹감, 혼란, 수치심을 경험할 가능성이 높다. 우리는 무엇이 위험하고 해로운지, 무엇이 안전하고 영양가 있는지를 분별할 수 없게 되며, 세상을 안전하게 탐색하는 능력에 대한 신뢰를 잃게 된다. 즉, 신체적 감각의 의미를 파악하는 데 어려움을 겪고, 감정을 설명할 말을 찾는 것이 어려워진다. 그런가 하면 감각을 쉽게 잘못 해석하여 부동화 상태나 공황 상태에 빠질 수 있다. 몸과 환경에서 일어나는 상황에 대해 몸이 알려줄 수 있는 것을 믿을 수 없게 된다. 우리가 배고픔, 피로, 안전한 동료(친구)에 대한 신체의 신호를 식별할 수 없는 것은 우리의 삶을 위축시키고 수치심으로 가득 차게 할 수 있다.

이러한 불쾌한 감정에 대처하기 위해 마약, 알코올 또는 약물을 통해 외부 규제에 눈을 돌릴 수 있으며 끊임없는 확신을 요구하거나 권위 있는 인물에게 지나치게 복종할 수 있다. 우리가 자신보다 더 강력하다고 생각하는 누군가의 명령이나 행동을 강제적으로 따르는, 즉 도덕적 손상은 일반적으로 "자신의 양심이나 도덕적 나침반에 가해지는 손상으로 그 사람이 자신의 도덕적 및 윤리적 가치나 행동 규범을 위반하는 행위를 저지르거나, 목격하거나, 막지 못할 때 발생하는 손상"으로 정의된다. 우리는 한밤중에 자신이 그들의 권력 남용을 신고하거나 막지 못한 것을 되돌아보기 전까지는 그들의 행동이나 행위가 권력남용이라는 것을 인식조차 하지 못할 수 있다. 도덕적 손상의 개념은 전쟁 중 군복무의 광범위한 영향과 관련하여 관심을 얻고 있다.

유아는 이러한 장gut(腸)-뇌 원동력에 대한 외상성 스트레스의 영향에 특히 취약하다. 그 이유는 아동의 복부 미주 신경이 낮은 수준의 스트레스조차 도움을 줄 수 없기 때문이다. 유아는 자신을 달래고 위로하기 위해, 또 스트레스 경험의 영향을 잘 관리하기 위해 양육자의 복부 미주신경 역량에 의존한다. 유아는 "외부" 복부 미주 신경 양육자의 존재를 통해)을 사용할 수 없는 경우 자신의 각성을 관리할 수 있는 수단이 없게 된다. 이때, 유아의 생리는 심장을 보호하기 위해 강제로 부동화Freeze(얼어붙음) 상태가 된다. 만약 유아가 지속적이고 반복적으로 진정하는 것에 대한 접근이 부족하면, 자극이 거의 없이 부동화 하는 생리학적 전략에 빠질 가능성이 더 크다. 이러한 경험에 장기간 또는 반복적으로 노출되면 유아는 성인기까지 이어질 수 있는 내장 부동화에 익숙해질 위험이 높다.

안전하다는 것을 인지하는 능력, 즉 우리가 안전하다는 것을 몸소 아는 감각은 어린 시절에 길러진다. 우리의 내장은 관계 속에서 느끼는 상황에서 음식과 경험을 소화하는 법을 배운다. 안전과 공동 조절은 수면, 소화 시스템의 연동운동, 영양소 흡수 및 면역 시스템 지원과 같은 낮은 톤의 미주신경 기능의 발달을 돕는다.

발달 트라우마가 장腸 신경계에 미치는 깊은 영향이 부정적인 아동기 경험(ACE) 연구(1장, 7장 및 9장에서도 탐구함)에 반영된 놀라운 성인 이환율morbidity(罹患率) 및 사망률의 중요한 요소라고 가정한다. 발달 트라우마는 현대 사회의 거의 모든 공중 보건 문제-비만; 심장, 폐 및 면역 기능; 담배 흡연; 약물 및 알코올 중독뿐만 아니라 우울증, 불안, 자살 충동 및 주요 정신 질환과 같은 더 분명한 상태로 추적된다. ACE 연구는 초기 트라우마가 신체와 정신에 미치는 영향을 보여 준다.

비장의 주요 기능 즉, 음식을 기와 혈로 바꾸고 이를 몸의 모든 차원으로 운반하는 기능은 내장 부동화에 의해 심각한 영향을 받는다. 그러한 부동화는 극도로 피로하고 허약함을 느끼게 할 수 있고, 혈액 장애를 일으키거나 빈혈을 유발할 수 있다. 또한, 비장의 장애는 근육 소모를 유발할 수 있으며, 근육의 긴장도와 활력을 통해 건강을 측정할 수 있다.

유동적인(불안정한) 시스템의 생리학은 여러 신체 시스템에 의해 형성되지만 여기 흙의 장에서 이 시스템에 대한 중독 및 고전압 전기의 영향을 포함했다. 혈액과 기를 운반하는 비장의 역할에는 체액의 운반이 포함되며, 체액을 육체에 공급하는 위/장의 역할은 AAM에서 체액의 대사에 중심이 된다.

이제 5-SPR의 흙 단계에서 경험이 중단된 생존자들을 위한 치유 방법을 설명할 것이다. 이러한 방법은 다음을 도울 수 있다. 근육에 저장된 실패한 자기 보호의 메시지를 변형한다. 중독이나 고전압 전기의 영향을 받은 생존자의 체액 조절 장애에 안정을 가져온다.

흙(土) 요소의 조절 능력을 회복하기 위한 요법

비장과 위의 기능 회복은 기와 혈액을 생성하려는 노력을 지원하여 모든 신체 시스템의 기능에 영향을 미친다. 이 회복은 또한 생존자들이 자신의 경험을 최대한 활용하여 미래에 스트레스가 많은 상황을 효과적으로 헤쳐 나가도록 돕는다.

흙 생존자 유형에게는 긴장과 붕괴의 역동성은 중요하며, 이는 이 요소와 관련된 조직인 내장, 근육 또는 살, 그리고 체액 시스템에 특별한 흔적을 남기게 된다.

내장의 연동운동peristalsis(蠕動運動) 회복

우리는 상황을 평가하고, 올바른 판단을 내리고, 필요를 반영하고, 삶을 건강한 방향으로 이끌려면 직감으로부터 많은 정보가 필요하다. 만약 장에서 생명을 주는 단서를 받지 못한다면 생존은 위태롭게 된다. 인간은 배고플 때, 안전한 때, 추위나 비를 피해야 할 때를 모를 수 있다. 우리의 내장은 내부 상태에 대해 우리에게 알려 준다. 내장은 우리가 어떤 사람인지, 필요한 것이 무엇인지, 그리고 내부 및 외부 환경에 대해 어떻게 느끼는지 알려 준다. 이 중요한 정보를 제공할 수 있는 능력을 복구하는 것은 트라우마 생존자들의 생명을 구하는 것이 될 수 있다.

다른 생존자 유형에서 보았듯이 교감신경계(SNS) 또는 배쪽 미주신경에서 높은 긴장의 문제가 발생할 수 있다. 교감신경계가 높은 긴장감을 가진 생존자들은 대개 마르고 근육질의 체형을 가지는 경향이 있다. 그들의 내장은 수축되고, 긴장되고, 단단하게 조여져 있을 가능성이 높다. 이것은 그들이 신체 인식에서 나오는 지혜를 잘 활용하는 데 어렵게 만든다. 신체의 나머지 부분을 위해 내수용성 감각interoceptive sense(內受容性感覺)의 통찰력을 얻거나 이러한 통찰력을 이해하지 못할 수 있다. 이러한 생존자 유형은 배고픔을 느끼지 못하거나 도움이 되는 동료를 알아보지 못하거나 밖이 추울 때 모자가 필요하다는 것을 알 수 없다.

등쪽 미주신경 긴장도가 높은 생존자는 여러 신체 시스템에서 붕괴 또는 정지를 경험할 수 있다. 그들의 근육은 더 이완되고, 심장 박동수, 혈압, 호흡 및 내장 기능이 모두 억제된다. 이 유형의 생존자는 부드럽고 연약한 신체 유형을 갖는 경향이 있다. 그들의 내장은 잘 기능하거나 감각 인식의 메시지를 전달하는 데 필요한 톤이 부족하며, 그 결과 내수용성 감각이 손상될 수 있다. 이러한 높은 톤의 장기적인 위험은 생존자들이 교감신경계(SNS)에서 높은 톤을 가진 사람들보다 영양을 흡수하는 능력이 더 떨어질 수 있다. 그들은 종종 과체중에도 불구하고 필수 영양 요소를 흡수하는 능력이 부족하기 때문에 심각한 영양실조가 될 수 있다. 두 유형 모두 음식과 삶의 경험을 소화하고, 교훈을 배우고 사실을 기억하며, 안전에 대한 정보를 수용하는 능력이 손상될 수 있다.

　내장으로 작업할 때 주요 목표는 내담자의 내장에서 조절된 톤을 회복할 수 있도록 돕는 것이다. 우리는 내담자의 내장이 음식과 체액을 기와 혈액으로 바꾸고, 신경전달물질을 생산하고, 건강한 면역 조절을 지원할 수 있도록 도와주고자 한다. 기본적으로, 내담자가 스트레스가 많은 상황을 더 잘 헤쳐 나갈 수 있고 안전에 대한 상호 작용적인 메시지를 전달할 수 있는 내장의 능력을 지원한다. 내담자의 시스템을 재조정하는 것을 도와서 내담자의 직감이 무슨 말을 하는지 다시 분별하고 그 정보를 신뢰할 수 있도록 돕는다.

　치료사가 자신의 내적 상태와 외적 정서 표현을 일치시키는 일에서 모범이 되는 일은 중요하다. 예를 들어, 내담자가 당신이 기분이 좋지 않음을 알아차렸는데도 당신이 가벼운 두통이 있음을 부인한다면, 당신은 내담자가 내수용성 감각기를 이용해 타인의 상태를 이해하는 능력을 증가시키는 일을 실수로 손상시키게 된다. 내부 상태와 외부 상태 사이의 일치성을 보여 주는 것은 생존자들이 장의 뇌를 재조정하는 데 매우 중요하다. 결론: 거짓말하지 않는다. 당신의 두통을 인정하고, 내담자가 원할 경우 일정을 다시 잡을 의향이 있음을 말하며, 내담자의 경험을 부정하는 것보다 여전히 내담자에게 유익하고 도움이 되는 세션을 제공할 수 있음을 확신하는 것이 내담자에게 훨씬 더 나은 일이다.

항상 그렇듯이 터치를 사용하는 것이 익숙하지 않은 경우 5장의 일반 지침을 참조하라. 당신은 내담자의 복부를 만지게 될 것이다. 많은 사람들에게 복부는 매우 연약하고 친밀하며 개인적으로 느껴진다. 비록 내담자가 완전히 옷을 입고 있더라도, 내담자는 시트를 덮고 있는 것이 더 편할지도 모른다. 내담자가 이 터치를 편안하게 받아들일 수 있도록 사전에 내담자에게 확인하는 것이 중요하다. 또한 팔의 무게가 내담자의 복부에 얹히지 않도록 팔을 받쳐줄 베개나 쿠션을 준비하는 것이 좋다.

만약 당신의 내담자가 신체의 이 부분을 만지는 데 동의했다면, 손을 복부에 부드럽게 올려놓는다. 내담자의 내장 부동화에 중요한 역할을 하는 특정 기관(아마도 그녀의 위, 소장 또는 결장)에 대한 위치를 선택할 수 있다. 이러한 각각의 기관이 구체적으로 어디에 있는지 모른다면, 해부학 책을 사용하여 방향을 잡아야 한다. 이때, 효과적인 치료를 위해 절대적인 정밀도가 필요한 것은 아니다.

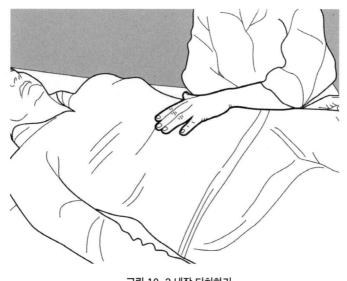

그림 10-3 내장 터치하기

흙土 요소를 내담자의 주요 혼란 요인으로 생각한다면 위 또는 비장을 출발점으로 선택해야 한다. 만약 흙과 불 요소 사이에 중요한 역학이 있다고 생각한다면, 불 기관 시스템인 소장에서 작업하도록 선택할 수 있다. 흙과 내담자의 금속 요소 사이에 중요한 역학이 있다고 생각한다면 결장을 통해 작업하는 것을 선택할 수 있다. 내담자의 흙과 나무 요소에 대해서도 마찬가지로 담낭이나 간을 다룬다.

적정 원칙은 골반이 내장 부동화뿐만 아니라 성적 드라우마 및 표현과 관련된 복잡한 활성화 패턴을 보유할 수 있기 때문에 복부 중앙 또는 약간 더 높은 영역에서 시작하는 것이 좋다. 성적 트라우마와 관련된 극도의 흥분은 훨씬 더 큰 부동화 반응을 자극할 위험이 있다.

내담자가 당신 손의 느낌을 통해 자신의 경험을 알아차릴 수 있도록 천천히 시작한다. 당신은 내담자의 내장으로 약간의 움직임을 가져오기 위해 내담자의 배를 부드럽게 "흔들어" 줄 수도 있다. 이는 내담자가 각성 상태와 편안함 상태 사이를 오가도록 도와준다.

부교감신경계(PNS)의 기능이 회복되는 신호로는 장에서 연동 운동이 돌아오면서 들리는 장내 가스의 우르릉거림과 장명음borborygmus(창자의 꾸르륵 소리)이 있다. 이것은 내장의 안전에 대한 인식의 시작을 의미하며, 이는 항상 환영해야 한다. 인간은 아주 안전하다고 느끼지 않는 한 음식을 소화하지 않는다. 그렇기 때문에 이것은 회복된 안정감의 깊은 신체적 지표다. 당신의 내담자에게 배가 불러 속이 부글거리고 트림이 나오는 일은 기대되고 환영받을 만한 일이라고 알리는 것은 내담자가 그것들을 거부하게 만드는 문화적 규범을 초월하는 데 도움이 될 수 있다. 우리는 내담자의 내장에서 움직임으로의 복귀를 방해하는 약간의 버팀도 원하지 않는다.

내담자의 내장에서 움직임을 감지할 때 다음과 같은 질문을 사용하여 내담자가 자신의 내수용성 감각을 구축하도록 돕는다. "당신의 배가 꼬르륵거리는 소리를 들을 때, 나머지 부분에서 무엇을 알아차리나요?" 또는 "밖에서 보면 당신의 배가 제 손 아래에서 부드러워지는 것을 느끼고 있습니다. 당신의 내부에서는 무엇을 알아차리고 있나요?" 와 같은 질문으로 내담자 시스템 전반의 규제를 알리고 촉진할 수 있다.

복부를 만지면 메스꺼움이나 심지어 구토까지 유발할 수 있다. 이때 구토는 드문 반응이지만, 튼튼한 휴지통을 준비하는 것은 현명한 방법이 된다. 이렇게 하면 강력한 내장 반응은 괜찮다는 것을 내담자에게 알리고 더 나아가 안심할 수 있도록 한다. 구토는 일반적으로 불편하지만, 좋은 징조가 될 수 있다. 즉, 미주 신경 시스템 내에서 재조직을 시도하는 것으로 나타날 수 있다. 위의 기는 잘못된 방향으로 가고 있지만 적어도 움직이기 시작했다는 것은 우리가 보고 싶어 하는 현상이다. 내담자가 이전에 식중독이나 중독을 경험했다면 구토는 실제로 기능적이고 회복적인 반응이다. 우리 몸은 위와 같은 상황에서 위 안에 내용물을 배출하여 우리를 보호한다.

내담자 사례

샐리는 패혈증으로 태어났으며, 그녀는 항상 내면에서 생명의 위협을 느꼈다. 그녀의 초기 고열 경험이 이 흔적을 촉발했을 가능성이 있다. 그녀는 또한 어린 시절에 심각한 학대와 방임을 경험했을 뿐만 아니라 오랫동안 알코올 중독에 빠진 폭력적인 파트너를 경험했다. 그녀는 자신의 삶을 살아 나가기 위해 고군분투한다. 그리고 종종 "벼락부자가 되는" 것과 같은 성과를 보인다. 그러나 그녀의 감

정을 피해자처럼 느끼게 만드는 인터넷 사기에 쉽게 휘말리곤 한다.

성인이 된 샐리는 습한 날씨로 인해 악화되는 만성 통증과 통증을 겪고 있을 뿐만 아니라 발달성 내장 부동화의 생존자들이 흔히 나타내는 특징적인 "복부(하체의)" 비만을 보였다. 샐리의 비장은 혈액을 잘 관리하지 못한다. 그녀는 평생 만성 변비를 경험했고 10년 이상 이 통증을 관리하기 위해 진통제에 의존해 왔으며, 이것은 그녀의 변비를 악화시켰다.

우리는 샐리의 전반적인 조절을 회복하는 데 도움이 되도록 신장/부신의 치료를 시작했다. 샐리는 아주 어렸을 때 내장기들을 꽉 조였었는데, 그녀가 안전이라는 환상을 경험할 수 있는 유일한 방법이었기 때문이었다. 그녀의 시스템은 내장을 움직임을 유도하기 전에 기본적인 안정성이 필요했다. 그렇지 않으면 내장에서 움직임이 그녀의 압도적인 생명 위협의 원초적 경험으로 돌아가 내장 부동화를 악화시킬 위험이 있다. 그녀의 내장에서 움직임과 함께 나타나는 모든 각성의 닻으로 사용하기 위해 구체화된 안전 경험을 확립해야 했다. 세션이 내장에 더욱 직접적으로 초점을 맞추기 시작함에 따라 각성과 조절 사이를 오가는 마치 똑딱거리는 방식으로 종종 신장/부신 시스템으로 되돌아갈 것이다.

처음에는 샐리의 내장이 단단하고 움직이지 않는 것처럼 느껴졌다. 그녀는 자신의 몸 위에 놓여있는 내 손을 거의 알아차리지 못했다. 나는 움직임을 유도하기 위해 손으로 그녀의 위를 거의 감지할 수 없을 정도로 부드럽게 흔들기 시작했다. 시간이 지남에 따라 그녀의 위가 웅얼거리기 시작했다. 그녀는 위의 움직임을 인식하게 되었고, 몸이 더 무거워지면서 테이블과 더 연결되는 것을 알아차릴 수 있었다. 시간이 지남에 따라 그녀는 뱃속이 부드러워지는 것과 마음이 더 안정되고 덜 동요되는 느낌과 연결시킬 수 있었다.

몇 개월에 걸쳐 샐리는 자신의 몸이 덜 긴장된다고 느끼기 시작했다. 그녀는 점점 더 먼 거리를 걸을 수 있게 되었고, 이는 근육과 지방의 비율을 변화시키기 시작하여 통증을 관리하는 데 도움이 되었다. 그녀는 점차 마약 사용을 줄였으며 1년 이내에 모든 마약을 완전히 끊었다.

이러한 변화가 사과 모양의 체형을 완전히 바꾸지는 않았고, 혈당도 계속해서 변동했지만, 샐리는 마약성 진통제에서 벗어나 새로운 방식으로 통증을 관리하게 된 자신을 자랑스럽게 여겼다.

근육/살에 저장된 완료 반응 지원

생존자들은 다양한 조직을 사용하여 압도적인 경험을 관리, 억제, 통제할 수 있다. 그들이 "선택하는" 조직은 트라우마의 성격, 체질 유형, 사용한 관리 전략에 따라 다르다.

근육 또는 살은 흙土 요소와 관련된 조직이다. 근육은 내면의 경험에 대한 신체 기억을 전달한다. 그들은 인간의 실패한 자기 보호의 역사를 기록한다. 즉, 자신이 믿는 것과 자기 보호의 실패에 대해 느끼는 감정은 근육에서 찾을 수 있다.

인간이 똑바로 서 있을 때, 근육 시스템은 중력과 싸우고 있다. 그렇지 않으면 기절할 때와 같이 쉽게 넘어졌을 것이다. 따라서 누군가가 앉아 있더라도 근육 시스템 내에서 일정 수준의 긴장이 있음을 예상할 수 있다. 근육 시스템을 평가할 때 미해결된 자기 보호 충동을 찾기 위해 우리는 반중력 노력이 현재 상황에서 부적절한지 여부를 살펴본다. 즉, 필요 이상으로 과도하게 긴장하고 있거나, 몸을 완전히 세우기에 충분하지 않게 근육 시스템이 참여하지 않고 있는 경우다. 해결되지 않은 자기 보호 충동에 대해 근육 시스템을 평가할 때 우리가 찾고 있는 것은 중력에 반하는 노력이 적당하지 않다는 느낌이다. 즉, 현재 상황에서 요구되는 것 이상이거나 근육 시스템이 신체를 완전히 똑바로 유지하기에 충분히 관여하지 않았다는 것이다.

근육 시스템을 자세 지향적인 근육과 운동 지향적인 근육, 이 두 범주로만 나누는 것은 지나친 단순화일 수 있지만, 이 구분은 내담자가 해결되지 않은 자기 보호 패턴을 유지하는 방법이 무엇인지에 관해 이해하는 데 도움이 될 수 있다.

가동성 근육은 일반적으로 크며 움직임을 중심으로 향한다. 그것들은 긴뼈에 붙어 있고, 중간은 두껍고 끝은 가늘며 특정 시간 동안 반복적인 움직임을 돕고 장기간 사용할 경우 피로하게 된다. 또한 공간을 통해 도달하고, 밀고, 잡고, 이동할 수 있게 해 준다. 인간의 자기 보호 충동을 직접적으로 지원하므로 종종 자세 근육(역주: 척추기립근이나 다열근, 횡돌간근 등 척추 주변의 작은 근육들을 뜻함)보다 좌절된 자기 보호의 경험을 더 명확하게 나타낸다.

대조적으로, 자세 근육은 주로 작고 평평하여 척추 전체에서 발견되는 척추 주위 근육과 같은 뼈에 가깝게 위치한다. 자세 근육은 낮은 등급의 지속적인 수축을 제공한다. 동원 반응에서 그들의 역할은 안정되고 똑바로 서도록 유지하는 것이다. 이는 운동 지향적인 근육인 것처럼 체중이나 움직임을 유지하도록 요구받지 않는 한, 일반적으로 시간이 지나도 피로하지 않을 것이다. 예를 들어, 오랜 시간 동안 무거운 짐을

젊어지면 척추를 따라 있는 작은 자세 근육의 기능적 한계를 초과하여 요통을 유발하게 된다.

트라우마 반응을 고려할 때 중요한 다른 근육 범주도 있는데, 심장과 소화관 벽에 있는 내부 근육이다. 이러한 내부 근육은 또한 과다 각성 및 과소 각성 반응을 포함하고 표현될 수 있다. 우리는 이미 근육을 포함하는 소화 시스템에서 긴장을 회복하는 것의 중요성을 입증했다. AAM에서 심장은 심실 안에 있으며 직접 만져서는 안 된다. 이때, 심낭과 종격동은 보호 역할을 한다. 다른 기관, 특히 불 요소의 다른 기관 시스템과 신장/심장축의 중요한 역학과의 관계를 통해 심장에 대한 조절을 회복하는 것을 돕는다.

근육 시스템, 특히 가동화 근육은 내수용 감각 인식 측면에서 시끄럽고 주의를 산만하게 하는 경향이 있다. 근육은 우리가 느낄 수 있는 강한 감각을 포함하고 전달한다. 즉, 근육의 긴장과 이완 그리고 우리가 근육을 긴장시킬 때의 통증, 근육의 무게감과 움직임을 통해 우리는 근육을 어떻게 사용해야 하는지를 알게 된다. 그것들은 대립하고 불편할 수 있으며 힘이 없고, 무너지고, 각성이 부족할 수도 있다. 명확하게 사용할 수 있는 감각으로 주의를 쉽게 사로잡기 때문에 도움이 필요할 수도 있는 다른 시스템에서 더 미묘한 정보를 흐리게 할 수 있다.

트라우마 치료사들은 내담자 중 일부가 쉽게 사용할 수 있는 근육과 관련된 정보만 보고할 수 있다는 사실을 알고 있어야 한다. "등에 통증이 있고 목에 긴장이 있으며 온몸이 뻣뻣한 느낌이 듭니다."와 같은 정보에 적절하게 주의를 기울여야 하지만, 동시에 다른 시스템 안에서 개입 선택을 알릴 수 있는 더 조용하고 덜 쉽게 접근할 수 있는 내수용 감각 지표가 있음을 기억해야 한다. 앞서 언급한 바와 같이, 내담자의 목소리가 가장 높은 시스템뿐만 아니라 내부 경험의 모든 측면을 알아차리는 능력을 개발할 수 있도록 지원하고자 한다.

우리는 우리의 근육을 느껴야 한다. 근육들은 자기 보호의 역사와 당면한 과제를 수행하는 데 필요한 노력의 방향과 강도에 대한 중요한 정보를 담고 있다. 그들의 큰 목소리는 또한 그들의 정보가 인식의 다른 측면을 무시할 수 있음을 의미할 수 있다. 소화나 심장 박동과 같이 더 미묘한 신체 정보를 직접적으로 느끼게 되지 않기 때문에 근육의 더 큰 신호에 쉽게 주의가 산만해진다. 근육보다 자기 보호 반응을 회복하는 데 더 중요할 수 있는 이러한 확산된 내수용 감각으로부터 미묘한 정보를 놓칠 수 있으므로 더 조용한 신호에도 주의를 기울여야 한다.

내수용 감각의 특성은 명확하지 않은 경향이 있다는 것이다. 그것은 종종 내담자들에 의해 "무언가의 감각"으로 설명되지만, 근육 정보는 매우 구체적이어서 눈에 띌 수 있다. 내담자가 이러한 더 조용한 형태의 자기 의사소통에 주의를 기울이게 도와주는 것으로 더 나은 상호 수용을 지원할 수 있다. 내담자와 함께 사용하는 데 도움이 되는 연습은 두 사람 모두가 알아차린 것에 대한 정보를 비교하는 것이다. "외부에서 나는 이것을 보고 있습니다. 내부에서 무엇을 보고 있습니까?"와 같은 방법이 있다. 그것은 내담자가 이전에는 거의 접근하지 못했던 내수용 감각 경험의 다른 부분으로 초대하는 방식으로 주의를 이끌어 낸다.

치료사는 내담자의 인식을 안내하는 데 도움이 되도록 자신의 감수성 및 관찰 기술을 개발해야 한다. "내부에서 무엇을 알아차렸나요?"와 같은 신체적인 어휘를 잘 숙지하고 원활하게 사용하려면 연습이 필요하고 더 많은 연습이 필요하다. 이것이 익숙하지 않기 때문에 비롯되는 주저하는 자세도, 시간이 지남에 따라 변할 수 있다. 근육과 같은 "더 큰" 시스템이 항상 주의를 끌지 않도록 하기 위해 신체 어휘와 주의를 유사하게 사용하도록 내담자들을 지원하는 기술을 발견할 것이다.

근육으로 작업할 때, 우리는 내담자가 고정된 자세 또는 닫힌 자세에서 보다 더 조절이 잘 되는 자세로 전환하는 것을 지원하기 원한다. 또는 생존자가 주로 더 많이 쓰러진 경우, 내담자의 긴장도를 알아차리고 자원을 회복하여 똑바로 서도록 돕는다. 이것은 다양한 방식으로 나타날 수 있다. 어떤 사람들은 고정된 자세에서 붕괴로 이동한 다음 더 균형 잡힌 톤tone으로 되돌아간다. 다른 사람들은 붕괴에서 긴장으로, 그런 다음 균형으로 이동할 수 있다.

그런가 하면 고정된 상태에서 벗어나기 위해 놓아주는 것에 더 관대할 수 있다. 자기 근육을 단단히 잡고 있으면서 안정감을 겸비한 생존자는 상대적으로 더 단단한 신체 시스템을 갖게 될 것이다. 그는 부상을 당하기 쉬울 것이고, 버팀대에서 벗어나는 것은 그에게 더 어려울 것이다. 이러한 유형의 생존자가 스스로 더 탄력 있고 유연하게 느끼는 영역에서 신체 인식을 키울 수 있도록 도와준다. 그는 특정 위치에서 유연성을 기르는 것이 더 쉽다는 것을 알게 될 수 있으며, 이는 더 경직된 신체의 다른 부분에 정보를 제공할 수 있다. 더 큰 근육 유연성의 경험이 어떻게 그의 대인 관계에서 확장된 유연성을 반영하는지 알아차리고 수확하도록 한다. 이 모든 것은 그의 근육 체계에서 조절된 톤을 배양한 결과이다.

각각의 가동성 근육은 방어가 좌절되는 경험을 할 가능성이 있지만, 척추와 다리를 연결하는 유일한 근육인 요근psoas을 예로 들 수 있다. 이 근육은 다리가 고정되어 있을 때 몸통의 비틀림을 지원하며, 몸통이 불안정하고 움직이지 않을 때 다리의 굴곡 및 외부 회전을 돕는다. 요근

367

은 우리의 입장에 서서 싸우거나 비틀고 도망치는 반대되는 충동에 관여하는 주요 근육이다. 따라서 그것은 우리가 싸우거나 도망칠 선택에 대해 직면한 모든 딜레마의 역사를 간직하는 경향이 있다. 만약 동원의 순간에 우유부단했다면, 요근은 경련에 취약할 것이다. 이것은 많은 트라우마 생존자가 보고하는 요통의 일반적인 경험에 기여할 수 있다.

요근psoas은 코어의 안정성, 유연성 및 균형에 대한 강력한 역할로 가장 잘 알려졌지만, 안전과 위협에 대한 우리의 삶의 경험을 진달하고 생존에 대한 충동을 구현하는 지능적인 구조이기도 하다. 외상성 스트레스는 요근을 짧게, 건조하게, 팽팽하게 그리고 기진맥진하게 하여 허리나 사타구니 통증, 좌골 신경통 및 고관절 긴장은 물론 방광 기능 저하, 월경 통증 또는 소화 장애를 유발할 수 있다.

12번째 흉추에서 기원한 위치는 특히 요근의 기시점인 흉추 12번은 강력하다. 이는 흉추 12번은 흉추와 요추의 해부학적 특징을 모두 가지고 있기 때문이다. 흉추 12번의 상부는 몸통의 비틀림과 도피 반응을 지원하도록 설계된 흉추와 같은 모양이다. 그것의 하부는 요추와 같은 모양을 하고 있으며, 이는 굴곡과 확장을 허용하고 안정성을 지원하며, 자신의 입장에 서서 싸움 반응을 지원하도록 설계되었다. 따라서 이 척추는 기능뿐만 아니라 본질적인 구조에서 싸움과 도주 사이의 딜레마를 가지고 있다. 이러한 반대되는 충동을 전달하는 위치의 부담은 크며 척추에서 부러지기 가장 쉬운 척추이다.

12번째 흉추는 호흡기 횡경막이 척추에 부착되는 신체 부위이기도 하므로 6장에서 설명한 대로 횡격막 시스템에 유지되는 경험을 포함할 수 있다. 비장은 9번과 12번 갈비뼈 사이에 있으며 이 척추 부위에도 영향을 미친다.

내담자의 요근을 작업할 때 내담자는 온전히 옷을 입고 등을 대고 누워야 한다. 이때, 무릎 아래에 베개나 지지대를 받치면 요근을 이완시키는 데 도움이 되며, 더 쉽게 만질 수 있고, 요근이 잡고 있을 수 있는 긴장을 더 잘 풀 수 있다. 터치에 대한 일반적인 지침은 5장을 참조하세요.

요근으로 이동하기 전, 안전 감각과 조절 감각을 확립하기 위해 가까운 신장/부신 시스템 아래에 손을 위치시키는 것으로 시작하는 것이 좋다. 그런 다음 치료사와 내담자가 서로 준비가 되면 치료사는 내담자 흉곽 아래쪽 끝과 등 중앙에 있는 흉추 12번이 만나는 요근의 시작점에 손을 민다. 그리고 치료사의 손과 움직임, 고요함, 이미지 또는 감각을 단순히 알아차리도록 내담자를 초대한다.

당신의 내담자는 다리 아래로 내려가는 움직임을 알아차릴 수 있으며, 이는 좌절된 투쟁 또는 도피 반응의 표현일 수 있다. 이 반응이 완료될 수 있도록 충분한 시간을 줘야 한다. 트라우마는 종종 "너무 많이, 너무 빨리" 경험된다. 따라서 시간의 선물은 내담자가 자기 몸의 완성 경험을 조직화하는 데 매우 도움이 될 수 있다.

내담자가 각성 상태와 안전 경험 사이를 오갈 수 있도록 돕는다. 그가 과도하게 각성되면 불안하거나, 두려워하거나, 초조해지면 테이블에 대한 그의 경험에 주의를 가져오도록 함으로써 고정되고 안정적인 것으로 되돌릴 수 있다. 또는 손을 다시 신장/부신 시스템으로 이동하도록 선택할 수 있다. 즉, 속도를 늦춰서 조절 능력이 강화된 상태에 정착할 시간을 충분히 허용한다.

요근의 긴장이 풀리면서 식탁 위에 내담자의 등은 더 펴지고 허리 통증이 줄어들었으며 불안감이 진정되는 것을 알 수 있다. 그가 식탁에서 내린 후, 시간을 내어 천천히 주의 깊게 걸으면 요근의 더 큰 기능을 통합하는 데 도움이 될 수 있다.

요근을 작업한 이 사례는 방해된 반응을 나타내는 가동성 근육과 함께 사용할 수 있다. 움직이는 근육(아마도 통증이 있거나 기능이 부족한 근육)에 손과 주의를 기울이고, 나타나는 미묘하거나 거친 움직임을 관찰한다. 동일한 적정 원리, 틱톡tick-tock, 체싱 내부수용감각 구축의 동일한 원리를 사용한다.

근육 내의 미묘한 움직임, 향상된 동작 범위, 근골격계에서보다 통합된 기능적 표현을 찾으십시오. 내담자가 트라우마 경험에 대한 의미뿐 아니라 감정적 경험의 어조나 유연성의 변화를 알아차릴 수 있도록 돕습니다.

내담자 사례

브라이언은 오래전 무거운 도구 상자를 들어 올렸을 때 원인이 된 만성 요통으로 나를 찾아왔다. 그가 테이블에 누웠을 때, 나는 그의 허리가 너무 아치형이어서 테이블에 닿지도 않는다는 것을 알아차렸다. 동시에, 그는 팔을 약간 구부린 상태로 유지했으며, 손은 복부에 머물지 않고 떠 있는 상태였다. 무릎 아래에 지지대를 놓고 긴장을 풀어도 이 자세는 계속되었다.

누운 자세에서 휴식을 취하는 사람이 아니라 앞으로 가속하는 듯한 자세를 취했다. 나는 다른 응급 사고 또는 위협을 느꼈던 경험에 대해 부드럽게 물었다. 한참을 머뭇거리다가 천천히 나를 쳐다보더니

"저는 오랜 시간 동안 이 일에 대해 생각해 본 적이 없습니다. 그런 일이 있었는지조차 잊고 있었습니다."

그런 다음 그는 어느 날 밤 술에 취해 집으로 걸어가던 대학 시절의 경험을 이야기했다. 그는 길 건너편에 있는 두 남자가 자신에게 너무 많은 관심을 두고 있는 것 같다는 것을 알아차렸다. 시간이 늦어 거리는 한산했다. 그는 돌아서서 방금 나간 집으로 돌아가기로 했지만, 돌아서자 길 건너편에서 자신을 향해 달려오는 사람들이 보였다. 그는 술에 취해 몸을 움직일 수 없었고, 두 사람은 그를 땅에 쓰러질 때까지 때렸다. 그들은 지갑을 빼앗고 도망쳤다. 그는 가까스로 친구들의 집으로 돌아갔고 친구들은 그를 응급실로 데려갔다. 그는 이 경험으로 인해 두렵기도 하고 창피하기도 했던 것을 기억했지만, 몇 년 동안 그것에 대해 생각하지 않았다.

나는 브라이언에게 내가 그의 허리 아래에 내 손을 넣어도 괜찮은지 물었고, 그는 그것이 왠지 안심될 것이라고 동의했다. 내가 그의 허리를 만졌을 때, 요근에 달라붙어 있는 전체 영역과 그의 허리 전체가 경직되고 수축되는 느낌을 받았다. 나는 조심스럽게 그의 주의를 그의 허리로 가져오고 나의 터치와 지원을 느끼도록 그를 초대했다. 그러는 동안 그의 다리가 떨리기 시작했다. 그는 자신이 무엇을 해야 하는지 혼란을 느꼈다고 말했다. 나는 그에게 그의 몸이 무엇을 하고 싶은지 알아차리도록 초대했고, 그는 천천히 다리를 움직이고 싶은 감각을 알아차렸다. 그는 그것을 천천히 부드럽게 했고, 그것은 떨림을 줄였다.

더불어, 우리는 그의 손이 주먹을 꽉 쥐고 있음을 알아차렸다. 그가 버팀대의 그 부분에 주의를 기울였을 때, 팔의 근육이 꽉 쥐어지는

371

것을 알아차렸다. 나는 계속해서 그의 허리를 지원하면서 그가 원하는 움직임이 무엇이든 천천히 팔을 완성하도록 격려했다. 천천히, 그의 팔이 머리를 보호하기 위해 올라오고, 주먹이 열렸고, 손을 사용하여 얼굴과 정수리를 가렸다. 그와 동시에 옆으로 굴러 탁자 위의 공 모양으로 웅크리고 있었다. 나는 그가 이것을 하는 동안 그의 허리에 손을 대고 그가 통제되고 적정한 방식으로 움직일 수 있도록 도왔습니다.

그는 약 10분 동안 그 자세로 누워 있다가 천천히 천천히 몸을 풀고 등을 대고 누웠다. 그가 그렇게 했을 때, 우리 둘 다 그의 허리가 이완되었고 테이블 위에 완전히 누워 있다는 것을 알아차렸다. 그의 팔은 그의 옆으로 내려왔고 그의 손은 그의 복부에 편안하게 놓였다.

우리 둘 다 그가 마침내 폭행 중에 겪었던 딜레마를 다시 찾을 수 있게 되었다고 느꼈다. 그는 도망가야 할까요? 그의 공격자를 물리치려 하시나요? 아니면 단순히 공격이 끝날 때까지 기다리시겠습니까? 그는 반격하지 않고 공격자가 원하는 대로 놔두고 배심원으로부터 자신의 머리를 덮어 자신을 보호하는 "옳음"에 대한 깊은 감각을 느꼈다. 이 세션 후에 허리 통증이 약 50% 감소했다.

체액 시스템Fluid system에 대한 중독 및 감전사의 영향

앞서 언급했듯이 우리의 체성분은 45~65%가 수분이다. 체액은 거의 모든 신체 기능에서 중요한 역할을 하여 우리 신체 내에서 전체적인 시스템을 형성한다. 독성 물질, 약물 과다 복용 또는 고전압 전기에 노출된 경우(또는 강한 알레르기 반응이 있는 경우에도 가능) 전반적으로 상승된 각성 상태를 경험할 수 있다. 이 각성은 전체 체액 시스템을 통해 "전달"될 수 있다. 여기서 체액의 모든 방울은 높은 톤의 교감신경 각성이나 높은 톤의 부교감신경 붕괴 또는 아마도 둘 다의 복잡한 역학을 전달한다.

체액의 특성 – 그것들이 어디에나 있다는 사실 – 은 스트레스 반응의 흔적을 가지고 있을 때 모든 곳에서 스트레스를 전파한다는 것을 의미한다. 이러한 유형의 조절 장애는 과민 반응이 있는 사람들에게서 발견될 수 있다. 이 생존자들은 강한 냄새나 청소 제품이나 화학 물질에 대한 노출과 같은 독성 감각을 유발할 수 있는 어떤 것도 견딜 수 없다. 그들은 많은 물질에 대해 고도의 알레르기가 있을 수 있다. 결과적으로 그들의 삶의 기능 궤도는 종종 고도로 수축된다.

체액 시스템은 부드럽고 말랑말랑한 영역에서 가장 쉽게 접근할 수 있다. 이때, 종아리 근육이나 팔꿈치 뒤쪽과 같은 부분을 터치 위치로 사용하는 것이 가장 쉬운 위치인 경우가 많다. 복부의 말랑말랑한 부분은 하부 장기의 복잡성을 가지고 있기 때문에 사용하지 않으며, 신장/부신 작업을 핵심 조절로 설정하여 시작하는 것이 좋다.

대부분의 경우 내담자의 옷 위에서 작업하게 된다. 시작하기 전에 잠시 시간을 내어 마음을 가라앉히고 손에 존재감을 가져온다. 그런 다음 살이 많고 부드러운 부분에 손을 올려 놓는다. 잠시 시간을 내어 고객의 종아리 또는 팔꿈치 뒤쪽에 조용하고 완전한 주의를 기울인다. 일단 터치에 익숙해지면 당신의 관심이 그의 육체에 스며들도록 한다. 거의 조석 리듬tidal rhythm과 같은 미묘한 움직임을 위해 손으로 "찾아보기"를 시작한다.

트라우마가 체액에 영향을 미쳤다면 단순히 그러한 반응을 전파하는 경향이 있기 때문에 직면하게 될 높은 수준의 활성화를 억제하기 어려울 수 있다. 치료사는 작업을 신중하게 적정하고 알맞게 한다. 과다 각성이 나타나면 신장/부신 억제를 자원으로 사용할 수 있으므로 천천히 진행하며 안정을 유지한다.

흥미롭게도 체액과 관련된 트라우마가 없는 경우, 체액 시스템에 접근하는 것은 종종 회복탄력성이 뛰어나고 영양을 공급하며 긴장을 풀어준다. 내담자들은 몸을 통과하는 조류와 유사한 경험을 할 수 있다.

내담자 사례

미겔은 대부분 과민증과 관련된 여러 건강 문제로 고통받았다. 많은 음식이 소화를 방해하기 때문에 그의 식단은 엄격하게 제한되었다. 그는 살이 찌는 데 어려움을 겪었고, 극한의 온도에 민감했으며, 향이 나는 제품, 특히 발진을 유발할 수 있는 세탁비누와 같이 그가 반응을 일으킬 것으로 생각하는 것에 대한 노출을 관리하는 데 많은 시간을 보냈다. 그는 또한 특히 잠을 자려고 할 때 몸에서 높은음의 진동이나 윙윙거리는 소리를 자주 느꼈다고 보고했다.

우리는 먼저 미겔의 신장/부신 시스템으로 작업했는데, 이는 윙윙거리는 감각에 다소 도움이 되었고 그가 조금 더 잘 자도록 도와주는 것 같았다. 세 번째 세션에서 나는 우리에게 약간의 유동적인 작업을 제안했고 미겔은 동의했다. 내 의도는 단순히 체액 시스템을 조류에 반응하는 다시마와 같은 것으로 상상하고 종아리 근육에 터치하면서 내가 찾은 리듬에 합류하는 것이었다. 그러나, 미겔의 종아리 위에 손을 얹자-마음속에 다시마 이미지를 품고-미겔은 발작을 일으키듯 폭발했다. 나는 재빨리 손을 떼고 미겔이 호흡을 추적

하고 다시 안정될 수 있도록 몇 분을 보냈고 더 이상의 반응 없이 신장/부신 터치로 돌아갈 수 있었다. 우리는 다른 몇 세션 동안 체액작업을 연기하고 미겔 시스템에서 더 안정된 상태를 개발하는 데 시간을 보내기로 했다.

두 번째로 체액으로 작업할 때, 우리는 미겔이 처음에는 터치를 사용하지 않고 단순히 다리에서 흐르는 체액 호흡을 상상하는 것에 동의했다. 그는 다시 한번 강한 수축감과 에너지가 온몸을 휘감는 것을 느꼈다. 우리는 휴식을 취한 후 다시 실험했다. 이번에는 그가 그의 팔을 통해 흐르는 액체 호흡을 상상했을 때 그의 팔을 만졌다. 우리가 그의 시스템에서 에너지의 급증을 다시 느꼈을 때 미겔은 건설 현장에서 일할 때 경험한 사고를 기억했다. 그는 기계 조각이 오작동하면서 발생한 감전사로 사고 자리에서 기능이 정지했다. 그는 전기가 그의 몸을 통해 흐르고 근육이 경련을 일으키는 것이 감전사 경험의 가벼운 버전이라는 것을 깨달았다. 당시 미겔은 장비의 플러그를 뽑은 동료에 의해 목숨을 구했다.

우리는 다음 몇 달 동안 미겔의 체액으로 작업하는 것뿐만 아니라 그의 근육에서 자기 보호 반응을 완료하고 그의 생명을 구한 동료에 대한 감사를 수확하기 위해 노력했다. 우리가 함께 일한 몇 달 동안 미겔은 윙윙거리는 소리가 거의 감소하지 않는다는 것을 알아차렸다. 그는 여전히 민감성을 경험했지만, 이러한 경험과 관련하여 불안을 더 잘 관리할 수 있었다.

흙(土) 요소의 조절 회복에 대한 사회적 시사점

CDC의 아동기 부정적 경험 연구에서 반영된 바와 같이 발달 트라우마의 성인 생존자는 사회 복지 시스템을 차지하고 공중 보건 클리닉을 넘쳐나게 하며, 형사 사법 시스템 불균형으로 대표된다. 생애 초기의 내장에 대한 동결 반응의 구체적이고 장기적인 영향에 대한 연구는 부족하지만, AAM에서 한 가지 가능한 설명이 나온다.

흙 요소는 복부 미주 신경의 완화 효과가 적은 유아기에 낮은 수준의 교감 각성으로도 차단될 수 있다. 흙은 기와 혈을 생성하고 다른 모든 요소의 기능을 지원히는 데 중심적인 역할을 한다. 이처럼 중요한 영양을 공급하고 지원하는 센터에서의 인생 초기의 혼란은 모든 곳에서 혼란의 역할을 할 것이다.

발달 트라우마의 대가는 생존자 삶의 질 저하에서 분명히 발견되지만, 사회생활에도 지대한 영향을 미친다. 사회 안전망의 재정적 비용은 어마어마하다. 발달 트라우마는 아이들이 학교에서 학업에서 성공하지 못하도록 하고, 성인이 되어 건강한 관계를 맺을 기회를 앗아가고, 범죄 행동과 중독의 기초가 되며, 개인, 가족 및 지역 사회의 건강과 복지에 깊은 영향을 미친다. 발달 트라우마가 성인의 질병 및 사망률에 미치는 영향에 대한 이해가 높아짐에 따라 양육 기술을 가르치고, 조기 트라우마를 해결하며, 유아 교육을 변화시키는 귀중한 프로그램이 생겨났다.

흙 요소에서 음식과 삶의 경험에서 영양분을 수확하는 비장의 역할은 트라우마 경험에서 가져가는 의미의 핵심이다. 지갑을 빼앗긴 경험에서 무엇을 소화했나요? 어떤 교훈을 얻었습니까? 그 동네에 절대 가지 말라고 배웠나요? 지갑을 가지고 다니지 않는 것? 밤에 나가지 말라고? 늙고 연약하고 심지어 동네에서도 안전하지 않다는 것? 지갑을 훔친 사람과 같은 성별이나 민족의 사람들을 믿으면 안 된다고? 그러한 질문과 의심은 우리의 삶과 세계를 위축시킨다.

반면에 그러한 경험에는 얻을 수 있는 다른 교훈이 있습니다. 세계를 확장하고 모두가 함께할 수 있는 더 나은 장소를 만드는 것이다. 치료사는 내담자가 안전감을 회복하고 경험을 소화하며 수축 경험을 변형하도록 도울 수 있다.

즉, 충격적인 경험에서 다양한 결론이 나올 수 있다. 공동체는 세대간 활동으로부터 혜택을 받을 것이다. 젊은이들은 일자리와 멘토가 필요하다. 이때, 젊은이는 누구입니까? 학교나 집에서 그의 경험은 어떻습니까? 내 지갑을 훔쳐도 괜찮다고 생각하게 만드는 그의 인생에서 무슨 일이 일어나고 있습니까? 그가 그와 우리 지역 사회에 매우 파괴적인 다른 범죄 행위를 저지르지 않고 구원받을 수 있습니까? 그런 일이 나에게나 다른 사람에게 다시 발생하지 않도록 하려면 어떻게 해야 합니까?

적절한 치료와 주의를 기울이면 확장이 수축을 대체할 수 있다. 의심과 불신을 키우는 대신 봉사, 진실한 이해, 연민, 공동체의 구조를 키운다면 세상은 더 좋고 더 나은 곳이 될 것이다.

결론

우리는 자기 보호 대응의 각 단계를 성공적으로 탐색하고 완료했으며 균형과 규제에 대한 경험을 통합했다. 향후 유사한 경험에 대응하는 방법에 대한 통찰력을 수집했다. 우리는 우리가 배운 기술과 우리가 된 사람에 감사한다. 트라우마적인 경험에 대해 감사할 수 있다고 생각하지 않았지만, 그로 인해 지금은 더 큰 사람이 되었다.

그뿐만 아니라, 삶의 달콤함을 즐길 수 있고 심장은 조절된 상태로 돌아간다. 그것은 혈액을 통해 몸, 마음, 감정, 영의 모든 틈으로 우리의 성공적인 완료를 알리는 신호이다. 교감신경 각성과 부교감신경 회복 사이의 쉬운 상승과 하강이 회복된다. 연동 운동은 소화 기관으로 돌아간다. 모든 감각 기관은 이완되고, 호기심이 많고, 이용 가능하지만, 활성화되지는 않는다.

자기방어적 반응은 그것이 시작된 금속 요소로 흘러 들어간다. 우리의 감각 또는 동물의 영혼을 다시 사용할 수 있다. 즉, 환경에서 감지된 위협에 대해 에너지를 집중하지 않고도 광범위하게 탐색할 수 있을 만큼 아주 안전하다고 느낀다. 다른 사람 및 환경과의 상호 작용을 허용하는 연결에 대한 호기심과 능력의 상태로 돌아왔다. 우리는 금속에 대한 개방적이고 감각적인 호기심 속에 살고 있다. 이 상태에서 상황에 따라 필요한 경우 각성 반응을 깨우고 새로운 자기 보호 순환을 시작할 수 있다.

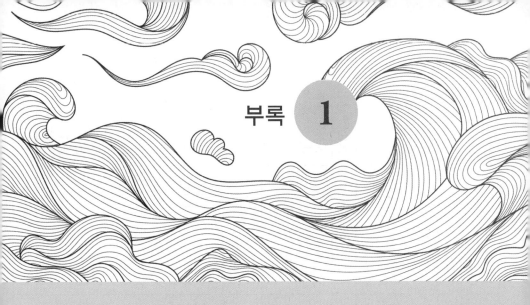

부록 1

오행 상응표

오 행 Element	금속(金) Metal	물(水) Water	나무(木) Wood	불(火) Fire	흙(土) Earth
계절 Season	가을	겨울	봄	여름	늦여름
신체 기관 Organ Systems	폐와 대장 Lung and Colon	신장과 방광 Kidney, Bladder	간과 담낭 Liver and Gall Bladder	심장, 소장, 심포, 삼초 Heart, Small Intestine, Heart Protector, Triple Heater	비장, 위 Spleen, Stomach
감정 Emotion	영감/슬픔	지혜/공포	희망/분노	기쁨/공황	동정/무관심
성공적인 자기 보호 반응의 역할 Role in Successful Self-Protective Response	호기심 회복, 각성을 일깨우기, 내수용감각 인식의 기조	신호 센터, 가동화 반응에 연료를 공급하는 힘	반응을 동원하기, 위협에 정향하기, 싸움 또는 도피 반응을 위한 전략수립 및 실행	일관성을 회복하기	어려운 경험 소화하기, 교훈을 얻기
성공적이지 못하거나 완료하지 못한 자기보호 반응 Unsuccessful or Incomplete Self-Protective Response	과다각성: 불안, 신경과민, 빠른 호흡 과소각성: 얕은 호흡, 멍하거나 공허한 표정, 피로	과다각성: 공황, 불안, 안절부절 과소각성: 쓰러짐, 공포증	과다각성: 경직된 충동, 생각, 감정과 조직; 지속적으로 위협에 대비해 동원하는 상태, 만성적이고 비합리적인 분노와 변덕스러움, 긴장되고 통증이 있는 조직 과소각성: 늘어지거나 수동적인 충동, 사고, 감정과 조직; 위협에 반응하려는 이 자기가 거의 없는 상태, 존재감이 없는 듯함	과다각성: 공황발작, 공포, 냉소적 유머, 불면, 멈추지 않는 생각 과소각성: 해리, 생기가 없는 눈과 밋밋한 감정, 연결이 어려움, 기억과 집중력 저하	과다각성: 소화기계와 근육의 고긴장 상태 – 뻣뻣하고 굳은 몸, 마르고 딱딱한 대변, 지치나 보살핌을 받아들이기 어려움 과소각성: 소화기계와 근육의 저긴장 상태 – 물렁하고 늘어진 몸, 영양소를 흡수하거나 음식을 에너지로 전환하는 데 어려움. 교훈을 얻거나 경험을 통합하기 어려움.
발생 Engenders	위험에 대한 신호	가동화를 위한 힘	심장 일관성	소화와 교훈을 얻기	감각적 호기심

	가동화, 위협에 정향하기	심장 일관성	통합과 소화	감각적 호기심	위협에 대한 신호
제어 Controls					
신체 조직 Tissue	피부와 체모	뼈, 뇌, 척수	인대, 힘줄, 근육	혈관	살과 근육
가치 Virtue	정의	지혜	자비	예의	이타심
저장 Stores	기(氣)/에너지, 호흡	유전적 잠재력 혹은 정(精)	혈액(血)	마음의 영혼(神)	자양분
정신 기능 Spirit	po, 혹은 동물적 영(魄)	의지력 혹은 지zhi(智)	에테르적 영혼, 혹은 훈-hun(魂)	의식, 현존(神)	목적, 의지(意)
원형적 질문 Archetypal Questions	나는 숨이 스며들 수 있도록 내놓을 수 있을까? 불안전함을 견딜 수 있는가?	농작물을 충분히 비축해 두었나? 연료는 충분한가? 나는 이 추운 겨울을 버텨낼 수 있을까?	나는 장애물을 어떻게 극복하고 세계을 틔우며 성장할 수 있느냐? 나의 성장과 성장하는 계절에 희망이 있을까?	모든 심장을 뛰게 하는 단 하나의 위대한 심장을 어떻게 찾을 수 있을까? 다른 존재들과 함께 사랑과 기쁨을 찾을 수 있을까?	어떻게 하면 인생이 교훈을 열매 맺을 수 있을까? 어떻게 하면 어려운 경험을 소화하고 내 삶에 통합할 수 있을까?
조절을 강화하기 위한 실습들 Exercises to Enhance regulation	내수용 감각 깨우는 것 보호적인 컨테이너로 그 역할을 하는 피부의 체화된 인식을 생성하는 것 외상성 스트레스 후 횡격막 시스템의 조절을 회복하는 것	안전감에 대한 신체 감각 느낌을 세우기 깨진 정체성을 회복하기 신장/부신 시스템을 구축하기 뇌간의 공포 센터 조절의 능력을 회복하기 뼈의 유연성과 회복성을 지지하기	2차 횡격막의 보호와 방어 반응과 고유수용성감각의 기능을 회복하기 정향 시스템에서 운동과 감각 기능을 통합하기 열려 활력을 회복하기	심포의 중심구에서 내수용감각 회복하기 상호 조절을 이용하여 자동 조절을 회복하기 연결을 위한 인프라 재건하기 마음의 영혼을 회복하기	내장의 연동 운동 회복하기 근육과 살의 지장된 연료 반응을 지원하기 체액 조절을 회복하기

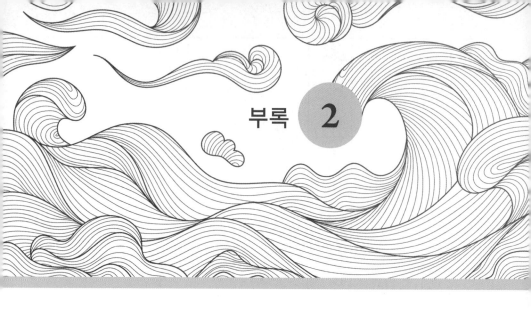

부록 2

AAM의 12 장기조직 또는 "관료"

AAM(침술 및 동양의학)은 신체와 장기를 하나의 왕국으로 간주하며, 각 장기조직은 왕국의 원활하고 일관된 운영에 필수적인 12가지 기능 또는 부서 중 하나를 담당하는 관료로 시적으로 묘사된다. 각 관료는 다음과 같이 설명한다.

- 심장Heart: 군주와 통치자의 직위를 가지며, 정신의 광휘가 여기서 비롯된다.(心者 君主之官 神明出焉)
- 폐Lung: 대신과 재상의 직위를 가지며, 생명력을 공급하는 네트워크의 조절이 여기서 비롯된다.(肺者 相傳之官 治節出焉)
- 간Liver: 군대의 장군의 직위를 가지며, 상황 평가와 계획 수립이 여기서 비롯된다.(肝者 將軍之官 謀慮出焉)
- 담낭Gall Bladder: 공정함과 정확함을 책임지며, 결단력과 결정이 여기서 비롯된다.(膽者 中正之官 決斷出焉)
- 심포Pericardium: 내관 및 사절의 역할을 담당하며, 기쁨과 환희가

382

여기서 비롯된다.(膻中者 臣使之官 喜樂出焉)

- 비장과 위Spleen and Stomach: 저장고와 곡물 창고를 관리하며, 오미 五味가 여기서 비롯된다.(脾胃者 食膻之官 五味出焉)
- 대장Colon, Large Intestine은 운송을 담당하며, 변형의 잔여물이 여기 서 비롯된다.(大腸者 傳道之官 變化出焉)
- 소장Small Intestine은 수용과 생육을 담당하며, 변형된 물질이 여기 서 비롯된다.(小腸者 受盛之官 化物出焉)
- 신장Kidneys은 힘의 창조를 담당하며, 기술과 능력이 여기서 비롯 된다.(腎者 作强之官 伎巧出焉)
- 삼초Triple Burner는 통로를 열고 관개를 담당하며, 체액의 조절이 여기서 비롯된다.(三焦者 決瀆之官 水道出焉)
- 방광Bladder은 지역과 도시를 관리하며, 체액을 저장한다. 그런 다 음 기氣의 변환이 그 힘을 발휘하게 된다.(膀胱者 州都之官 津液 藏焉)

이들 각각의 장부 시스템은 서로 음/양 관계로 짝을 이루며, 각 쌍은 하나의 오행Element에 속하고 공명하는 상응 관계를 공유한다. 장부 시 스템은 상호 보완적으로 기능하면서 서로를 지지하고 통제하게 된다.

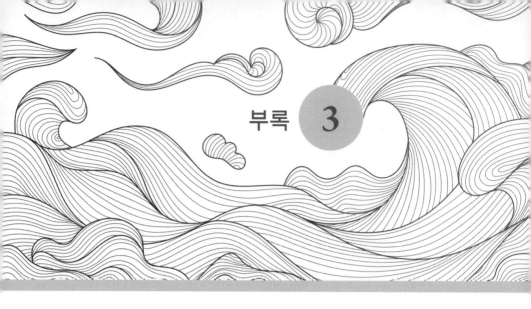

내수용 감각Interception을
향상시키기 위한 유용한 표현들

- "그것을 당신의 몸 어디에서 느끼시나요?"

- "외부에서 볼 때 저는 이런 점을 알아차립니다 (예: 얼굴 근육이 부드러워지는 것, 신장의 리드미컬한 맥동, 제 손 아래에서 배가 부드러워지는 것, 간이 확장되고 더 풍부해지는 것). 내부에서는 어떤 점을 알아차리시나요?"

- "이것을 알아차리면서 (예: 등 근육이 부드러워지는 것, 신장이 가라앉는 것, 더 깊은 호흡), 몸의 다른 부분에서는 무엇을 느끼시나요?"

- "더 깊은 숨을 들이쉬었을 때, 몸의 다른 부분에서 무엇을 느끼셨나요?"

- "방금 배에서 좋은 꼬르륵 소리가 났네요. 외부에서 볼 때 몸이 더

부드러워진 것 같아요. 내부에서는 어떤 느낌인가요?"

- "이런저런 것들을 경험할 때 (예: 배에서 꼬르륵 소리가 나는 것, 등이 테이블에 닿는 느낌, 배가 부드러워지는 것, 신장이 가라앉는 것, 근육이 이완되는 것), 몸 전체에서 무엇을 느끼시나요?"

- "외부에서 볼 때 턱이 점점 긴장되어가는 것 같아요. 만약 당신이 이 의자가 가장 편안하고 지지되는 곳에 주의를 기울인다면, 턱에는 어떤 변화가 있을까요?"

- 지금 당신의 눈은 먼 곳을 보는 듯한 표정이네요. 만약 이 방으로 다시 주의를 가져와서 파란색을 찾아본다면, 얼마나 많은 파란색 물건을 찾을 수 있을까요?

- 지금 우리가 터치하고 있는 (또는 집중하고 있는) 이 부위와 같은 느낌을 주는 다른 신체 부위가 있나요?

- 지금 우리가 터치하고 있는 (또는 집중하고 있는) 이 부위와는 다른 느낌을 주는 다른 신체 부위가 있나요?

- 제가 당신의 이 부위(예: 뼈, 피부, 근육)에 주의를 기울일 때와 당신의 저 부위(예: 뼈, 피부, 근육)에 주의를 기울일 때, 그 느낌이 다르게 느껴지나요? (또는 이 질문은 당신 자신의 주의에 대한 것이 될 수 있습니다: "당신이 주의를 기울인다면…")

- 당신의 이 부위(예: 뼈, 피부, 근육)를 인식하는 것과 저 부위(예: 뼈, 피부, 근육)를 인식하는 것 사이에 어떤 동일한 느낌이 있나요?

- 만약 당신의 주의를 이 부위(예: 뼈, 피부, 근육)로 가져갔다가 저 부위(예: 뼈, 피부, 근육)로 가져간다면, 둘 중에 어느 쪽이 더 마음에 드나요? 또는 어느 쪽의 감각을 더 좋아하거나 싫어하나요?

- 우리는 격식을 차리는 자리에 있는 것이 아닙니다. 나는 당신의 몸 속에서 일어나는 어떤 움직임이든, 당신의 시스템 활력 회복의 징후로 기뻐합니다. 복부의 움직임에 대해 긴장할 필요가 없습니다. 트림이나 방귀조차도 환영하고, 기쁘게 생각합니다.

참고 문헌

1 Margaret Reed MacDonald, *Three Minute Tales: Stories from around the World to Tell or Read When Time Is Short* (Little Rock, AR: August House, 2004), 145.

서문

1 "How to Listen for a Leading," QuakerSpeak, http://quakerspeak.com/how-to-listen-for-a-leading.

2 Somatic Experiencing Trauma Institute, https://traumahealing.org.

3 Somatic Practice: Trainings with Kathy L. Kain, www.somaticpractice.net.

서론

1 Bessel van der Kolk, *The Body Keeps the Score: Brain, Mind, and Body in the Healing of Trauma* (New York: Viking. 2014), 47.

2 Van der Kolk, *Body Keeps the Score.*

3 Hippocrates, *On Ancient Medicine,* trans. Francis Adams (Whitefish, MT: Kessinger, 2010).

4 Peter Levine and Ann Frederick, *Waking the Tiger: Healing Trauma* (Berkeley, CA: North Atlantic Books, 1997).

5 Ted J. Kaptchuk, *The Web That Has No Weaver,* 2nd ed. (New York: McGraw-Hill, 2000), xix.

1장

1 Jonathan Shay, *Achilles in Vietnam: Combat Trauma and the Undoing of Character* (New York: Scribner, 1994); Jonathan Shay, *Odysseus in America: Combat Trauma and the Trials of Homecoming* (New York: Scribner, 2002). For a later example of a poet's interest in trauma, see Jessica Toomer, *This Veteran Is Using Shakespeare to Heal: Who Knew Shakespeare Could Help Veterans with PTSD?* www.guideposts.org/inspiration/people-helping-people/this-veteran-is-using-shakespeare-to-heal.

2 Cecilia Tasca, Mariangela Rapetti, Mauro Giovanni Carta, and Bianca Fadda. "Women and Hysteria in the History of Mental Health," *Clinical Practice and Epidemiology in Mental Health* 8, 110–19. http://doi.org/10.2174/1745017901208010110.

3 "History of PTSD in Veterans: Civil War to DSM-5," PTSD: National Center for PTSD,

U.S. Department of Veterans Affairs, www.ptsd .va.gov/public/PTSD-overview/basics/history-of-ptsd-vets.asp.

4 "How Common Is PTSD?" PTSD: National Center for PTSD, U.S. Department of Veterans Affairs, www.ptsd.va.gov/public/PTSD-overview/basics/how-ommon-is-ptsd.asp.

5 "What Is Posttaumatic Stress Disorder?" American Psychiatric Association www.psychiatry.org/patients-families/ptsd/what-is-ptsd.

6 A. A. Stone "Post Traumatic Stress Disorder and the Law: Critical Review of the ew Frontier," *Bulletin of the American Academy of Psychiatry and the Law* 21, no. 1 (1993).

7 Peter Levine, *In an Unspoken Voice: How the Body Releases Trauma and Restores Goodness* (Berkeley, CA: North Atlantic Books, 2010).

8 Stephen W. Porges, *The Polyvagal Theory: Neurophysiological Foundations of Emotions, Attachment, Communication, and Self-Regulation* (New York: W. W. Norton. 2011).

9 Levine and Frederick, *Waking the Tiger.*

10 Wayne B. Jonas, Joan A. G. Walter, Matt Fritts, Richard C. Niemtzow, "Acupuncture for the Trauma Spectrum Response: Scientific Foundations, Challenges to Implementation," *Medical Acupuncture* 23, no. 4 (2011): 249–62.

11 Rachel Karr-Morse and Meredith Wiley, *Scared Sick: The Role of Childhood Trauma in Adult Disease* (New York: Basic Books, 2012), 20–21.

12 Bruce S. McEwen, Jason D. Gray, and Carla Nasca, *"Recognizing Resilience: Learning from the Effects of Stress on the Brain,"* *Neurobiology of Stress* 1 (2015): 2.

13 Robert M. Sapolsky, *Why Zebras Don't Get Ulcers: The Acclaimed Guide to Stress, Stress-Related Diseases, and Coping,* 3rd ed. (New York: Henry Holt 2004), 11.

14 Bruce S. McEwen and J. C. Wingfield, "The Concept of Allostasis in Biology and Biomedicine," *Hormones and Behavior* 43, no. 1 (2003): 2–15.

15 Bruce S. McEwen,"Allostasis and the Epigenetics of Brain and Body Health Over the Life Course: The Brain On Stress," *JAMA Psychiatry* 74, no. 6 (2017).

16 Bruce S. Ewen and Eliot Stellar, "Stress and the Individual: Mechanisms Leading to Disease" *Archives of Internal Medicine* 153, no. 18 (1993): 2093–101, doi:10.1001/archinte.1993.00410180039004.

17 Robert-Paul Juster, "From Stressed Neurons to Resilient Neighborhoods: Discussion with Drs. Lia N. Karatsoreos and Bruce S. McEwen," *Mammoth Magazine* 13, Summer 2013.

18 Daniel J. Siegel, *Mindsight: The New Science of Personal Transformation* (New York: Bantam, 2011).

19 David W. Brown, Robert Anda, Henning Tiemeier, Vincent J. Felitti, Valerie J. Edwards, Janet B. Croft, and Wayne H. Giles, "Adverse Childhood Experiences and the Risk of Premature Mortality," *American Journal of Preventative Medicine* 37, no. 5 (2009): 389–96.

20 Kathy L. Kain and Stephen J. Terrell, *Nurturing Resilience: Helping Clients Move Forward From Developmental Trauma—An Integrative Somatic Approach* (Berkeley, CA: North Atlantic Books, 2018).

21 Peter Levine, *In an Unspoken Voice: How the Body Releases Trauma and Restores Goodness* (Berkeley, CA: North Atlantic Books, 2010).

22 Nityamo Sinclair-Lian, Michael Hollifield, Margaret Menache, Teddy Warner, Jenna Viscaya, Richard Hammerschlag, "Developing a Traditional Chinese Medicine Diagnostic Structure for Post-Traumatic Stress Disorder," *Journal of Alternative and Complementary Medicine* 12, no. 1 (2006): 45–57; and Michael Hollifield, Nityamo Sinclair-Lian, Teddy Warner, Richard Hammerschlag, "Acupuncture for Posttraumatic Stress Disorder: A Randomized Controlled Pilot Trial," *Journal of Nervous and Mental Disease* 195, no. 6 (2007): 504–13.

23 See Hollifield 2011; Charles Engel, Elizabeth H. Cordova, David M. Benedek, Xian Liu, Kristie Gore, Christine Goertz, Michael C. Freed, Cindy C. Crawford, Wayne B. Jonas, Robert J. Ursano, "Randomized Effectiveness Trial of a Brief Course of Acupuncture for Post Traumatic Stress Disorder, *Medical Care* 52, no. 12 (2014), Suppl. 5; and Wayne Jonas, Dawn Bellanti, Charmagne Paat, Alaine Duncan, Ashley Price, Weimin Zhang, Louis M. French, Heechin Chae, "A Randomized Exploratory Study to Evaluate Two Acupuncture Methods for the Treatment of Headaches Associated with Traumatic Brain Injury," *Medical Acupuncture* 28, no. 3 (2016).

24 Courtney Lee, Cindy Crawford, Dawn Wallerstedt, Alexandra York, Alaine Duncan, Jennifer Smith, Meredith Sprengel, Richard Welton, and Wayne B. Jonas, "The Effectiveness of Acupuncture Research Across Components of the Trauma Spectrum Response (TSR): A Systematic Review of Reviews, *Systematic Reviews* 1 (2012): 46.

25 Courtney Lee, Dawn Wallerstedt, Alaine Duncan, Alexandra York, Michael Hollifield, Richard Niemtzow, Stephen Burns and Wayne B. Jonas, "Design and Rationale of a Comparative Effectiveness Study to Evaluate Two Acupuncture Methods for the Treatment of Headaches Associated with Traumatic Brain Injury," *Medical Acupuncture* 23 no, 4 (2011).

26 Laura Krejci, Kennita Carter, and Tracy Gaudet, "Whole Health: The Vision and Implementation of Personalized, Proactive Patient-Driven Health Care for Veterans," *Medical Care* 52, no. 12 (2014): Supplement 5; and Tracy Gaudet, "Turning the Promise of Truly Integrative Medicine into Reality," *Alternative Therapies in Health and Medicine* 14, no. 4 (2008): 66–75.

27 Josephine P. Briggs, "Perspectives on Complementary and Alternative Medicine Research," *Journal of the American Medical Association* 310, no. 7 (2013): 691–92.

28 Wayne B. Jonas, Richard Welton, Roxana Delgado, Sandra Gordon, Weimin Zhang, "CAM in the United States Military: Too Little of a Good Thing?" *Medical Care* 52 (2014): S9–S12.

29 Amanda Hull, Matthew Reinhard, Kelly McCarron, Nathaniel Allen, Michael Corey Jecman, Alaine Duncan, and Karen Soltes, "Acupuncture and Meditation for Military

Veterans: First Steps of Quality Management and Future Program Development, *Global Advances in Health and Medicine* 3, no. 4 (2014): 27–31.

30 Bessel van der Kolk, Laura Stone, Jennifer West, Alison Rhodes, David Emerson, Michael Suvak, and Joseph Spinazzolla, "Yoga as an Adjunctive Treatment for Posttraumatic Stress Disorder: A Randomized Controlled Trial," *Clinical Psychiatry* 75, no. 6 (2014): e559–65; and Daniel J. Libby, Felice Reddy, Corey Pilver, and Rani Desi, "The Use of Yoga in Specialized VA PTSD Treatment Programs," *International Journal of Yoga Therapy* 22 (2012): 79–87.

31 Anthony J. Lisi and Cynthia A. Brandt, "Trends in the Use and Characteristics of Chiropractic Services in the Department of Veterans Affairs," *Journal of Manipulative Physiolical Therapeutics* 39, no. 5 (2016): 381–86.

32 F. Zangrando, G. Piccinini, C. Tagliolini, G. Marsilli, M. Iosa, and T. Paolucci, "The Efficacy of a Preparatory Phase of a Touch-Based Approach in Treating Chronic Low Back Pain: A Randomized Controlled Trial," *Journal of Pain Research* 10 (2017): 941–49.

33 Kathryn M. Magruder, Nancy Kassam-Adams, Siri Thoresen, and Miranda Olff, "Prevention and Public Health Approaches to Trauma and Traumatic Stress: A Rationale and a Call to Action," *European Journal of Psychotraumatology* 7 (2016).

34 Vincent J. Felitti, Robert Anda, Dale Nordenberg, David F. Williamson, Alison M. Spitz, Valerie Edwards, Mary P. Koss, and James S. Marks, "Relationship of Childhood Abuse and Household Dysfunction to Many of the Leading Causes of Death in Adults," *American Journal of Preventative Medicine* 14, no. 4 (1998).

35 "Adverse Childhood Experience (ACE) Questionnaire," National Council of Juvenile and Family Court Judges, www.ncjfcj.org/sites/default /files/Finding%20Your%20 ACE%20Score.pdf.

36 Bruce S. McEwen, Jason Gray, and Carla Nasca, "Recognizing Resilience: Learning from the Effects of Stress on the Brain," *Neurobiology of Stress* 1 (2015), 1–11.

37 Jamie L. Hanson, Amitabh Chandra, Barbara L. Wolfe, and Seth D. Pollak, "Association Between Income and the Hippocampus," *PLoS One* 6 (2011), https://doi.org/10.1371/journal.pone.0018712.

38 Peter J. Gianaros, Jeffrey A. Horenstein, Sheldon Cohen, Karen A. Matthews, Sarah M. Brown, Janine D. Flory, Hugo D. Critchley, Stephen B. Manuck, and Ahmad R. Hariri, "Perigenual Anterior Cingulate Morphology Covaries with Perceived Social Standing," *Social Cognitive and Affective Neuroscience* 2 (2007), 161–73.

39 Peter J. Gianaros, Ahmad Hariri, Lei K. Sheu, Matthew Muldoon, Kim Sutton-Tyrrell, and Stephen B. Manuck, "Preclinical Atherosclerosis Covaries With Individual Differences in Reactivity and Functional Connectivity of the Amygdala," *Biological Psychiatry* 65 (2009): 943–50.

40 Shanta R. Dube, Vincent J. Felitti, Maxia Dong, Daniel P. Chapman, Wayne H. Giles, and Robert F. Anda, "Childhood Abuse, Neglect and Household Dysfunction and the Risk of Illicit Drug Use: The Adverse Childhood Experience Study," *Pediatrics* 111, no.

3 (2003): 564–72.

41 Susan D. Hillis, Robert F. Anda, Vincent J. Felitti, and P. A. Marchbanks. "Adverse Childhood Experiences and Sexual Risk Behaviors in Women: A Retrospective Cohort Study," *Family Planning Perspectives* 33 (2001): 206–11.

42 Charles L. Whitfield, Robert F. Anda, Shanta R. Dube, and Vincent J. Felitti, "Violent Childhood Experiences and the Risk of Intimate Partner Violence in Adults: Assessment in a Large Health Maintenance Organization," *Journal of Interpersonal Violence* 18, no. 2 (2003): 166–85.

43 David F. Williamson, T. J. Thompson, Robert F. Anda, W. H. Dietz, and Vincent J. Felitti. "Body Weight, Obesity, and Self-Reported Abuse in Childhood," *International Journal of Obesity* 26 (2002): 1075–82.

44 Maxia Dong, Wayne H. Giles, Vincent J. Felitti, Shanta R. Dube, J. E. Williams, Daniel P. Chapman, Robert F. Anda, "Insights Into Causal Pathways for Ischemic Heart Disease: Adverse Childhood Experiences Study," *Circulation* 110 (2004): 1761–66.

45 Robert F. Anda, David W. Brown, Shanta R. Dube, J. Douglas Bremner, Vincent J. Felitti, and Wayne H. Giles, "Adverse Childhood Experiences and Chronic Obstructive Pulmonary Disease in Adults," *American Journal of Preventative Medicine* 34, no. 5 (2008): 396–403.

46 Maxia Dong, Robert F. Anda, Shanta R. Dube, Vincent J. Felitti, and Wayne H. Giles, "Adverse Childhood Experiences and Self-Reported Liver Disease: New Insights into a Causal Pathway," *Archives of Internal Medicine* 163 (2003): 1949–56.

47 Shanta R. Dube, DeLisa Fairweather, William S. Pearson, Vincent J. Felitti, Robert F. Anda, and Janet B. Croft, "Cumulative Childhood Stress and Autoimmune Disease," *Psychomatic Medicine* 71 (2009): 243–50.

48 Daniel P. Chapman, Anne G. Wheaton, Robert F. Anda, Janet B. Croft, Valerie J. Edwards, Yong Liu, Stephanie L. Sturgis, and Geraldine S. Perry, "Adverse Childhood Experiences and Sleep Disturbances in Adults," *Sleep Medicine* 12 (2011): 773–79.

49 Daniel P. Chapman, Robert F. Anda, Vincent J. Felitti, Shanta R. Dube, Valerie J. Edwards, and Charles L. Whitfield. "Adverse Childhood Experiences and the Risk of Depressive Disorders in Adulthood, *Journal of Affective Disorders* 82 (2004): 217–25.

50 Shanta R. Dube, Robert F. Anda, Vincent J. Felitti, Daniel P. Chapman, David F. Williamson, and Wayne H. Giles, "Childhood Abuse, Household Dysfunction and the Risk of Attempted Suicide Throughout the Life Span: Findings from Adverse Childhood Experiences Study," *Journal of the American Medical Association* 286 (2001): 3089–96.

51 Heather Larkin, Joseph J. Shields, and Robert F. Anda, "The Health and Social Consequences of Adverse Childhood Experiences (ACE) Across the Lifespan: An Introduction to Prevention and Intervention in the Community," *Journal of Prevention and Intervention in the Community* 40, no. 4 (2012): 263–70.

52 Katie A. Ports, Derek C. Ford, and Melissa T. Merrick, "Adverse Childhood

Experiences and Adult Sexual Victimization," *Child Abuse and Neglect* 51 (2016): 313–22.

53 Robert F. Anda, Vincent J. Felitti, Vladimir I. Fleisher, Valerie J. Edwards, Charles L. Whitfield, Shanta R. Dube, and David F. Williamson. "Childhood Abuse, Household Dysfunction, and Indicators of Impaired Worker Performance," *Permanente Journal* 2004;8(1): 30–38.

54 Kain and Terrell, *Nurturing Resilience.*

55 Laurie Leitch, "Action Steps Using ACEs and Trauma InforMedical Care: A Resilience Model," *Health Justice* 5 (2017): 5; and Carmela DeCandia and Kathleen Guarino, "Trauma-Informed Care: An Ecological Response," *Journal of Child and Youth Care Work* (2015): 7–32.

56 Robert F. Anda, Vincent J. Felitti, J. D. Walker, Charles Whitfield, J. Douglas Bremner, Bruce D. Perry, Shanta R. Dube, and Wayne H. Giles, "The Enduring Effects of Abuse and Related Adverse Experiences in Childhood: A Convergence of Evidence from Neurobiology and Epidemiology," *European Archives of Psychiatry and Clinical Neuroscience* 56, no. 3 (2006): 174–86.

2장

1 Porges, *Polyvagal Theory.*

2 Stephen W. Porges and Senta A. Furman, "The Early Development of the Autonomic Nervous System Provides a Neural Platform for Social Behavior: A Polyvagal Perspective," *Infant and Child Development* 20, no. 1 (2011): 106–18, http://doi.org/10.1002/icd.688.

3 Porges and Furman, 2011.

4 Elizabeth R. Sowell, Bradley Peterson, Paul M. Thompson, and Arthur W. Toga, "Mapping Cortical Change Across the Human Life Span," *Nature Neuroscience* 6, no. 3 (2003): 309–15.

5 Stephen W. Porges, "Love: An Emergent Property of the Mammalian Autonomic Nervous System," *Psychoneuroendochrinology* 23, no. 8 (1998): 837–61.

6 Sebastian Junger, *Tribe: On Homecoming and Belonging* (New York: Hachette Book Group, 2016).

7 Stephen Porges, personal communication, July 23, 2018.

8 Junger, *Tribe.*

9 Karin Roelofs, "Freeze for Action: Neurobiological Mechanisms in Animal and Human Freezing," *Philosophical Transactions of the Royal Society B: Biological Sciences* 372, no. 1718 (2017), http://doi.org/10.1098 /rstb.2016.0206.

3장

1 Lao Tzu and Sam Torode, *The Tao te Ching: The Book of the Way,* based on translation by Dwight Goddard. (Nashville, TN: Ancient Renewal, 2013).

2 Angela Hicks, John Hicks, and Peter Mole, *Five Element Constitutional Acupuncture,* 2nd ed. (London: Churchill Livingstone, 2011).

3 Claude Larre and Elisabeth Rochat de la Vallee, *Survey of Traditional Chinese Medicine* (Paris: Institut Ricci and Columbia, MD: Traditional Acupuncture Institute, 1986).

4 Harriet Beinfeld and Efrem Korngold, *Between Heaven and Hearth* (New York: Ballantine Books, 1991), 30.

5 Levine, *An Unspoken Voice,* 2010.

6 Kaptchuk, *Web That Has No Weaver,* 43–46.

7 Giovanni Maciocia, *The Foundations of Chinese Medicine* (London: Churchill Livingston, 1989), 35–38.

8 Maciocia, *Foundations of Chinese Medicine,* 46–47.

9 Wayne B. Jonas, Joan A. G. Walter, Matt Fritts, and Richard C. Niemtzow, "Acupuncture for the Trauma Spectrum Response," *Medical Acupuncture* 23, no. 4 (2011): 249–62.

10 Jonas, Walter, Fritts, and Niemtzow, "Acupuncture for the Trauma Spectrum Response."

11 Michael Hollifield, "Acupuncture for Posttraumatic Stress Disorder: Conceptual, Clinical, and Biological Data Support Further Research," *CNS Neuroscience and Therapeutics* 17 (2011): 769–79.

12 Manfred Porkert, *Theoretical Foundations of Chinese Medicine: Systems of Correspondence,* East Asian Science Series (Boston: MIT Press, 1974).

13 Levine and Frederick, *Waking the Tiger.*

14 John R. Worsley, *Traditional Acupuncture: Vol II Traditional Diagnosis* (London: The College of Traditional Acupuncture, 1990).

15 Hicks, Hicks, and Mole, *Five Element Constitutional Acupuncture.*

16 See appendix two for a list of the organ systems described in the *Huang Di Neijing (Yellow Emperor's Classic of Internal Medicine).* This textbook of internal medicine is 2,500 years old and is oldest known medical text in the world.

17 Hicks, Hicks, and Mole, *Five Element Constitutional Acupuncture.*

18 John Hicks and Angela Hicks, *Healing Your Emotions: Discover Your Element Type and Change Your Life* (London: Thorsons, 1999).

19 Claude Larre and Elisabeth Rochat de la Vallee, The Secret Treatise of the Spiritual Orchid: Neijing Suwen Chapter 8, 2nd ed. (Cambridge: Monkey Press. 1992), 49–57.

20 Ibid, 115–18.

4장

1 Deanne Juhan, *Job's Body: A Handbook for Bodywork,* 2nd ed. (New York: Barrytown/ Station Hill Press, 2003).

2 Ruth Feldman, *Maternal Touch and the Developing Infant: The Handbook of Touch,* ed. M. J. Hertenstein and S. J. Weiss (New York: Springer, 2011), 373–407.

3 Allan N. Schore, "Early Interpersonal Neurobiological Assessment of Attachment and Autistic Spectrum Disorders," *Frontiers in Psychology* 5 (2014): 1049, doi:10.3389/ fpsyg.2014.01049.

4 Bruce Perry and Maia Szalavitz, *Born for Love: Why Empathy is Essential— and Endangered* (New York, Harper Collins, 2010).

5 K. M. Penza, C. Heim, and C. Nemeroff, "Neurobiological Effects of Childhood Abuse: Implications for the Pathophysiology of Depression and Anxiety" *Archives of Womens Mental Health* 6 (2003): 15–22.

6 Allan N. Schore, "Early Organization of the Nonlinear Right Brain and Development of a Predisposition to Psychiatric Disorders," *Development and Psychopathology* 9, no. 4 (1997): 595–631.

7 Allan N. Schore and Ruth P. Newton, "Using Modern Attachment Theory to Guide Clinical Assessments of Early Attachment Relationships," in *Attachment-Based Clinical Work with Children and Adolescents, Essential Clinical Social Work Series,* ed. J. E. Bettmann and D. Demetri Friedman (New York Springer, 2013).

8 John Bowlby, *Separation, Anxiety and Anger* (New York. Basic Books, 1976).

9 Victoria Latifses, Debra Bendell Estroff, Tiffany Field, and Joseph P. Bush, "Fathers Massaging and Relaxing Their Pregnant Wives Lowered Anxiety and Facilitated Marital Adjustment," *Journal of Bodywork and Movement Therapies* 9, no. 4 (2005): 277–82.

10 Tiffany Field, Nancy Grizzle, Frank Scafidi, Sonya Abrams, Sarah Richardson, Cynthia Kuhn, and Saul Schanberg, "Massage Therapy for Infants of Depressed Mothers," *Infant Behavior and Development* 19 (1996): 107–12.

11 Kate White, ed. *Touch: Attachment and the Body* (London: Karnac Books, 2004).

12 Erik Ceunen, Johan W. S. Vlaeyen, and Ilse Van Diest, "On the Origin of Interoception," *Frontiers in Psychology* 7 (2016): https://doi.org/10.3389 /fpsyg.2016.00743.

13 Rollin McCraty and Maria A. Zayas, "Cardiac Coherence, Self-Regulation, Autonomic Stability, and Psychosocial Well-Being," *Frontiers in Psychology* 5 (2014): 1090, http:// doi.org/10.3389/fpsyg.2014.01090.

14 Robert Whitehouse and Diane Poole-Heller, "Heart Rate in Trauma: Patterns Found in Somatic Experiencing and Trauma Resolution," *Biofeedback* 36, no. 1 (2008): 24–29.

15 McCraty and Zayas, "Cardiac Coherence."

16 "Resonance," HowStuffWorks, August 25, 2009, https://science.howstuffworks.com/ resonance-info.htm.

17 Encyclopaedia Britannica Online, s.v. "Resonance," accessed September 24, 2018, https://www.britannica.com/science/resonance-vibration

18 McCraty and Zayas, "Cardiac Coherence."

19 Richard Lannon, Fari Amini, and Thomas Lewis, *A General Theory of Love* (New York: Random House, 2000).

20 Jack Kornfield, *The Wise Heart: A Guide to the Universal Teachings of Buddhist Psychology* (New York: Bantam Books. 2008), 17.

21 Junger, *Tribe.*

22 Joselyn A. Sze, Anett Gyurak, Joyce W. Yuan, and Robert W. Levenson, "Coherence Between Emotional Experience and Physiology: Does Body Awareness Training Have An Impact?" *Emotion* 10, no. 6 (2010): 803–14. Doi:10.1037/a0020146.

23 Antonio R. Damasio, "Subcortical and Cortial Brain Activity During the Feeling of Self-Generated Emotions," *Nature Neuroscience* 3, no. 10 (2000): 1049–56.

24 Graham Scarr, *Biotensegrity: The Structural Basis of Life* (East Lothian, Scotland, Handspring, 2014).

5장

1 Kain and Terrell, 2018.

2 Jonas, Walter, Fritts, and Niemtzow, "Acupuncture for the Trauma Spectrum Response."

3 James Giordano and Joan A. G. Walter, "Pain and Psychopathology in Military Wounded: How Etiology Epidemiology Sustain an Ethics of Treatment," *Practical Pain Management* 7, no. 6 (2007): 34–42.

4 Ron *Kurtz,* Body-Centered Psychotherapy: The Hakomi Method *(Mendocino, CA: LifeRhythm, 2007).*

5 Eugene T. Gendlin, *Focusing,* 2nd ed. (New York: Bantam Books, 1982).

6 Oliver G. Cameron, "Interoception: The Inside Story—A Model for Psychosomatic Processes," *Psychosomatic Medicine* 63, no. 5 (2001): 697–710.

7 Kathrin Malejko, Birgit Abler, Paul L. Plener, and Joana Straub, "Neural Correlates of Psychotherapeutic Treatment of Post-Traumatic Stress Disorder: A Systematic Literature Review," *Frontiers in Psychiatry* 8 (2017): 85. DOI=10.3389/fpsyt.2017.00085.

8 Martin P. Paulus and Murray B. Stein, "Interoception in Anxiety and Depression," *Brain Structure and Function* 214 (5–6) (2010): 451–63. doi:10.1007/s00429-010-0258-9.

9 Porges, *Polyvagal Theory,* 79.

10 "Direction of Cure," The School of Homeopathy, www.homeopathyschool.com/hy-study-with-us/what-is-homeopathy/direction-of-cure.

11 "Hering's Laws of Cure Help Us Understand How Homeopathy Works," Joette

Calabrese, Practical Homeopathy, https://joettecalabrese.com/blog/homeopathy/herings-laws-of-cure-help-us-understand-how-homeopathy-works.

12 J. A. Horton, P. R. Clance, C. Sterk-Elifson,and J. Emshoff. "Touch inPsychotherapy: A Survey of Patient's Experiences," *Psychotherapy* 32,no. 3 (1995): 443–57. Doi:10.1037/0033-3204.32.3.443.

13 For a deeper exploration of scope of practice, we suggest you consult Ben E. Benjamin and Cherie Sohnen-Moe, *The Ethics of Touch* (Tucson, AZ: Sohnen-Moe Associates, 2013).

14 Eugene Gendlin, *Focusing* (New York: Bantam Dell, 2007).

15 Ron Kurz, *Body Centered Psychotherapy* (Mendocino, CA: Life Rhythm Books, 1990).

16 Levine, *In an Unspoken Voice.*

17 Pat Ogden, Kekuni Minton, and Clare Pain, *Trauma and the Body: A Sensorimotor Approach to Psychotherapy,* 1st ed. (New York: W. W. Norton, 2006).

18 Francine Shapiro. *Eye Movement Desensitization and Reprocessing (EMDR) Therapy,* 3rd ed. (New York: Guilford Press. 2018).

19 Jonathan E. Sherin and Charles B. Nemeroff, "Post-Traumatic Stress Disorder: The Neurobiological Impact of Psychological Trauma," *Dialogues in Clinical Neuroscience,* 13, no. 3 (2011): 263–78.

20 Shira Segev, Maayan Shorer, Yuri Rassovsky, Tammy Pilowsky Peleg, Alan Apter, and Silvana Fennig, "The Contribution of Posttraumatic Stress Disorder and Mild Traumatic Brain Injury to Persistent Post Concussive Symptoms Following Motor Vehicle Accidents," *Neuropsychology* 7 (2016): 800–810, http://dx.doi.org/10.1037/neu0000299.

6장

1 Descriptions of the nature and function of the Metal Element are drawn from Hicks, Hicks, and Mole, *Five Element Constitutional Acupuncture,* 130–51.

2 Larre and Rochat de la Vallee, *Secret Treatise of the Spiritual Orchid,* 49–57.

3 Hicks and Hicks, *Healing Your Emotions,* 11.

4 Larre and Rochat de la Vallee, *Secret Treatise of the Spiritual Orchid,* 115–18.

5 Karen McCune, personal correspondence and class notes from her study with Nikki Bilton.

6 A. D. Craig, "How Do You Feel? Interoception: The Sense of the Physiological Condition of the Body," *Nature Reviews Neuroscience* 3, no. 8 (2002): 655–66. doi:10.1038/nrn894.

7 Martin P. Paulus and Murray B. Stein, "Interoception in Anxiety and Depression," *Brain Structure and Function* 214, nos. 5–6 (2010): 451–63. doi:10.1007/s00429-010-0258-9.

8 Kathrin Malejko, Birgit Abler, Paul L. Plener, and Joana Straube, "Neural Correlates of Psychotherapeutic Treatment of Post-Traumatic Stress Disorder: A Systematic Literature Review" *Frontiers in Psychiatry* 8 (2017): 85.

9 Porges, *Polyvagal Theory*.

10 Lisa Feldman Barrett and W. Kyle Simmons, "Interoceptive Predictions in the Brain." *Nature Reviews Neuroscience* 16, no. 7 (2015): 419–429. doi:10.1038/nrn3950.

11 A. D. (Bud) Craig, "How Do You Feel—Now? The Anterior Insula and Human Awareness," *Nature Reviews Neuroscience* 10, no. 1 (2009): 59–70.

12 Our acknowledgment and thanks to Peter Levine, the founder of Somatic Experiencing model for trauma resolution for the basis of this exercise. It is routinely taught in his Somatic Experiencing training program.

13 Ofer Zur, "Touch in Therapy and the Standard of Care in Psychotherapy and Counseling: Bringing Clarity to Illusive Relationships," *United States Association of Body Psychotherapists Journal (USABPJ)* 6, no. 2 (2007): 61–93, 84.

14 Susan Standring, *Gray's Anatomy: The Anatomical Basis of Clinical Practice*, 41st ed., (London: Elsevier, 2015).

15 Kain and Terrell, *Nurturing Resilience*.

7장

1 Descriptions of the nature and function of the Water Element are drawn from Hicks, Hicks, and Mole, *Five Element Constitutional Acupuncture*, 152–77.

2 Daniel Keown, *The Spark in the Machine: How the Science of Acupuncture Explains the Mysteries of Western Science*, (London: Singing Dragon, 2014).

3 Maciocia, *Foundations of Chinese Medicine*, 95.

4 Sapolsky, *Why Zebras Don't Get Ulcers*.

5 Van der Kolk, *Body Keeps the Score*, 30.

6 Stan Tatkin. *Wired for Love: How Understanding Your Partner's Brain and Attachment Style Can Help You Defuse Conflict and Build a Secure Relationship* (Oakland, CA: New Harbinger Publications, 2011).

7 Waldemar Iwan´czuk, Piotr Guz´niczak, "Neurophysiological Foundations of Sleep, Arousal, Awareness and Consciousness Phenomena. Part 1." *Anaesthesiology Intensive Therapy* 47, no. 2 (2015): 162–67. doi:10.5603/AIT.2015.0015.

8 Van der Kolk, *Body Keeps the Score*.

9 National Death Index, CDC, www.cdc.gov/nchs/ndi/index.htm.

10 Adverse Childhood Experiences (ACEs), CDC, www.cdc.gov/violenceprevention/acestudy/index.html.

11 Karr-Morse and Wiley, *Scared Sick.*

12 C. Brudey, J. Park, J. Wiaderkiewicz et al. "Autonomic and Inflammatory Consequences of Posttraumatic Stress Disorder and the Link to Cardiovascular Disease," *American Journal of Physiology: Regulatory, Integrative, and Comparative Physiology* 309, no. 4 (2015): R315–R321; A. O'Donovan, B. Cohen, K. Seal et al. "Elevated Risk for Autoimmune Disorders in Iraq and Afghanistan Veterans with Posttraumatic Stress Disorder," *Biological Psychiatry* 77 (2015): 365–74; and Karr-Morse and Wiley, *Scared Sick.*

13 Ted Kaptchuk. *The Web That Has No Weaver.*

14 Rachel Yehuda, Nikolaos P. Daskalakis, Linda M. Bierer, Heather N. Bader, Torsten Klengel, Florian Holsboer, and Elisabeth B. Binder, "Holocaust Exposure Induced Intergenerational Effects on FKBP5 Methylation," *Biological Psychiatry* 80 (2016): 372–80.

15 Rachel Yehuda, and L. M. Bierer, "Transgenerational Transmission of Coritsol and PTSD Risk," *Progress in Brain Research* 167 (2007): 121–35.

16 Laura C. Schulz, "The Dutch Hunger Winter and the Developmental Origins of Health and Disease," *Proceedings of the National Academy of Science* 107, no. 39 (2010): 16757–58.

17 Natan P. F. Kellerman, "Epigenetic Transmission of Holocaust Trauma: Can Nightmares Be Inherited?" *The Israel Journal of Psychiatry and Related Sciences* 50, no. 1 (2013). AMCHA, the National Israeli Center for Psychosocial Support of Survivors of the Holocaust and the Second Generation, Jerusalem, Israel; and Bruce Perry, "Childhood Experience and the Expression of Genetic Potential: What Childhood Neglect Tells Us about Nature and Nurture," *Brain and Mind* 3 (2002): 79–100.

18 Carey B. Maslow, Kimberly Caramanica, Jie Hui Li, Steven D. Stellman, and Robert M. Brackbill, "Reproductive Outcomes Following Maternal Exposure to the Events of September 11, 2001, at the World Trade Center, in New York City," *American Journal of Public Health* 106, no. 10 (2016): 1796–803, doi: 10.2105/AJPH.2016.303303.

19 Christopher Kuzawa and Elizabeth Sweet, "Epigenetics and the Embodiment of Race: Developmental Origins of US Racial Disparities in Cardiovascular Health," *American Journal of Human Biology* 21, no. 1 (2009): 2–15.

20 Teresa Brockie, Morgan Heinzelmann, and Jessica Gill, "A Framework to Examine the Role of Epigenetics in Health Disparities among Native Americans," *Nursing Research and Practice* 2013 (2013), Article ID 410395.

21 Yehuda, Daskalakis, Bierer, Bader, Klengel, Holsboer, and Binder, "Holocaust Exposure."

22 Kellerman, "Epigenetic Transmission of Holocaust Trauma."

8장

1 Heather Dorst, personal correspondence and class notes from her study with Julia Measures.

2 Claude Larre and Elizabeth Rochat de la Vallee, *The Liver,* 2nd ed. (Cambridge: Monkey Press, 1999).

3 Descriptions of the nature and function of the Wood Element are drawn from Hicks, Hicks, and Mole, *Five Element Constitutional Acupuncture,* 53–77.

4 Larre and Rochat de la Vallee, *Secret Treatise of the Spiritual Orchid,* 53.

5 Larre and Rochat de la Vallee, *The Liver,* 8.

6 Claude Larre and Elisabeth Rochat de la Vallee, *Essence, Spirit, Blood and Qi,* (Cambridge: Monkey Press, 1999).

7 "How to "Read" a Skull: Eye Placement and Size," Skeleton Museum, www.museumofosteology.org/museum-education/3/How-to-quotReadquot-a-Skull-Eye-Placement-and-Size.htm.

9장

1 Descriptions of the nature and function of the Fire Element are drawn from Hicks, Hicks, and Mole, *Five Element Constitutional Acupuncture,* 78–104.

2 Larre and Rochat de la Vallee, *Secret Treatise of the Spiritual Orchid,* 33.

3 Rollin McCraty, Mike Atkinson, Dana Tomasino, and Raymond Trevor Bradley, *The Coherent Heart,* HeartMath Institute. 2006.

4 McCraty and Zayas, "Cardiac Coherence."

5 Larre and Rochat de la Vallee, *Secret Treatise of the Spiritual Orchid,* 34.

6 Larre and Rochat de la Vallee, *Secret Treatise of the Spiritual Orchid,* 90–108.

7 Keown, *Spark in the Machine.*

8 Larre and Rochat de la Vallee, *Secret Treatise of the Spiritual Orchid,* 142–45.

9 Larre and Rochat de la Vallee, *Survey of Traditional Chinese Medicine,* 209.

10 Hicks, Hicks, and Mole, *Five Element Constitutional Acupuncture.*

11 Junger, *Tribe.*

12 Descriptions of the symptoms of dysregulation in the Fire Element are drawn from Hicks, Hicks, and Mole, *Five Element Constitutional Acupuncture,* 78–104.

13 Porges, *Polyvagal Theory.*

14 Bryanna Hahn Fox, Nicholas Perez, Elizabeth Cass, Michael T. Baglivio, and Nathan Epps, "Trauma Changes Everything: Examining the Relationship between Adverse

Childhood Experiences and Serious, Violent and Chronic Juvenile Offenders," *Child Abuse and Neglect* 46 (2015): 163–73.

15 Naomi N. Duke, Sandra L. Pettingell, Barbara J. McMorris, and Iris W. Borowsky, "Adolescent Violence Perpetration: Associations with Multiple Types of Adverse Childhood Experiences," *Pediatrics* 125, no. 4 (2010): e778–86.

16 James A. Reavis, Jan Looman, Kristina Franco, and Briana Rojas, "Adverse Childhood Experiences and Adult Criminality: How Long Must We Live Before We Possess Our Own Lives?" *The Permanente Journal* 17, no. 2 (Spring 2013).

10장

1 Descriptions of the nature and function of the Earth Element are drawn from Hicks, Hicks, and Mole, *Five Element Constitutional Acupuncture*, 105–28.

2 Maciocia, *Foundations of Chinese Medicine*, 69.

3 Keown, *Spark in the Machine*, 247.

4 P. E. Watson, I. D. Watson, and R. D. Batt, "Total Body Water Volumes for Adult Males and Females Estimated from Simple Anthropometric Measurements," *The American Journal of Clinical Nutrition* 33, no. 1 (1980): 27–39, https://doi.org/10.1093/ajcn/33.1.27.

5 Maciocia, *Foundations of Chinese Medicine*.

6 Maciocia, *Foundations of Chinese Medicine*, 227–28.

7 Alper Evrensel and Mehmet Emin Ceylan, "The Gut-Brain Axis: The Missing Link in Depression," *Clinical Psychopharmacology and Neuroscience* 13, no. 3 (2015): 239–44.

8 Emeran A. Mayer, Rob Knight, Sarkis K. Mazmanian, John F. Cryan, Kirsten Tillisch, "Gut Microbes and the Brain: Paradigm Shift in Neuroscience," *Jounal of Neuroscience* 34, no. 46 (2014): 15490–96.

9 A. Naseribafrouei, K. Hestad K, E. Avershina, M. Sekelja, A. Linløkken R. Wilson, K. Rudi, "Correlation Between the Human Fecal Microbiota and Depression," *Neurogastroenterology and Motility* 26 (2014): 1155–62.

10 Jane A. Foster and Karen Anne McVey Neufeld, "Gut-Brain Axis: How the Microbiome Influences Anxiety and Depression," *Trends in Neurosciences* 36 (2013): 305–12.

11 Stellenbosch University, "Role of Gut Microbiome in Posttraumatic Stress Disorder: More Than a Gut Feeling," *Science Daily*, www.sciencedaily.com/releases/2017/10/171025103140.htm.

12 M. Maes, M. Kubera, J. C. Leunis, "The Gut-Brain Barrier in Major Depression: Intestinal Mucosal Dysfunction with an Increased Translocation of LPS from Gram Negative Enterobacteria (Leaky Gut) Plays a Role in the Inflammatory Pathophysiology of Depression," *Neuroendocrinology Letters* 29, no. 1 (2008).

13 Marilia Carabotti, Annunziata Scirocco, Maria Antonietta Maselli, Carola Severi, "The Gut-Brain Axis: Interactions Between Enteric Microbiota, Central and Enteric Nervous Systems," *Annals of Gastroenterology : Quarterly Publication of the Hellenic Society of Gastroenterology* 28, no. 2 (2015): 203–9.

14 "What Is Moral Injury," The Moral Injury Project, Syracuse University, http://moralinjuryproject.syr.edu/about-moral-injury.

15 Liz Koch, *The Psoas Book: A Comprehensive Guide to the Iliopsoas Muscle and Its Profound Influence on the Body, Mind and Emotions,* 30th anniversary edition (Lawrence, KS: Guinea Pig Publications, 2012).

16 Adverse Childhood Experiences (ACEs), CDC, www.cdc.gov/violenceprevention/acestudy/index.html.

17 Trauma Center at Justice Resource Institute, www.traumacenter.org/clients/clients_landing.php.

부록2

1 Larre and Rochat de la Vallee, Secret Treatise of the Spiritual Orchid, 151–52. This list of officials is a translation of the *Huang Di Neijing* (*Yellow Emperor's Classic of Internal Medicine*). It is approximately

2,500 years old and is the oldest known textbook of internal medicine.

역자 소개

김나영 이학박사
미국공인 무용/동작치료전문가(BC-DMT)
미국공인 동작분석가(CMA)
공인 트라우마치료 Somatic Experiencing 임상가
Somatic Experiencing 컨설턴트
Somatic Experiencing 교육 국제 조직자
현) 서울여자대학교 교양대학 예술심리치료 전공 교수
현) 한국트라우마치료교육연구회 회장

김희정 관계치료 전문가
미국Gottman Relationship 연구소 공인 Gottman Couples Therapist
트라우마 심리치료 전문가
공인 트라우마치료 Somatic Experiencing 임상가
공인 Sensorimotor Psychotherapy Practitioner
공인 Somatic Resilience & Regulation Practitioner
공인 Brainspotting Practitioner & Consultant
현) 한국 트라우마 심리치료연구소/소울재 심리상담소 소장
전) 강원대학교, 삼육대학교, 한양여자대학교 외래교수

서주희 한의사, 한의학박사, 한방신경정신과 전문의
미국 미네소타주립대학 의과대학 정신과교실 연수
미국하코미연구소 공인 Hakomi therapist
M&L 심리치료 티쳐
공인 Somatic Resilience & Regulation Practitioner
공인 Brainspotting Practitioner & Consultant
현) 국립중앙의료원 한방신경정신과장
전) 원광대학교 한의과대학 겸임교수

신차선 심리치료 박사, 건강심리전문가(한국심리학회)
공인 트라우마치료 Somatic Experiencing 임상가
Somatic Experiencing 컨설턴트
공인 Sensorimotor Psychotherapy Practitioner
공인 Somatic Resilience & Regulation Practitioner
공인 Brainspotting Practitioner & Consultant
공인 Tension & Trauma Releasing Exercises provider
공인 Integral Somatic Psychology therapist
현) 한국터치심리연구회 Board Member
현) 사람들에게 평화를 심리사회지원 교육원 디렉터

최지혜 트라우마치료사, 아동놀이치료사, 기업상담사
공인 Sensorimotor Psychotherapy Practitioner
공인 Registered Somatic Movement Educator
공인 Registered Somatic Movement Therapist
공인 Registered Somatic Dance Educator
공인 International Somatic Movement Education & Therapy Association
    (ISMETA)
임상심리전문가(보건복지부)
한국기독교 상담심리학회 전문상담가
현) 연세대학교 대학원 상담코칭학 박사수료
현) HD현대중공업 기업상담사

트라우마의 도

저자 알레인 던컨, 캐시 케인
역자 김나영 김희정 서주희 신차선 최지혜

초판 1쇄 인쇄 2024년 12월 23일
초판 1쇄 발행 2024년 12월 31일

등록번호 제2010-000048호
등록일자 2010-08-23

발행처 삶과지식
발행인 김미화
편집 주인선
디자인 다인디자인

주소 경기도 파주시 해올로 11, 우미린 더 퍼스트 상가 2동 109호
전화 02-2667-7447
이메일 dove0723@naver.com

ISBN 979-11-85324-77-7 (93510)